U0225381

求医不如求己

自己的生命不要交给别人做主

努力改变身体，进而改变命运

典藏版

上

中里巴人◎著

江西科学技术出版社

如果不能济世，就先救自己

一见中里便喜欢，认识了这么多年，喜欢依旧。这，就是缘分。他的沉静和我的野蛮正好相形成趣。他说："曲老师您是有余则分享，我是不足当自强。"这当然是他的谦逊，但也说出了我们俩性格的差异。我们一起出去做讲座时，遇到问题总是我冲在前面，虽然言语温和，但能让人感到火光四溅；而他则始终安静喜乐地站在后面，像一堵温厚的墙。

这很重要，因为在当今纷纭的战场上，我们俩都是孤独的勇者。只缘精神的洁癖，我们不喜欢深入到世俗的喧嚣，不喜欢指责、攻击或谩骂，我们只喜欢娓娓道来，像讲一个美好的故事。愿意听呢，我们就讲一讲；不愿听呢，我们就沉默。但无论如何，他的《求医不如求己》给很多人指出了生命的方向。首先，这个标题好，道出了生命的真相。求人，终不牢靠，得了病后求人，气血已弱，就更低三下四，别人再不给好脸色，活着都不堪；求己，就要有章法路数，就要在没病时先学习。那么怎么学习，学习什么呢? 中里给出的捷径是"明经络"。他说："经络不是画在图上的，是我们身体里固有的。所以，生命能量的大秘密就在我们自己身上。"《内经》曰："经脉者，所以能决死生，处百病，调虚实，不可不通也。"经脉，决死生、处百病这等大事做得，疗小恙、养欢娱这等小事也做得。所以，经脉，不仅不可不知，而且要会用。他说："用药是从脏腑里把经络打通，而按摩则是从外面打通经络，它也是一种药。只要您达到打通经络的目的，用什么都无所谓。即使现在什么都没有，赤手空拳，也照样可以把病治好，因为药就在您自己身上。其实吃药只是为了打通经络，不是药单独在起作用。所有这些都是外来的东西，我们最后真正能依靠的只有我们身体固有的经络。"而且，他还说："人嘛，最好在 50 岁时把 60 岁要得的病消除掉。"此言甚是。60 岁时的气血显然已弱于 50 岁时的，我们最好在我们还有力量掌控自己命运的时候多做些努力，毕竟健康不是一种追求，而是我们生命的实在。能够健康地享受生命之美，而不是躺在病床上抱憾终生，多么重要！

　　如今，所谓"市场医学"就是把利益放在首位，而不是把人性、把生命放在首位。赫胥黎说："医学已进步到不再有人健康了。"唤醒人类的自救与自养，发掘人类固有的自愈本能，是生命本性的回归和未来人类医学的研究方向。

　　我始终认为，坚信医学能解决一切问题，包括生死，也是一种迷信。而对抗生命"被医疗化"和"过度医疗"的方法，就是：一、赞美生命。生命不是某些人的玩物，它是自在活泼的精灵；它不是被审视被丑化的东西，而是必须绚丽绽放，生生不息的。二、明生命之道。死亡不可怕，可怕的是无明和无知；生病不可怕，可怕的是内心的贪婪和痴嗔。

　　自己好好学，好好悟，好好践行，能改变一点儿是一点儿。如果不能济世，就先救自己。

　　这，始终是我和中里共同的愿望。

曲黎敏

2016年7月16日写于元泰堂

只有健康，才能真正地自信

如果聊聊天，就能够学会一门技能，真是再好不过。最初，我做梦也没想到能写成《求医不如求己》这本书，只是时常在网上写篇博客，写点儿体会，分享一些健康养生的感悟。真没想到，同气相求的朋友那么多，一下子聚拢过来，有鼓励，有交流，有期待，有分享，大家一起聊天互动。不知不觉《求医不如求己》，就这样完成了。

经络养生，学习起来并不难。没上学的小孩子都可以学会，不识字的老人也能掌握。因为经络穴位都在每个人身上，你随时随地都可以自己学习，自己感觉，自己摸索，自己创新。学会经络养生，可以对自己的身体充满自信，还可以帮助家人摆脱痛苦。只有健康才能真正地自信，才是全家人的幸福。

本书所提供的经络养生方法很多，不用每种都做，只做自己喜欢的，愿意坚持的。喜欢和坚持，就是养生的秘诀。书中的经络养生法，从易到难，可以自由选择。书中有针对疾病预防的，如推腹法、取嚏法、壁虎爬行法；有着重强壮身体的，如跪膝法、震动尾闾法；还有防止衰老、延年益寿的，如金鸡独立、坠足法、叩首法。此外，着重美容的梳头法，着重减肥的敲带脉法，着重睡眠的转脚腕法，都可以自由选用。法无高下，适合自己的，就是最好的。

所有方法，虽然简单，但也要花点儿功夫，坚持一段时间，才会效果明显。

　　写《求医不如求己》到现在已经十年了，这本书是我不惑之年时的感悟和总结。如今回过头来再看此书，很多地方都显得陈旧过时了。当时觉得新鲜有味道的语言，现在读起来，也很乏味了。但书中也还有许多东西充满活力，具有能量，对于相信身体具有自愈潜能，愿意通过自己的努力改变身体，进而改变命运的朋友们，会有一定的帮助。我把这一部分保留下来，把那些可有可无、重复多余的部分一并删除，将原来的四本书精简为两本。朋友们再阅读的时候，会更省时省力，直奔主题；操作起来，也会更加得心应手。总之，简单有效，人人都能学以致用，是这次修订此书的目的。

　　生命是自己的，把时间花在健康上是最划算的投资。拥有了健康，你才能真正拥有一切。在此，献上我对朋友们衷心的祝福。

中里巴人

2016年12月8日写于北京

目录

第一章　自己的生命不要交给别人做主

> 我们都会嘲笑"郑人买履"中的主人公，但是我们又比他强多少呢？我可以肯定地告诉您，相信医生，更要相信自己，只要您改变固有的观念，您完全可以轻装上阵，不必再为身体的问题烦忧不止。

第二章　祛病法宝，就在自己身上

一切慢性疾患都可以在腹部找到相应的阻滞点。也就是说，一切慢性病都可以在腹部找到其对应的蛛丝马迹。

第三章 挖掘先天潜能，壮大后天之本

——让我们的体质越来越好的道家养生功法

人活于世，我们不想只满足于不生病，不想自己是一只易碎的花瓶，每天都要小心翼翼地抱在怀里，生怕有一点儿磕碰。我们想让自己更强壮，就像那路边的小草，禁得起风雨严寒，禁得起路人踩踏。强壮的方法，自古就有，而且我们每个人都有强壮的权力。

第四章 处处般若开，随时取用的健身功法

现在喜欢锻炼身体的人是越来越多，可见大家对健康的重视。但是，要想通过锻炼真正达到强身健体的目的，您首先就要知道，我们到底要练什么。

第五章 在病痛面前，
我们不是听天由命的弱者

> 其实，在疾病面前，我们不是听天由命的弱者，而是大有可为的主宰。这里推荐几个让大家一学就会而又效果显著的方法。

第六章　懂四季气候变化，善用天赐之物，保一年到头平安

"还记得夏天热了一天后，享受黄昏那一丝凉意的痛快了吗？还记得冬天踩着冰碴子的感觉了吗？还记得新鲜空气的味道吗？还记得春夏秋冬都有哪些花开吗？恐怕早已不记得了。现在的人们冬天照样可以穿裙子躲在暖暖的空调屋里，夏天穿着吊带在冷气里吹，春天怕下雨，秋天怕晒黑。"

第七章　老人需要什么

> 现在，做子女的回家看望父母，都会买点儿补养品。其实，家里老人最需要的不是药补、食补，而是神补。
>
> 我们要做的就是，在老人家七八十岁的时候，让他看到一条正确的健康之路，过好余下的人生。

第八章　悠悠万事，养生为大

人活于世，不管是想出人头地，叱咤风云，还是只想平平安安，老婆孩子热炕头，身体健康都是最起码的要求。否则，知识再多，学问再大，能力再强，都是无本之木。

第一章

自己的生命不要
交给别人做主

如何看待疾病，是我们能否真正消除疾病的关键。只要有能够战胜疾病的方法和武器，我们就要积极地去应用它。

想要自己强大，就要学会挖掘身体的潜能。如何挖掘身体的潜能？如何调动身体的自愈机制呢？我们先迈第一步：倾听身体的语言。

1 如果连生命都不能自己做主，
　活着还有什么自由可言

"有什么别有病，没什么别没钱"，这是人们常挂在嘴边的一句老话。细想起来，后半句似乎很容易解决，只要自己勤奋努力，钱是不愁挣不来的。但人吃五谷杂粮，哪有不生病的。疾病恐怕是防不胜防。人们因此去健身，去吃各种营养食品和药物，可得病的概率依然没有降低。

其实，我们完全可以清清楚楚地知道自己的身体状况，并懂得如何去完善它，只是我们自觉不自觉地放弃了老天赋予我们的这种能力，而更多地去依赖专家的判定，去相信机器的数据而不相信自己的感觉。

我们都会嘲笑"郑人买履"中的主人公，但是我们又比他强多少呢？我可以肯定地告诉您，**相信医生，更要相信自己**，只要您改变固有的观念，您完全可以轻装上阵，不必再为身体的问题烦忧不止。

得了病，通常我们会去听听周围众多人的意见，有人说看西医好，有人说吃中药好。看西医时我们担心有副作用，喝中药时我们又怀疑其疗效。似乎人一旦得病，就成了受人摆布的玩偶，就像是赌桌上的骰子，只有听天由命的份了。此时什么尊严、什么智慧、什么成就，一切都将在疾病面前俯首称臣、不堪一击，此时我们就是有劲儿也使不出来。

还有的人怕家里人知道自己有病而担心，怕单位知道自己有病而通知下岗，怕上司知道而影响升迁，怕女友知道而分手，于是强力去掩饰、隐瞒，最后养为大患。

疾病其实是每个人都要面对的一道必须解答的难题，如果您解答不出或想避而不答，那您也就别想快乐地往前走了，因为疾病就是人生必经的桥。

疾病真的那么可怕吗？当然，如果它是猝不及防的雪崩、地震、海啸，那真是令人恐怖。但疾病其实是可以预知的，是可以观察的，是可以被我们拒之门外的。它往往是不速之客，身份很特殊，您不可生硬地去推搡它，那样它必会和您顶起牛来。

面对疾病，您可以搂着它的肩膀一起出门，在门口您还可以对它的到来说声谢谢。因为它是上天给您派来的陪练，通过和它的切磋，您的拳技大长，身心会更加健康，更加充满力量。

2 不能管理好疾病，那就一定会被疾病管理

　　人是生活在观念当中的，头脑中有什么样的固有观念，就会选择什么样的人生道路，而日常生活中的举手投足、待人接物、立场观点，都会基于这种观念而发展与强化。但如果您的固有观念与自然相悖，那么您的整个人生都将是逆风行船，步履维艰，费力而无功的。

　　那我们如何选择正确的人生道路呢？俗话说："人无远虑，必有近忧。"如果您没有一个明确的生活目标，那么您将随时都会被突然出现的问题所困扰，总是疲于应对，总是被动招架，这样的人生必然会拆东补西，这样的身体肯定要修残补漏，这样的人生毫无疑问是被人驱使的人生，没有丁点儿的主动权。

　　我上学时的一位老师总说一句话："你不能管理自己，那就会被人管理。"对于疾病的态度也是一样，您不能管理好身体上的疾病，那反过来一定会被疾病管理。

　　如何看待疾病，是我们能否真正消除疾病的关键。人人都不喜欢生病，大家都在说："有什么别有病。"碰到生病的人，我们便会鼓励他说："您一定要战胜疾病。"于是，"战胜疾病"成了大众共有的观念。

　　既然受观念的驱使，那么，只要有能够战胜疾病的方法和武器，我们就要积极地去应用它，义无反顾地去与疾病拼搏，即使头破血流也在所不惜，因为我们认为这是唯一的选择。

　　但疾病真是我们的敌人吗？我们真的能够战胜疾病吗？

　　如果疾病是由细菌引起的，那么我们想办法杀死细菌就可以了。可我们的周围随时随地都有细菌出没，好像是杀不光的，但我们却一直认为，杀不光细菌是因为我们所用的武器威力还不够，还要加大它的威力才行。可道高一尺，魔高一丈，细菌也在成长，它增强了装备，

越来越不怕所谓的抗生素了。

其实，细菌通常只是疾病的结果，而不是疾病的原因（传染病另当别论）。真正的原因，是我们为细菌创造了生存的环境，细菌才得以入侵，就像自己忘记了锁门，小偷就会溜进去一样。其实，只要您锁好"防盗门"，小偷是不会"光顾"您家的。若是某天来了强盗（如各种烈性传染病），非要破门而入，您也不用怕，只要学会及时地躲避，别与他们硬拼，他们伤害不了您。

《黄帝内经》中说："虚邪贼风，避之有时。"这是告诉我们要善于躲避病邪，而不是与它斗争，因为斗争是永远没有结局的。您在电脑上打游戏，目的是为了闯关，可每一关都有无数的坏蛋在纠缠您，如果您停下来，和它们打斗而不抓紧前进的话，它们会杀了一批又来一批，您一天也别想通关，但如果您忽略它们，避开它们，快速地向前走，那么您通关的目的就会很容易达到。所以您要知道，什么是自己的最终目的，而不要把精力耗费在半路上。

有些病症和细菌更是一点关系也没有，西医把这些病症叫作无菌性炎症或者自身免疫疾病，是自家人在"窝里斗"，免疫细胞把正常细胞当作了敌人，在自相残杀。为什么会出现这样疯狂的局面呢？是人的情绪造成的。

一种不良情绪就会对应一种症状。生气了，就会两肋胀痛；恐惧了，就会眼睛酸涩；性格刚强常会膝盖受损；忧虑悲伤最易哮喘咳嗽。此外，还有头痛、胃溃疡、类风湿、红斑狼疮、牛皮癣等，都可以找到相对应的情绪根源。

难道您要把这种本来只要放松心情就可以慢慢化解的情绪当作敌人来奋力拼杀吗？您的攻势越猛，对自身的伤害就越大。因为您把墙上的影子当作了敌人，然后挥拳猛击，您打影子的时候，因为身体挡住了光源，所以影子似乎暂时被您打倒，但是当您直起身来想歇歇，影子却又在那里晃来晃去，您再去打，永无宁日。

　　重新认识疾病，您会发现，其实本来没有什么敌人，如果您要和它斗争，它就会变成敌人，与您决战到底。我们还是别把眼光总盯在它们身上，轻轻松松地过我们的日子吧。

3 人最难治的是对疾病、年老、死亡的恐惧

有一种人，当他肾虚的时候，老是会出现恐惧的症状。恐伤肾，肾一虚弱人就恐惧，同时越恐惧肾就越虚。而恐惧是什么？恐惧就是人体气血的沙漏。

您说自己想把气血补起来，于是您补进食物，经过胃肠消化后，好不容易变成气血了，可是您每天只要一产生恐惧的心理，耗的气血就远远多于补进的东西，实在是得不偿失啊！

有人说干了一天的活儿从来不觉得累，但是如果有一件事让他产生恐惧、产生忧虑，马上就没精打采，眼睛酸涩，腰也酸了，什么活儿也没干仍然觉得非常疲劳，老想睡觉。为什么？因为恐惧大伤气血。

有人说："恐惧是一种心理状态，怎么去消除？我没法消除。您告诉我别恐惧了，要勇敢起来，可我还是恐惧。我碰到这类事还是害怕，已经形成习惯，改变不了了，怎么办？"

这时，我们可以通过一条经络来搭起一座通向心里的桥梁。我们的心理状态用心理调节的方法一般不太管用，因为已经形成一种惯性、一种性格了，但是您可以通过强健肾经来调节。当肾经强壮了，心理状态就会在不知不觉中改变了。

其实心理上的问题都会同时反映出一个生理上的症状。有时候一句话把您吓住了，您发现自己出了一身冷汗，甚至比阿司匹林发汗的效果还要快，这个冷汗就是生理上产生的症状。要知道，身心是相通的，心理上的一种阻碍，肯定会造成生理上的失调。因此中医老讲"百病从心生"，说的就是这个意思。

尤其很多慢性病，并不是因为什么外邪的侵袭、细菌的侵害，而是因为您情绪不调而产生的。这种内生的东西怎么给它消除掉呢？就是强壮肾脏，从最根源上给您打气。气打足了，就不恐惧了。生活中，

人最大的恐惧就是对疾病、年老、死亡的恐惧。

恐惧会让人产生神经官能症。比如夜里只要外面有一点儿动静，就一惊一乍地睡不着觉，必须特别安静才行。这时，您多揉揉肾经的"太溪穴"就好了。

扫一扫，即可观看太溪穴视频。

还有的人是呼长吸短。吸气的时候老吸不进去，呼气则是使劲叹口气。原因就是心中有好多郁闷之气，得多呼出去点儿，可是吸却吸不进去，这是肾不纳气，也就是肾虚了。肾为气之根，因此要想把气真的吸到肚子里，通常最好的呼吸方法就是腹式呼吸法。

腹式呼吸法能把气吸到肾上去，怎么吸呢？就是想象有人献给您一朵玫瑰，您拿过来搁在鼻子处一吸，这时候就是腹式呼吸。平常有好闻的东西，或者是做了一道美味的菜，您都是这么吸的。

坚持腹式呼吸法，就能真正达到补肾的效果。

请记住，要吸的时候慢慢吸，吐的时候赶紧吐，这样就不会头晕，而且很舒服。

4 活着，就要时时刻刻想着让自己强大起来

人们常说，"在家靠父母，出门靠朋友"。其实，真能靠得住的只有老天。老天在哪儿？不在天上，不在地下，只在我们自己身上。

只要学习，我们就能掌握；只要锻炼，我们就能强壮；只要努力，我们就能富有。我们想得到什么，就可以得到什么。但如果，我们做的不遂老天的意愿，我们终生都会一无所获。积极锻炼反而加速衰弱，拼命努力却最终一贫如洗。真是"人算不如天算"，算尽则亡。

有人说，"这样岂不是只能听天由命？那我们什么也不用做了，因为做了也白做。"是不是真像那句所说的，"万事分已定，浮生空自忙"呢？

世间有三种人。一种是不相信自然的力量，只相信人定胜天，相信竞争才能取胜，相信努力就能成功。第二种人认为一切都是命中注定，人只能随波逐流。如果贫穷，那就是生不逢时，如果破落，那也是命该如此。还有一种人，把天地当作父母，随天时风起云涌，顺海潮白浪滔天。

无可奈何是最可叹的，无依无靠是最可怜的，任人摆布是最可悲的，仰人鼻息是最可耻的。古人说，"君子居安思危"，真是警世恒言！

别人的短处很多，我们可以批评、指正，只是自己也有同样多的缺点还没改正。别人的麻烦很多，我们可以参与、化解，只是自己还有太多的苦恼没有挣脱。别人的脚下是泥沼沟渠，您的前方也同样坑坑洼洼。

您想拉落水的人，就得自己先站稳脚跟。孔子告诉宰我，君子可以去井边救人，但不能自己也陷进去。庄子说："相濡以沫，不如相忘于江湖。"别人的事情，就是别人的命运。最好少干预，但碰上了，就与您有关，也就和您的命运相连。

5 如何调动身体的自愈机制一：
倾听身体的语言

　　想要自己强大，就要学会挖掘身体的潜能。如何挖掘身体的潜能？如何调动身体的自愈机制呢？我们先迈第一步：倾听身体的语言。

　　身体会发出声音吗？当然会，而且是随时随地在与您说话。比如，现在屋子里很冷，身体就会打个冷战或打个喷嚏，这个冷战或喷嚏就是身体的语言，告诉您要加件衣服了。如果您听它的话，赶快披上一件衣服或打开暖气，自然也就平安无事了；但如果您置之不理，忽视身体的语言，那您第二天可能就要患上感冒或引发鼻炎。

　　《黄帝内经》中说："诸病于内，必形于外。"是说如果人体的脏腑有病，必然会在外部表现出来。古人将这些人体的语言总结下来，替我们进行了细致的翻译，让我们可以一目了然。肾开窍于耳，肾主骨；肝开窍于目，肝主筋；肺开窍于鼻，肺主皮毛；脾开窍于唇，脾主肉；舌为心之苗，心主血脉。

　　因此耳鸣了，或者容易骨折，就要想到是不是肾虚了；眼花了，或者总爱抽筋，就要考虑是不是肝弱了；鼻子不通，皮肤总起痘疹，通常与肺有关；嘴唇肿痛，体瘦无肉，多是脾经淤滞；而舌头的形态，可显出心脏和心脑血管的问题，如舌尖赤红为心火太旺，舌头歪向一侧是脑中风的先兆。

　　我有个朋友的儿子，常年下嘴唇红肿破裂，1.8 米的个头，却只有50公斤，他吃得不少，可就是无法再胖一点儿，女孩子都嫌他太瘦，他很苦恼。

　　通过以上的症状，我们就可以分析一下。刚才说过脾开窍于唇，脾主肉，所以他的问题是脾经堵塞造成的。

　　我建议他每天喝两碗山药薏米粥（见第六章），然后按摩小腿脾经上的穴位，尤其要多按脚上的公孙穴。1个月后，他父亲打来电话，说儿子长了3公斤，全家人都高兴极了。

　　一旦了解人体内部和外部的对应关系，每个人都可以通过察言观色，当一回自己的医生。

　　祖国的传统医学在阐发人体语言方面留下了太多的宝贵经验。比如，您的腰部最近总是酸痛，通过一句"肾为腰之府"，便可以发现是肾的问题；您的指甲变得又薄又脆，通过"爪为筋之余""肝主筋"，便可以考虑是不是肝脏虚弱了；通过"发为血之余"，便可以知道头发脱落、须发早白与心血不足有关。

　　有人夜里1点到3点总是醒来，睡不着了，可以睡前按摩肝经的太冲穴以祛肝火。因为1点到3点是丑时，是肝经所主。有的人总是晚上7点到9点胸部不舒服，或肚子痛，这往往是心血管的问题，因为晚上7点到9点是戌时，为心包经所主。

　　每个时辰都有它所主的经脉，古人为我们提供了多么丰富而便捷的诊断工具！这么好的东西，可又有几个人当作宝贝呢？

　　如果暂时听不懂身体发出的声音，那也没有关系，我们仍然可以静下心来慢慢在等待中体会。毕竟那是我们曾经拥有的本能，只是被我们丢弃和遗忘了，现在我们就把它找回来。

　　有祖先留下的无限智慧，有上天赐予的生命潜能，加上我们的信心和勇气，我们将重新找回本能，找回健康的真我。

6 如何调动身体的自愈机制二：强化本能反应

我一直强调要大家学会倾听身体的声音，但是，光倾听身体的声音还不够，还要达到和身体对话的目的才行。怎么与身体对话呢？其实，下意识就是身体与心灵的对话，通俗点说，就是身体对外界发生的一种反应。什么叫下意识？比如您身上痒了挠两下，害怕时捂上脸，一见强光就赶紧闭眼，这都叫下意识。因为下意识是一种本能的东西，所以很少有人关注。其实，本能里面蕴含着非常深刻的意义，因为它是人体本来就有的能量，也就是原动力，是以无意识的形式表现出来的。

那什么叫无意识呢？比如起风了，我马上起了一身鸡皮疙瘩。这个完全不是我能控制的，不会我叫它起它就起，我叫它停它就停。所以说，无意识和下意识是不同的。

无意识是人类适应大自然的本能，身体就是通过它发挥自愈能力的。下意识介乎有意识与无意识之间，是沟通两者的桥梁。把握住下意识，我们就能找到无意识，实现身体和心灵的对话。

比如说，一个人肚子胀了就想去推一下腹，或者鼻子酸了就不由自主地动一下，这些都是下意识。我们如果能够经常这样跟身体对话，就能逐渐感受到它的存在，也就离无意识更近了。

同时，我们还要注意强化下意识。因为下意识是人的本能演化出来的一种东西。只有找到接近本能的东西，才能找到人的原始力量。

我介绍过的推腹法（见第二章）就是教大家如何强化下意识的，只不过，我把它放大并加入了很多人为的方法。比如，一个人身上痒了就想挠一下，这是本能，也就是下意识的反应。但是我们把它放大就成了刮痧。实际上刮痧就是被放大的下意识，痒的时候一刮就好了。因此，想要强身健体，就一定要从下意识入手，并有意识地把它放大。强化下意识，就是强化人的本能，就是强身的好办法。

第二章

祛病法宝，就在自己身上

　　一切慢性疾患都可以在腹部找到相应的阻滞点。也就是说，一切慢性病都可以在腹部找到其对应的蛛丝马迹。由此，当慢性病老是不愈，但又不知病因何在、如何治疗的时候，那您就去寻找这个腹部的阻滞点吧，只要把它推开揉散，就会发现您的慢性病也随之消失了。

　　跪膝法让气血轻而易举地跑到膝盖上，能大补肝脏，肾跟着也补了。取嚏、打哈欠，放大本能，找回日用而不知的养生祛病法。

　　举手投足皆是功法，行动坐卧全可修炼。

1 护命门，守丹田，让身体总有使不完的劲

讲到祛病强身、延年益寿，方法真是太多，从营养饮食，到生活起居，从运动锻炼，到导引瑜伽，从针灸服药，到按摩保健，各个方面都会有专门的论著。有许多朋友对研究健康养生情有独钟，是呀，谁不想活得好一点儿，健康一点儿，长寿一点儿呢？但似乎方法越多，人越迷惑，不知从何入手。能不能有再简单一点儿的方法呢？

其实，生活本来就是最简单的。是我们想得太多，人为地把问题复杂化了。如果能饿了吃饭，冷了穿衣，和大自然一问一答，就不会有那么多的烦恼了。想来，真正对您管用的，往往不是一个什么方法，而是一个理念。

方法不过就是一件随用随扔的工具，就像是扫地用笤帚、过河用小船一样。地扫完了，笤帚就扔在一边了；到了对岸了，船也不必再拉着上路。

所以说，笤帚和船不是最重要的，要扫哪片地、要在哪儿靠岸才最重要。您的交通工具可以不是最先进的，但是您的方向却一定不要搞错。否则，您越聪明，您的知识越多，您的烦恼就越多。

下面大家就和我一起来把问题简化一下，看看影响我们身体健康的最基本因素有哪些呢？

我在以前的文章中提到过身体里有一个很重要的致病因素叫"三浊"——浊气、浊水和宿便。

这些东西在咱们的肚子里就像是一洼沼泽，它们妨碍新鲜血液的生成，需要及时地清除出去，为此我提供了"推腹法"。很多朋友用过此法后，大便通畅了，小便增多了，放屁打嗝，浊气排出。

但也有人说，推了半天，肚子软软的，好像没什么动静。身体也变化不大。

这是为什么呢？用中医的话讲，这叫"中气不足"。咱们还可以给它说得更通俗些，就是人体缺少原动力。

我们有一句话叫心有余而力不足，那是哪的力不足呢？是肾脏的精力不足。

每个人从父母那里禀受的先天之原动力是不同的。有人充沛，有人不足。充沛的人似乎总有使不完的劲儿，不足的人，从小就体弱多病。**先天的禀赋似乎无法改变，那后天又是什么因素在削弱我们肾的精力呢？**

主要有两个原因：

一个是外来的寒气。

通常从皮肤和饮食侵入人体。人体要产热，把这些寒气中和或排出，否则就会影响血液的正常流动，造成"寒凝血滞"，形成瘀血。产热的过程要耗费大量的原动力。所以要想使肾精充足，就要尽量避免寒气的侵入。如冬天还穿着短裙，平常总是冰块冷饮，这些都是耗伤肾精的元凶。

另一个是内生的恐惧。

恐惧最耗肾精，有时甚至比寒气更厉害。但二者通常是互相影响的。如果身体温暖了，血液循环就畅通，我们就不会恐惧，如果，您总是勇气十足，必然热血沸腾，寒气也就不易侵入您的身体。

其实，人的一切能量都来源于肾的阳气，也就是中医说的命门之火，这是人生命的火种。道家讲意守丹田，守的就是这个火种，就是想让它烧得旺一点。

我们艾灸关元穴，也是想给这个火种以外来的助力。因为这个火种一旦激发出先天的活力，将是一个取之不尽的能量库。所以，我们千万不要让外来的寒气冷却这个火种，更不要让内生的恐惧将它熄灭。

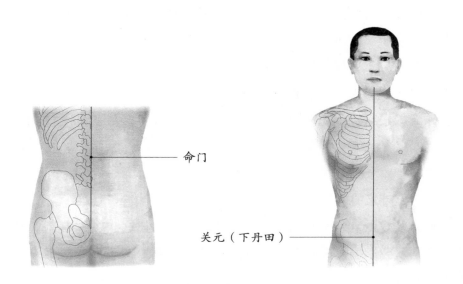

命门

关元（下丹田）

2 大部分慢性病都可以用"推腹法"来调理

推腹，顾名思义就是推肚子，用手指、手掌、拳头皆可，一般由心窝向下推到小腹，但是你也可以顺时针推、逆时针推，或者是向上推、向下推，您想怎么推都行，简单吧？这可是最好的健身法。千万不要因其简单而忽略，那样您真是把天上掉下的馅饼当牛粪了。

其实这个方法也不是我的新发现，古来就有。但是我要告诉您一个书上没有的秘密，那就是**一切慢性疾患都可以在腹部找到相应的阻滞点。也就是说，一切慢性病都可以在腹部找到其对应的蛛丝马迹。**由此，当慢性病老是不愈，但又不知病因何在、如何治疗的时候，那您就去寻找这个腹部的阻滞点（也许是一个硬块，也许是一个痛点，也许是一个"水槽"，也许是一个"气团"）吧，只要把它推开揉散，就会发现您的慢性病也随之消失了。

如果您没有发现自己有什么慢性病，但推腹时却在某个部位发现有阻滞点，那一定要赶紧将它推散揉开，因为那将来必是个隐患。

有人一推就会打嗝放屁，那是清气上升、浊气下降，效果最好；有人则会腹中水声咕咕，这是在推动腹中沉积多日的浊水，这种湿浊如果不及早排出，循经上头则头痛眩晕，滞塞毛孔则发皮炎湿疹，遇肝火则化痰，逢脾虚则腹泻，遗患无穷，所以必须及早清除。

"胃不和则寝不安"，是说肚子不舒服就别想睡踏实觉。有人长期睡眠不好，或眠浅易醒，或辗转难眠，或噩梦不断，只能靠安定来麻醉神经，真是痛苦不堪。这种情况我建议您赶紧推推肚子，会很容易找到阻滞点，然后细心将它推散揉开，坚持下去，您就可以告别漫漫长夜忧愁枕，一觉睡过日上三竿了。

扫一扫，即可观看推腹法视频。

◯ 推腹是最简单有效的健身法

推腹怎么推呢？先把十个手指的指甲剪平，每天晚上临睡觉前、早上起床前，平躺在床上放松，用手指肚从心窝这儿开始往下推。

为什么我每次都会强调从心窝开始呢？事实上几乎所有的人都没好好推心窝。因为推的时候，心窝这块地方容易一带而过，稍微一推就过去了。其实在推腹的时候，我们一定要在这里停留一会儿，因为人体的气和水，还有脏东西最容易在心窝这儿堆积，这就是人难受的时候觉得心口堵闷的原因。

有的朋友肚子挺大，肉也挺多，这导致肚子里的硬结藏得比较深，有时推不到。这时您就得先敲打敲打腹部，一敲一振动就知道哪有问题了。

凡是敲的时候，感觉有点儿痛、有点儿酸胀，一推还推不开的，就是硬结，堆积在一起的就是脏东西。

有的中老年朋友有前列腺疾病，撒尿不痛快，站半天也撒不出几滴尿来，撒完了还有点儿淋漓不止，什么原因？就是因为新鲜血液到不了膀胱、前列腺这块，半路上有好多浊气、浊水堵住了这个通道，血液就过不来。缺血了，撒尿就没有动力了。这样的朋友就更需要经常推腹。

在推的时候，大家要着重推大腿根和小腹交接的地方——一个形似三角形的区域。肝和肾不太好的朋友，您一推就会感觉这一块有好多硬筋，您多拨动拨动这些硬筋，然后揉开它们，继而您又会感觉到有好多痛点，您再把这些痛点给揉散了，这时新鲜血液就引过去了，您之后会感到浑身有劲，撒尿也痛快了，前列腺炎之类的病也会开始好转。

所以，要想真正消除体内脏器的炎症，光靠吃药是去不了根的，您得把新鲜的血液引过去修复病灶，这样才能通过改善身体内的环境消除细菌滋生的场所，才是除病必尽的根本。

推腹法做起来特别容易，但就是这么简单的方法都还有 80% 的人不会。为什么这么说呢？因为好多人用了推腹法后反馈说，他都推了一年了，怎么还是没有什么明显的效果？尤其是我的一个朋友，他说这个方法我都快能背下来了，也天天在做，怎么还没见效？

正好那天我也有时间，就说我帮你推推试试吧。

他躺下后，我在他肚子上一推，感觉很多地方都有没推走的东西，我就说你还没推呢！他说这些也都要推啊！

所以，**练推腹法时知道推什么很重要**。有的人他不关心推什么，只关心要推多少下。就像我这个朋友看我所写的说要推 300 下，就只关注这一点，其他的都不看了，回到家就一下两下三下地开始推。推了三天他就来找我了，说练您这个推腹法的唯一效果就是我的肚皮被推破了，现在还贴着药膏呢！其他的没见有什么效果。

我问他是怎么推的，他就说他推了 300 下。我说，你这是为了完成任务，以为推完就达到强身效果了，于是，管它有用没用就先推 300下再说，这样是不行的。养生这东西它是一个细活，俗话说"慢工出细活"，你越着急越不行，有时候慢的方法反而见效特别快。

通常来说，您只要推对了，一个礼拜就能见效。但是如果您着急为了完成推腹这个任务，那肯定没什么效果。所以大家一定要记住，**推腹最关键的不在于您推多少下，而在于您想推走的是体内的什么东西**。

体内的"三浊"——浊气、浊水和宿便就是推腹要推走的东西。

"推腹法"，推走的是"三浊——浊气、浊水、宿便"

（1）推腹首先要推掉的是"浊气"——屁

浊气，就是我们放出的屁，这个是最主要的。您把浊气推出来了，身体就基本完成了80%的任务，剩下的浊水和宿便就会顺着浊气一块排出来。

您之前排不出来是因为浊气在那堵着，新鲜血液下不去，所以浊水和宿便就没有往下走的力量，因此大便不通畅，小便也不利。所以，推三浊首先要推浊气。

有人每天都放屁。放小屁、蔫屁、臭屁，放的是肠胃产生的浊气，也就是食物发酵的产物，是脾胃食积不化、消化不良的症状，需要吃些助消化的药物，如加味保和丸、香砂枳术丸等。

还有一种响而不臭的屁，放出后心里很痛快，放的则是肝胆的浊气。

肝胆的浊气多是由情志不舒造成的，但是肝胆与外界并无通道，需借肠胃之路得以宣发。每天能放些这样的屁，对缓解心理压力帮助巨大。

有人长期不知放屁为何事，那是很危险的。**生于斯世，谁又能日日舒心、无怨无悔，故必会有些郁结之气。我们不能保证不生气，但是我们要力争能放气。**因为气滞必血瘀，血瘀的地方多了，必然会表现出各种症状，也就是西医所说的各种病，如肝胆病、肾脏病、高血压、心脏病、月经病及肿瘤等，中医言"百病从气生"，正是此意。有很多人晕车、晕船，车或者船一开动，就开始恶心、头晕了，这是为什么？因为体内的浊气在肚子里堵着呢！车或船一颠簸，浊气就出来熏蒸他了，当然就会出现头晕、恶心的症状。有人说吃点儿药就不晕、不恶心了，那是因为这些药麻醉了您，或者转移了您的注意力，而且，它管用的时间也不长。所以治晕车、晕船的关键还是得把这个浊气排除。

（2）浊水就是体内的"湿浊"——痰

浊气是屁，那浊水是什么东西呢？很多人的体内都有浊水。什么叫浊水？有很多人说，我痰特别多，老爱吐痰，这个是否就是体内的浊水？没错，浊水就是人体内的湿浊。

痰是从哪生出来的呢？有的人就觉得痰是从肺上生出来的。**"脾胃为生痰之源，肺为储痰之器"**。其实，痰之源是脾胃。就比如，有的孩子生病后不爱喝汤药，好不容易喝下去了，结果一会儿就吐出来了，仔细一看，孩子吐的是一堆痰。而孩子吐过之后，病也就好了。

有人会问了，孩子连汤药都没真正的喝下去，病怎么就好了呢？那是因为孩子把痰吐出来了。所以，很多时候，汤药只是刺激了您的胃，让您把体内的浊水也就是痰吐了出来，病也就自然而然地好了。

另外，浊水一遇到冷空气就会变成痰引。所以，好多人一遇到风寒，就老是要吐痰。还有，喜欢吐痰的朋友晚上睡觉的时候还会流好多口水，这都是因为心窝下有湿浊。

浊水对人体的危害很大。它如果窜到腿上去，就是水肿；如果跑到皮肤表面，就成了湿疹；如果上到头部就导致眩晕症。另外，体内浊水（湿浊）多的人如果内寒较重，吐出来的就是白痰，如果肝火比较旺的话，吐的就是黄痰。

体内湿气很重的人一定要少喝水。因为喝进去以后根本代谢不出去，存在体内只会加重湿浊。不想喝水或者喝了一点儿 就会堵住，这样的朋友也要少喝水。体内都堵了还使劲往里灌，越灌头就越眩晕。有好多晕车的人，喝完了水以后更晕了，就是这个道理。晕车本来就是因为体内有浊气、浊水，这个时候应该往下推腹排湿浊，结果还喝水，不更晕车才怪。

（3）宿便

相比前二者来说，宿便不是一个很难解决的问题。一是因为大家一直认为排毒就是排大便，所以很重视，各种常识性的文章也解说得甚为详尽；二是排大便相对于排浊气、浊水来讲容易一些，只要吃些含纤维素较多的食物，气血虚弱的再补些气血，使其推动有力而不是强排硬通就可以了。

明白"推腹法"的目的，怎么推都行

推腹法很简单，顺时针推、逆时针推，或者是向上推、向下推，您想怎么推都行，但前提是您要知道推腹的最终目的是什么。这就像去某个地方，目的地明确了，是开着奔驰去，坐着牛车去，都没关系，您就是走着去也行，关键是方向得对。

如果您曾经动过手术，那我建议您在推的时候要避开伤疤或者不推。而一般人推腹是没什么问题的，怎么推都没什么事儿。

有的朋友对推腹还是有顾虑，他会说，我这么一推，肚子里那么多重要的脏腑会不会被推坏啊？我说，人体都有一种自我保护的功能，而且脏器外面还有体腔，所以，您就放心地推吧！推到感觉难受的地方，就都是病灶点。

推腹的时候，如果感觉有一个气团在来回游动，说明您浊气还没堵住通道，您体内也还没有瘀血；如果推的时候有些地方摸起来就像是一个硬条，那您就得把它们给推散了。推的时候，原本您可能以为长了一个瘤，结果推完后您才发现，不过就是一堆屎。因为您一推，里面"咕咕"直响。几分钟后，放了几个屁，那些气团、硬条也就散了。

还有的地方摸起来像一道道水槽，这就是浊水堵在这儿的表现。把浊水推下去，水槽就会消失。另外，您刚开始推的时候，这一块也会"咕咕"直响，推到后来，一打嗝儿一放屁。您再去推就不是"咕咕"直响而是变成"哗哗"的尿了。

为什么会这样？原来这些浊水都结在气里面，叫气裹水，现在气都散了，水就可以从尿里排出去了。

具体什么时候推呢？晚上睡觉的时候推一次，早晨起床后再推一次。为什么一天要推两次？头一天晚上这次是为第二天做准备的。

头一天，您一推，有时候不放屁也不打嗝儿，为什么呢？因为您已经劳累一天，气血不足了，推完以后，只会觉得疲劳，想睡觉。所以，您推完了正好就睡觉。睡不着的人做这个正合适，您也不用数绵羊，推这个就行了。推完了，手也累，人也累，就想睡觉了，而且睡得还比较沉。

第二天早上起床前，再去推。因为已经睡了一宿，气血都足了，所以，这个时候一推，又是打嗝儿又是放屁的，浊气就全排出去了。推完后您会发现，自己吃早饭也香了，早晨起来也不犯困了，整天都神清气爽的。

3 "跪膝法"，补肾补肝，强壮膝关节

人为什么会膝盖痛？膝盖为什么会磨损？积液和水肿是怎么来的？平白无故怎么会出现这些东西？

膝盖是一个关节，如果我们老做下蹲折叠的动作，膝盖就跟轴承一样会产生磨损。而老年人气血没那么多，供给膝盖的气血也就少了，膝盖又总是磨损，所以特别需要气血这种润滑油，润滑油充足就没事，润滑油一少就会干磨，就会出现磨损的问题了。这时寒气再进来，在缺血的情况下再去练蹲起、爬山、走远路，膝盖只能更磨损了。这就是很多中老年人在锻炼后膝盖越来越疼的原因。

很多人说锻炼有好处，那得看是在什么情况下锻炼。如果是在膝盖已经磨损的情况下去锻炼，那只能是雪上加霜，越练越坏。膝阳关穴虽然可以很好地缓解疼痛，但怎么让它不疼痛才是最根本的。所以，治本的方法就是让它一开始就不磨损，一开始就让新鲜血液润泽过来。而让血液过来的最好方法就是跪膝法，跪着走。

这么一跪您就会发现气血轻而易举地跑到膝盖上来了，而且**在跪着走时，会发觉腰也在扭动，肾也跟着补了。跪着走两三周后，您还会突然发现原来老掉头发的现象消失了。**

另一方面，中医称膝为筋之府，膝就是筋的房子。而肝又主筋，所以**跪膝法又是大补肝脏的方法，相当于每天喝几支杞菊地黄口服液，不花一分钱，这种方法更不分什么体质，效果还很好，何乐而不为呢？**

有人说："我跪不了，我去拍片子了，医生说我这里有好多骨刺，这一跪骨刺肯定会扎着我，给我扎破了怎么办？扎一个窟窿就麻烦了。"这是大家对骨刺的一种误解。骨刺是人体的一种自然现象，每个人到一定年龄都会有骨刺。骨刺本身不会让人产生疼痛，疼痛是因

为骨刺旁边的瘀血压迫神经造成的。把瘀血驱散，膝盖自然就不疼了。但去拍片子，却发现骨刺一根没少，还都在那儿立着呢。

　　有人说："我膝盖已经有点儿积水了，破损比较严重，这个时候怎么办？"这个时候您要先推腿下边的脾经，先除湿，再揉膝阳关穴，往下疏导，然后再跪膝，把气血引过来，这样做就没问题了。

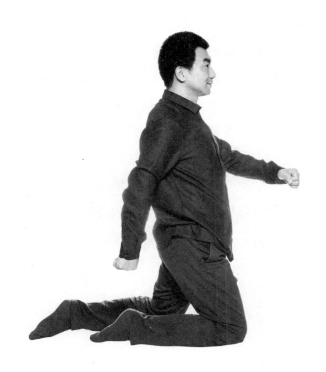

　　有人说："我这一跪还是有点儿痛，我有些担心。"那您就把沙发靠垫或别的软东西垫在膝下，先跪着别走，等跪两三天适应了，把垫拿走，再跪在床上，然后过两天再跪行。这个方法我曾给一个80多岁的邻居老先生试过，他本来不能下蹲、不能正常上厕所，但照我所说的两周以后就没问题了。现在他都快90岁了，膝盖一直没有毛病。如果平时稍微有点儿痛，他马上就到床上去跪膝，这个方法非常简单有效。

　　练跪膝法的目的就是把您体内的新鲜血液引到膝盖上，再引到腿上，让您身体里的气血能进行一个大循环。为什么人会衰老，就是因为身体内的气血不足，无力完成大循环，只能完成小循环之故。

　　还有，为什么说人老是先老脚？这是因为体内新鲜血液不足了，下不到腿上，回流少了，所以腿上就形成静脉曲张、水肿，走路无力之症。

　　练跪膝法除了能减肥和防治膝盖痛、膝盖积水、膝盖骨刺、腰疼、脱发外，还能让您有很多额外的收获。

　　我的一个同事，他练了两周跪膝法，有时候就跪 10 分钟，不久他去换眼镜的时候度数下降了 50 度。他都 30 多岁了，为什么还有这样的效果？因为练跪膝法养了肝，肝主筋，而膝盖是筋之会，肝开窍于目，通着眼睛，所以会有这样的意外收获。

　　学习防病的方法，一定要跟很多东西联系起来，不能认为跪膝法只是治膝盖、头上的穴位就只是治头，要举一反三，学一达百。这样我们学习起来就快了。

扫一扫，即可观看跪膝法视频。

4 "金鸡独立"，迅速增强人体的免疫力

身体有病，中医认为是阴阳失调，不平衡，但是这个概念太过笼统，细分之可以理解为五脏六腑之间相互谐调的关系出了问题。有些人罹患的是肢体病，似乎也可归于五脏六腑与四肢百骸之间不和谐。如此推而论之，问题就会变得越来越复杂，没有点中医知识的人就很难理解。

所以，有没有一种简单有效的方法可以直接来调节身体的阴阳平衡呢？答案是肯定的，而且是出乎意料的简单易行，那就是"金鸡独立"健身法。

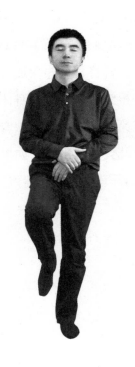

　　只需将两眼微闭，两手自然放在身体两侧，任意抬起一只脚，试试能站立几分钟。注意！关键是不能将眼睛睁开。这样您就不是靠双眼和参照物之间的协调来调节自己的平衡，而是通过调动大脑神经来对身体各个器官的平衡进行调节。

　　在脚上，有6条重要的经络通过，通过脚的调节，虚弱的经络就会感到酸痛，同时得到了锻炼，这根经络对应的脏腑和它循行的部位也就相应得到了调节。

　　这种方法可以使意念集中，将人体的气血引向足底，对于高血压、糖尿病、颈腰椎病等诸多疑难病都有不错的保健之效，还可以调理小脑萎缩，并可防治美尼尔氏综合征、痛风等许多病症。对于足寒症更是效果奇佳。这是调本的方法，可以迅速地增强人体的免疫力。

　　有朋友说，"金鸡独立"现在一站能5分钟脚不沾地，觉得有些枯燥，不想练了。其实，"金鸡独立"我们可以练得有声有色、乐此不疲呢！记得我当初练此功法，曾将自己想象成一个冲浪运动员，手里攥着一根绳子，有意将身体倾斜，闭上眼，想象自己在惊涛骇浪中起伏跌宕的感觉，充满激情，一会儿就会浑身出汗。如果在过程中加上一些您喜欢的音乐就更加趣味盎然了。

扫一扫，即可观看金鸡独立法视频。

5 强健内脏的功法——坠足法

有的人手脚冰凉，有的人尿少水肿，有的人大便费力，有的人头晕脚软，有的人睡眠不实，有的人胸闷气短……凡此种种，不一而足。现在咱们就学习一个简单的功法，将这些症状一扫而光。

这个方法并不难，且很有趣味。请看仔细：

① 首先，需要您显出疲惫的表情，显出慵懒的神态，像是半梦半醒，没精打采，饿了一天没吃饭，腿上还绑着大沙袋。如果达到了这种精神境界，可以说您已经学会了80%。

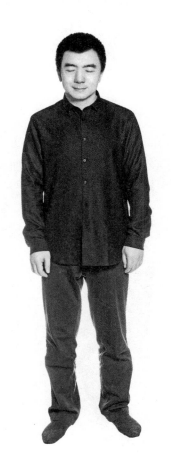

② 然后我们开始"跑步"——坠着沙袋跑步（可不要真绑上沙袋，全是意念），脚步异常沉重，刚勉强抬起一寸又重重地落下；想停下歇歇，可后边还有人推着您，使您不得不一步挨着一步地向前"坠落"。

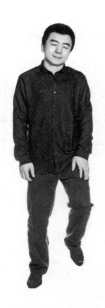

③ 全身各处的肌肉随着脚步的起伏而上下颤动，不由自主地颤动。

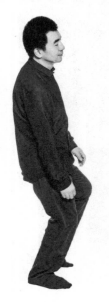

④ 两手自然下垂，也可稍稍弯曲，随意放于腰间两侧，手掌处于完全的"肌无力"状态。

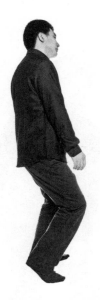

⑤ 此时所有意念全部集中在前脚掌，用意念往脚底加力，使每踏出的一步都好像要把地面砸出个坑一样。

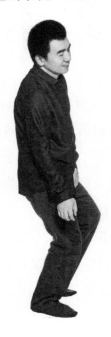

⑥ 千万记住，只许用意念使力，不可使肌肉用力，不要额外地做出用脚跺地的动作。要像铅球坠地，而不是铁锤砸地，把脚想成是"自由落体"就对了。

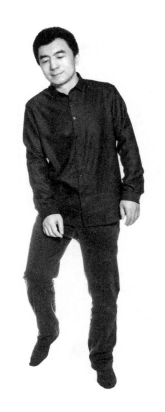

这样的"坠步"使您的全身完全放松，气血意念贯注于脚心，很快就会打通足底的肾经，起到迅速补肾的效果；而且前脚掌是肝、脾、肾经的交汇之所，又是心、肝、脾、肺、肾及胃肠的足底反射区，对增强脏腑功能极为有效。与金鸡独立有异曲同工之妙，而其利尿消肿、降气祛寒之效又远胜于金鸡独立。

此乃动静之功，于身心最为有益。"动中有静风吹柳，静中寓动月照云。"将意念与肢体血脉协调一致，真乃养心治本之法。

每日在小区"坠步"500米，耗时10分钟，便可使身心状态大有改观，而且会令两脚从此不再冰冷，难道不值得感受一下吗？这只是个公式，当您自己"做题"的时候还会有更多的自己的体会、答案和收获。

如果我们多一分自信，便多一分灵感。我相信每个人都有灵感的火花，只是通常人们认为那是幻影，而当别人拿着同样的火花点亮火把来照亮我们的时候，我们才开始对那亮光顶礼膜拜。

其实，举手投足皆是功法，行动坐卧全可修炼。您大可不必弃易从难、舍近求远！

扫一扫，即可观看坠足法视频。

6 大道至简的驱寒法——"取嚏法"

来自于《黄帝内经》的驱寒法

在古代，由于生活水平普遍偏低，大医们就发明了一些不用花钱也能治病的好方法送给老百姓。比如，《黄帝内经》就透露了一个驱寒气的方法，操作起来特别简单：您感冒的时候，就从路边拽两根狗尾巴草，狗尾巴草拔出来后既清洁又新鲜，还非常有柔韧性。然后您用这两根狗尾巴草轻轻捅鼻孔，用不了多久，鼻子就会发痒，忍不住打喷嚏。一打喷嚏感冒就好了，因为这就把体内的寒气给清除出去了，就这么简单，一分钱不花。

这就是"探鼻取嚏法"，即人为地诱发打喷嚏这一排寒气的过程。古人为什么老说"大道至简"呢？因为大道就这么简单。但就是因为太简单了，大家才会轻视，这是人性的弱点。《名贤集》上有句话："莫将容易得，便做等闲看。"就是说有的东西一分钱不花，很容易就能得到了，结果大家都不重视。

如果狗尾巴草不太好找，那我们就用餐巾纸来代替吧。

找一张方形的餐巾纸，把两个对角，分别搓成两个纸捻儿，就是两根现成的狗尾巴草。然后将纸捻儿，轻轻插到鼻孔里，探探鼻子痒不痒。

还可以把吸管剪成细丝试一试。

如果你已感受风寒，自然就会打喷嚏，喷嚏的多少取决于你感受风寒的程度。打了几个喷嚏后，头会略微出汗，这时风寒已去，你就可以高枕无忧了。

举一个例子来说，我身边的朋友们因为采用了我介绍的餐巾纸取嚏的方法，两年来没一个人感冒。另外，餐巾纸很柔软，就是给孩子

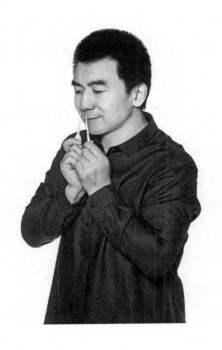

用也不会把他的鼻黏膜弄坏。请记住，孩子刚有点儿感冒的时候赶紧给他捅捅，这比吃药的效果好多了。

风寒，就是寒气在不知不觉中侵入了身体，此时可能打个冷战了事。当身体要驱除寒气的时候，那些打喷嚏、流鼻涕等难受的感觉就出来了，虽说病不大，但把人折腾得天昏地暗，影响工作和生活的质量。通常的感冒药是抑制身体排寒气的，能减少打喷嚏和流鼻涕，强行将寒气压在体内不得抒发，但长久如此会演变出很多毛病。

那怎么办呢？如果能将侵入的寒气人为地及时排出去，也许感冒症状会很轻或根本不会发生。

有些人取嚏的时候没感觉，主要是他没找到里面的敏感点。如果找到了，轻轻一捅就会打喷嚏，如此，感冒就与您擦肩而过了。

感冒往往容易在您人疲劳、困倦、饥饿或者是心情不好、萎靡不振的时候发生。这种时候，你可使用取嚏法把身体里的免疫系统激活，这样，管他什么细菌，病毒，都能通过喷嚏把它们打出去。

一个简单的取嚏法，就可以让咱们不再害怕感冒，不亦快哉。

手脚冰凉、过敏性鼻炎，可用取嚏法调理

取嚏法是祛疾的灵丹妙药，您可以灵活运用，举一反三。

实际上，取嚏法并不是只有感冒的时候才可以用，其他像手脚总是冰凉（为什么手脚总是冰凉？因为有好多寒气已经在体内堆积下来了，身体没有力量把它赶出去。）这样的问题也可以用此法来解决。没事儿您就连着取四五个喷嚏，取完后，浑身就会发热甚至发汗，这就证明体内的寒气已经排出去了。

有些人有过敏症，如鼻敏感或花粉症之类，都是以往处理寒气不当、积压了过多的库存造成的。用取嚏法帮助排出寒气的同时，再根据个人不同体质配些增强免疫力的中成小药，诸如补中益气丸或六味地黄丸等，效果比较不错。

还有的人说我用不着取嚏，我本身就有过敏性鼻炎，每天不用捅鼻子就可以打十多个，哪还用得着借助外力来取嚏呢。我告诉他，您自己打完这十多个以后，别歇着，再拿这个餐巾纸接着捅，还能捅出十多个喷嚏来。您每天都这么做，从初一捅到十五，到月底的时候，您再捅，怎么捅都不打了，打光了。

其实，不是喷嚏打光了，而是您身体的免疫系统被激活了。

人的免疫系统一旦被激活，人体就不过敏，当然也不怕什么过敏性鼻炎了。这个时候，您就是把花粉、尘埃这些过敏源搁在鼻子这儿，想刺激刺激它，喷嚏也打不出来了。

受寒后脖子疼、落枕、肩周炎、头疼，"取嚏法"管用

有的人早晨起来老爱落枕，脖子这块疼，觉得是枕头不好。其实枕头都一样，大家都用这个枕头，怎么就您落枕了呢？实际上这是因为夜里有风寒侵进您的肩膀里了。现在有好多朋友夏天喜欢光着膀子睡觉，夜里还开着空调，那风寒就更容易侵入体内。

人年轻的时候没事儿。不是有句俗话叫"傻小子睡凉炕，全凭火力壮"，说的就是这个意思。但岁数一大，尤其是到了中年，日积月累积攒下的寒气就该爆发了，这时候身体的抵抗力也弱了，就会得一个叫"五十肩"的病。"五十肩"的意思就是说50岁得了肩周炎。人们都说肩周炎是治不好的，为什么治不好？因为它不是一天两天得的，是老有风寒侵入体内而逐渐堆积起来的。

风寒的一个特性叫"寒凝则血滞"。原来那个血是热的，周流很正常，但这会儿有寒气进来了，血流就缓慢了，一缓慢就堆在那儿形成瘀血了。一形成瘀血，这块就开始疼了。

您知道了落枕是由风寒引起的，就可以试试取嚏法。打几个喷嚏，肩膀那块就会感觉轻松很多。

有的人洗完头后老爱头疼，这也是因为风寒进入体内了。这时赶紧用取嚏法打几个喷嚏就没事了。

还有的人怕吹风，哪怕有一个小窗户缝没关，他都害怕，为什么？因为他身体里面寒气较重，新鲜的血液过不来。如果是这样的情况，那更要多打打喷嚏，把寒气赶快散出去，打完了，就不怕风了。

便秘了，试试"取嚏法"

我有个朋友看完《黄帝内经》后很受启发，他说这个方法可以用

在更好的地方。他是学高能物理的，所以，他就联想到物理学了。

他有一个毛病，就是便秘。他说我现在不怕了，蹲下来的时候，就拿出来两根软毛，往鼻子里一捅，然后"阿嚏"一使劲，大便就下来了。

我说您这个高能物理学得不错，这个是放火箭的原理，会产生一个后坐力。用中医的原理来解释，肺与大肠相表里，就是肺主宣发和肃降，肺气不宣就会影响大肠的传导，使得大肠缺乏向下推动的力量。出汗、打喷嚏是宣发；肃降就是往下降，取嚏法可以协助肺气宣降，补充大肠向前的推动力——促进排便，从而治疗便秘。

更奇妙的是，中医的五脏是配以五行的，肺属金，肾属水，肺金能生肾水，难怪有些人用了这个方法后，竟不经意间治好了早泄的问题。我想，这可能是因为早泄也算是一种敏感吧，而取嚏法正好调节了脑部的敏感神经，或许鼻子本身就与生殖系统有着一些内在的联系。关于这一点还需进一步的考证。

7 会打哈欠，才补肾

生活中到处都有咱们日用而不知的养生诀窍，比如人人都会有打哈欠的时候，但并不是每个人都知道经常有意识地去打哈欠可以补肾这个道理吧。

打哈欠是一个下意识的动作，因为人体内的氧不够了，实际上，您一打哈欠所大吸的一口气，跑到肾那里去了，这等于做了一次腹式呼吸，所以，我们经常有意识地去打哈欠就能起到补肾的效果。

什么时候的腹式呼吸法最好？

在您睡觉的时候。平常我们都是用鼻子在呼吸，但是在您深睡的时候，全是腹部在呼吸，这个时候您的呼吸特别慢，这就是腹式呼吸法，是大家日用而不知的一个补肾方法。

另外，人在什么时候会打哈欠呢？疲劳的时候，所以，这还是一个缓解疲劳的方法。

打哈欠的时候，您会发现肚脐眼凸起来了，这就意味着丹田里的气被调动起来了。

还有的人打哈欠会流眼泪，这其实是在解肝里面的毒。由此可见这是一个肝肾同补的妙方。

而且，打哈欠的时候，您的两肋会向上提，两肋走的肝胆经，一打哈欠，两肋一提，就起到了锻炼肝胆两经的作用！

所以当您有气闷在里面的时候，赶紧有意识地打哈欠，您会觉得越打越累，其实就是让您去睡觉，去养气血了。

打哈欠跟按太冲穴有异曲同工之妙。我今天很累了，但生了一肚子闷气，好，不按太冲穴了。如果是女性的话，也懒得去敲三焦经了，打哈欠就可以了。

　　每天有意识地多打哈欠能消除您的失眠问题和烦躁，另外，它还能把气血引到肝、肾上去，达到补肾、补肝的效果。

　　其实，打哈欠就跟打喷嚏、嗅玫瑰一样，是人体一个非常好的本能，然而现在的人却在逐渐丧失自己的本能，所以，要想健康养生，就要把像打哈欠这种日用而不知的养生本能找回来。

第三章

挖掘先天潜能，
壮大后天之本

——让我们的体质越来越好的道家养生功法

强壮的方法，自古就有，而且我们每个人都有强壮的权力。"撞丹田"将帮您找到人体的能量库，使您真切地感受到什么是人体的"内力"。

"地板上的健身四法"，也就是"打通小周天"的四种方法，同样快捷实用。

只要常常调节我们脚下的"地筋"，我们的力量就会源源而来。

1 "撞丹田"，您也可以拥有传说中的 "钢肚"

人活于世，我们不想只满足于不生病，不想自己是一只易碎的花瓶，每天都要小心翼翼地抱在怀里，生怕有一点儿磕碰。我们想让自己更强壮，就像那路边的小草，禁得起风雨严寒，禁得起路人踩踏。强壮的方法，自古就有，而且我们每个人都有强壮的权力。如果有人问，我需要做些什么准备呢？我说，只要您拿出一点儿自信，咱们马上就可以开始。

但您以为这点儿自信真能那么痛快地拿出来吗？很多人根本拿不出。他们说，只有掌握了高超技法的人才会有自信；只有修炼得道的人才会有自信；只有本身就强壮的人才会有自信。

有人说，我们不喜欢听空洞的理论，那么，咱们就来点儿实际的。今天向朋友们推荐的是道家养生功中的 "撞丹田"。

对 "丹田" 的具体位置，自古说法不一，通常分为 "上丹田" ——两眉间；"中丹田" ——两乳间的膻中穴；"下丹田" ——脐下1寸3分。今天要撞的就是这个 "下丹田"。咱们要撞的不是一个点，而是一个面，位置就在肚脐上下左右巴掌大的一块地方。

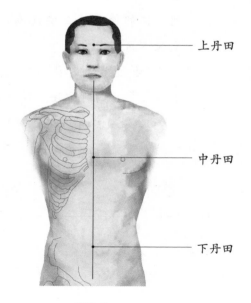

上丹田

中丹田

下丹田

任脉穴

① 找个像水泥电线杆一样粗细和平滑的大树来撞效果最好，我家里有一个 20 厘米宽的平整的门垛，我觉得也很方便。两腿略分开，站在树前，肚子离树干 15 厘米。

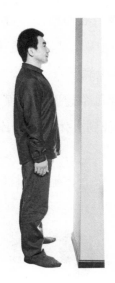

②用肚脐去撞树就可以了。

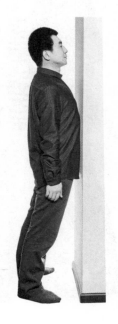

动作要点：开始撞时，力量一定要轻，幅度要小，最好穿运动衣裤（以防皮带或纽扣硌到皮肉），撞的时候全身放松，不要憋气，不要绷紧肌肉。请先感受一下撞"丹田"时腹内脏腑和心里的感觉，可以闭上眼睛，仔细体会，呼吸自然而悠闲。说是"撞"，其实那是以后的事，开始练习的时候，应该叫作"靠"更为准确。每天撞个几分钟，慢慢地，我相信您多半会撞上瘾呢！

这个功法，可以说适合每个想要身体强壮的人，"丹田"是人体的发力点。"撞丹田"将帮您找到人体的能量库，使您真切地感受到什么是人体的"内力"。

为了更安全舒服，可以选一个方形抱枕隔在肚子与所撞物体之间。

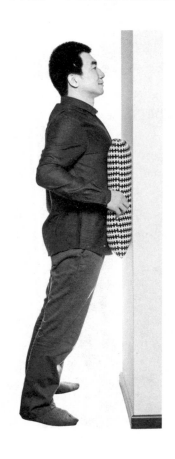

很多人打坐难以入静，"撞丹田"却可让您轻松达到身心合一的境界。如果您觉得"心有余而力不足""有劲使不出""心神不定，魂不守舍"或者"体力透支，难以积蓄"，我想，都可以从"撞丹田"中找到解决之法。

"撞丹田"会使内力增长得很快，一段时间后，就可以从"靠"自然转成较为有力的"撞"了。这时，您会发现原来腹部松弛的赘肉少了很多，取而代之的是富有弹性的肌肉，这种肌肉没有突显的棱角，与健美运动员的完全不同，但远比后者的更为结实。

如果有年轻的朋友想练成"钢肚"的话，这种方法，就是最安全有效的捷径，若每天坚持，大概 3 年时间，当您气运丹田的时候，差不多就可以像汽车轮胎那样结实了。

要注意，撞丹田的禁忌人群有以下几类：孕妇及腹部有过较大手术的人；有急腹症及腹部有肿物或有出血病灶点的人；撞腹后感觉不适以及对此功法心有疑惧的人。

练此功要顺其自然，不可急功近利，与"推腹法"同练，效果更佳。有些朋友肚子上的赘肉较多，用推腹法根本没啥感觉，一撞丹田便发现敏感点了。这时再用推腹法，则事半功倍。

"撞丹田"的好处太多，我把它当作最方便的养生法，我经常在心烦时撞、疲劳时撞、生气时撞、忧虑时撞，总之，感觉它是个力量的源泉，取之不尽。

我推荐这个方法，其实更想看到的是您能撞出勇气，撞出自信来。生活本来就是要去感受烦恼、感受恐惧、感受疾病，这些都无法逃避，那我们就迎着它，撞击它，借着"撞丹田"，撞出心灵的感悟，撞出身体的强势，撞出心底的力量。

扫一扫，即可观看撞丹田视频。

2 "地板上的健身四法"——打通小周天

很多人喜欢金鸡独立，因为随处都可以练习；很多人喜欢推腹法，因为能治慢性病，并与减肥有些关联。但我下面要介绍的"地板上的健身四法"，也就是"打通小周天"的四种方法，同样快捷实用。因为它不但包含了金鸡独立、推腹法、跪膝法的全部功效，还能让身体日益强壮，领会身心合一的强大。

叩首法（小周天打通法之一）
——开窍醒神的健脑法

叩首，顾名思义就是磕头，有人问，磕头也是锻炼吗？那当然，磕头还是道家修身秘法之一呢！

"学道本无门，叩首先有益"。

但是，咱们练的叩首不是头碰地，而是头叩手背，就像是我们趴在桌上打盹时将额头压在手背上的感觉。

也就是说，怕我们的额头直接磕在地板上会疼痛受伤，就用手垫着。这样额头撞在手背上，既不会因接触面太软而无效，也不会因为太硬而受伤。

① 按拜佛叩头的样子，以额头部分（鼻根至前发际线）撞击手背，幅度和力度因人而异，本着由轻而重的原则。

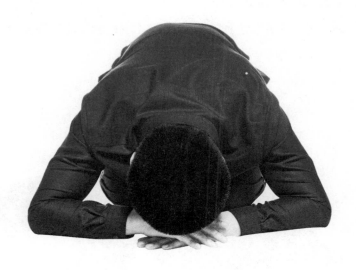

② 抬头再叩时要有一个头后仰的动作，每 15 次为一小节。

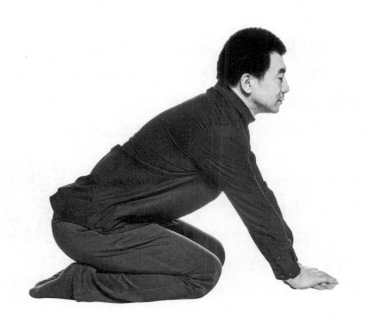

③ 接着从鼻根到下巴轻轻"撞揉"手背，每反复 10 次为一小节，"撞揉"时，面部始终与手背相贴进行（"撞揉"时频率要快，如震颤一般），两节为一组。

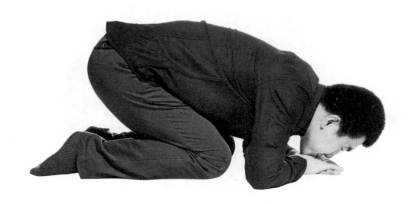

如此可使任督二脉在头部顺接，为打通小周天的第一步（高血压患者暂不可练此功）。

叩首法可将气血引入头面，开窍醒神之力很强。对于颈椎病、头痛、耳鸣、近视眼、黑眼圈都有疗效，尤其对于长期"一窍不通"的慢性鼻炎患者，多练此功法中的"撞揉"动作，可即时通窍，并作用持久。此外，患腰肌劳损的朋友，若能循序渐进地练此功法，也有很好的辅助疗效。

很多女士向我讨要美容的秘方，我说，您想要哪里美丽，就把新鲜的气血引到哪里。然后，她们就问我引血的方法。其实，您关注哪里，您的气血就在哪里，您的财宝也就在哪里。

扫一扫，即可观看叩首法视频。

下面是一个叫"小牧小树"网友的一篇小文：

"打通小周天的叩首法，对于美白很管用，我没有天天做，只是隔三岔五地做一次，每次一小节，每小节叩首 15 次。慢慢地，我脸上的色斑颜色浅了。过去我练习过美白瑜伽，练了半年多，那里边的动作也是以倒立为主，跟叩首法是一个原理，但效果就不是很明显。所以，爱美的女生们，加油啊！"

我本人最喜欢这样的文章，短小、随意、充满感情，而又极为实用。人生短暂，问题繁多，所以我们要学习"偷懒"的方法，也就是把一切问题尽量加以简化。而最简单的方法就是遵循着一定的理念，找到一个大方向，然后自然是条条大路通罗马，我们就可以轻松地一直走下去了。

震动尾闾法（小周天打通法之二）
——激发人体的先天之力

① 先双腿盘坐。有些人说我盘不上，而咱们这个功，盘不上正好！双脚微盘能交叉即可。

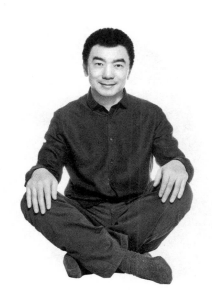

② 然后用脚掌外缘骨用力站立，站的过程中膝盖不可触地。刚站一点有人说不行，站不起来也没关系，这个功法本来就不需要完全站立起来，只要臀部离地 3 至 5 厘米就行。

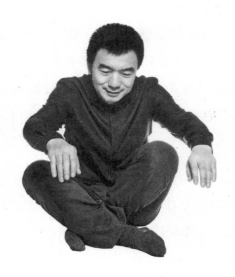

③ 由于重力作用，臀部落地时正好使尾骨撞击地板，这个动作就完成了。

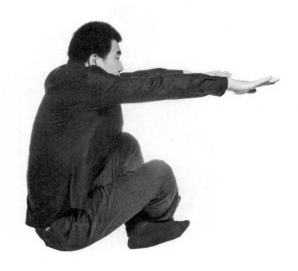

这种撞击面积较大，安全无痛。为保万无一失，开始时臀部可垫棉垫，站起的幅度也宜由小到大，或面前有人帮忙拽起也可，主要目的就是要震动尾骨，使任脉会阴穴与督脉长强穴得以顺接。

扫一扫，即可观看震动尾闾法视频。

这是打通任督二脉的关键一步（有骨结核、骨质疏松及急性腰扭伤者，忌用此法）。

别小看这一站一坐。站时吸气使整个脊椎督脉气冲灌顶，落下呼气时自然气沉任脉丹田，乃用意而不用力之妙法。

这对妇科病、肛肠病有立竿见影的效果，还可强壮肝肾功能，且能降压安神，治疗腰膝疼痛，只要锻炼时从容和缓，不急不躁，锻炼后都会有气力大增的感觉。

此法最能激发人体的先天之力，撞击的位置正是督脉的长强穴与任脉的会阴穴之间。

"长强"就是可以让您长久保持强壮的意思；而"会阴"，相当于瑜伽当中的"海底轮"，是人体能量与自然界能量相通的门户。

震动这两个穴，将任督二脉接通，人体就会阴阳调和。

此功法对肛门疾病、前列腺疾病、妇科疾病以及男子性功能障碍，都有显著疗效，切莫等闲视之。

它还有一个神奇的功效，此功法在站起的时候，受力点是脚外侧膀胱经部位，所以最善治风寒感冒，尤其对过敏性鼻炎疗效甚佳。

☁ 壁虎爬行法（小周天打通法之三）
——强筋壮骨，提升五脏免疫力

我们都看过壁虎或诸如蜥蜴、鳄鱼的爬行吧，咱们这个动作就完全依照它们来进行，爬行得越像越好。

但是，咱们在地板上练时不用真的往前爬，如果真的向前移动了，那就必然是四肢在用力，而这个锻炼法四肢是不用力的。

① 所有动作的完成虽然主要是靠胸腹和腰的力量，但我们却不可把意念集中在那里，而应集中在"爬"上——此时您就是一只壁虎，自然放松得像壁虎那样去摆动肢体就可以了。

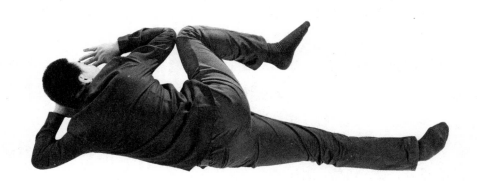

② 记住壁虎的所有动作都要有，因为您就是一只壁虎。

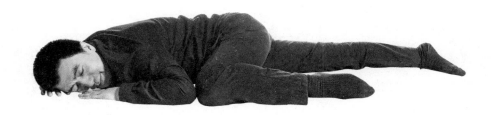

③ 爬时大腿内侧和上肢内侧以及胸腹部都会直接接触地板，所以为防止地板过凉、皮肤擦伤等问题，应先有些简单的防护措施（如铺地垫、穿衣服等）。

此功法的作用是：

① 此功法主要用来打通任脉，对增强五脏功能效果卓著，尤其对肝脏有很好的养护作用；

② 对肠胃疾病、便秘、妇科病痛经、不孕等症都有很好的疗效；

③ 减肥消脂的作用也非常明显；

④ 任脉乃阴经之海，总调阴经各脉，对于更年期妇女尤为重要。

此功法从头到脚，从头项四肢，到五脏六腑，从皮肤肌肉到筋骨关节，都同时得到了锻炼。 但由于动作和缓自然，习练者随时交叉处于运动与休息状态，所以不会感到丝毫的疲惫。又加上了意念，把自己想象成壁虎，使"心力"与"体力"相合。

这种锻炼之法，体力没有消耗，只有增长，而且增长的是自然协调之力，对于体力虚弱无法进行激烈运动的朋友，最为适用。 游戏之间，就练成了"九阳神功"，岂不妙哉？

有的朋友更关心此功法能治什么病，否则说得再好，也觉得与己无关。"我们总是关注疾病，而不关注健康"，要知道，如果您的体质增强一分，疾病就减弱二分。

有的人浑身是病，症状无数，写私信来，问我应从哪个病开始调治，我回复道："从增强体质开始。"既然我们无法驱散寒冷，那我们就去寻找阳光吧。疾病是要靠"内力"赶走的，而"内力"是我们每个人所固有的，但要我们去寻找，去培养，去激发，因为它就是我们心中的"太阳"。

扫一扫，即可观看壁虎爬行法视频。

踏步摇头法（小周天打通法之四）
——强壮整个脊椎（督脉）

① 放松仰卧于地板，两手抱于颈，好像要做仰卧起坐，头略微抬起，现在我们开始做原地踏步的动作。

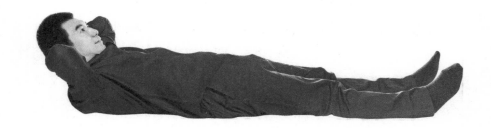

② 您问了，原地踏步，脚心碰不到地面呢！对，不是让您脚踏实地，而就是一种想象，您就躺在那里，脚跟贴着地板，两脚一收一伸踩着虚空，做原地踏步的动作就对了。

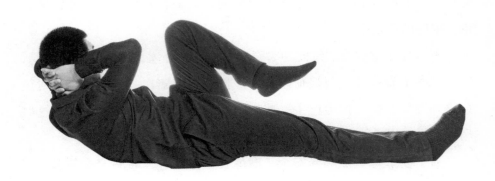

③ 动作不要大，同时头随着脚的伸缩而向左右转动，收左脚时，头转向左脚，收右脚时，头转向右脚。想象着自己站在一个空地上，抱着头，悠然自得地做着原地踏步。动作要和缓从容，用意不用力。

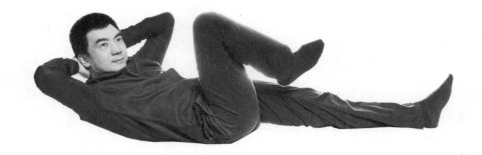

这个动作主要是锻炼整个脊椎，也就是督脉。督脉是阳经之海，总摄各条阳经，能够升发人体阳气。

这个功法只要练上几下，就会让人浑身发热、气血旺盛，尤其对于肾脏有很好的强壮作用，且活血通络作用很强，可治疗虚寒症及腰腿病，对心脏及脑供血不足的人效果明显，最新发现，对于慢性鼻炎也有很好的疗效。

不过要注意的是，练此功时脊椎供血非常旺盛，正是要打通督脉，但是有些人脊椎长期有瘀血阻滞，或侧弯，或膨出，或钙化，这时就会感到脊椎某些部位会产生一些较强烈痛感，也就是好血在冲击这些病灶。不必担心，这种痛感很快就会过去。

为了使锻炼更加顺畅安全，锻炼要循序渐进，时间宁少勿多，以不疲劳为准。另外，如在练完此功后取俯卧位，让人用掌根从颈一直按摩到尾骨，常会发现有格外疼痛的点，需稍加仔细按摩，这样可加速打通督脉。

很多早期强直性脊柱炎患者，向我咨询调养方法，我总是推荐踏步摇头法，因为此病症状虽在脊椎，其实病因却在肝肾。

踏步摇头时，能激活督脉上的筋缩穴，此穴通肝，善治筋脉拘挛强直，此为"舒筋柔肝之法"。"一摇一踏"，锻炼的部位主要是督脉与膀胱经，督脉为诸阳之会，阳气最盛，膀胱经是寒气出入之所，寒气最多。

练此功法时，因为头部要抬起，自然会小腹绷紧，这样会使气聚丹田。丹田气盛则内力转输督脉，令督脉之阳气源源不绝，便可将膀胱经之积寒轻易驱出，随汗而解。此为"散寒补肾之法"。常练此功法，再配合其他补益肝肾之法，强直性脊椎炎或有痊愈的可能。

此四法在博客上发出后，有心练习者已大为受益，很多慢性病都得以缓解甚至消除，虚弱之体迅速强健。

真希望更多的朋友也能因此踏上健康之路，如果您还在我的书中苦心搜寻与自己相符的病症，不如先练练这"地板上的健身四法"，不要因为给它起了个"小周天"之名而就敬而远之，试着练一练，您将马上找到全新的感觉。

扫一扫，即可观看
踏步摇头法视频。

3 揉"地筋"，打造人体的"铁骨铜筋"

　　每个人都渴望健康，渴望能够快乐地生活。可是现代生活的快节奏使太多的人心中充满躁动和不安，似乎一时一刻的舒适都成了奢望。肝病的恐怖，前列腺的困扰，还有强直性脊柱炎、腰椎间盘突出、失眠症、心脑血管疾病、帕金森、性功能障碍，以及小儿多动症等很多疾病，看似毫无关联，其实问题都出在一个地方——"筋"。

　　《黄帝内经》说："肝主筋。"筋是什么呢？筋就是人身体上的韧带、肌腱部分。很多病症，说不清原因，但都可以遵循一个原则，那就是从筋论治。

　　人的身体里有一些总开关，治病养生都是在这些地方用力，所谓的"不传之秘"也尽在于此。

　　今天，我要告诉大家的是一个书中很难找到的，但对以上诸症皆有疗效的养生之法——揉"地筋"。

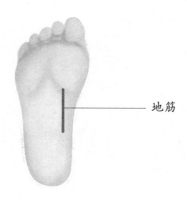

地筋

　　道宗秘诀中有这样一句话："天筋藏于目，地筋隐于足。"藏于目的"天筋"，一般人难于下手去锻炼；隐于足的"地筋"，我们却可以把它找出来，为我们所用。

那怎么找呢？将脚底面向自己，把足趾向上翻起，就会发现一条硬筋从脚底浮现出来。按摩这条硬筋，把它揉软，会有神奇的功效。

通常脾气越暴的人，这根筋就越硬，用拇指按一下，就像琴弦一样。凡是有肝病的人，这条筋是必按之处。

您可能会问，这条硬筋在脚底，并不循着任何一条经啊？稍微仔细些就会发现，其实这根筋是循行在肝经上，只是肝经一般都标注在脚背而不是脚底。

肝的问题是人体的一个核心问题，肝的功能加强了，人体的解毒功能、消化功能、造血功能就会显著提高。但肝却是最难调理的脏腑，药物难以起效，针灸似乎也鞭长莫及，古人的一句"肝主筋"，却道破了我们通往肝经的捷径——通过调理"筋"就可以修复肝，

所以说"书是黄金屋"一点儿也不过分，岐黄经典，真是字字珠玑，随便摘下一句都是零金碎玉，我们真是需要睁大眼睛才行。

这根筋虽然用途极广，但有些人却找不到它，揉这地方的时候反而会感觉这根筋软弱无力，塌陷不起，这样的人通常肝气不足，血不下行，反而需要把这根筋揉出来才好。

还有的人虽然这根筋很粗大，揉起来却毫无感觉，也不坚韧，像是一根麻绳，五十岁以上的男士较为常见，这样的人通常年轻时脾气暴躁，肝功能较强，但由于酗酒、房劳、忧虑等诸般原因，现已肝气衰弱，更需要常揉此筋。

只要常常调节我们脚下的"地筋"，我们的力量就会源源而来。到过上海杨浦大桥的人都会惊叹于它的宏伟壮观。但是您发现了吗，是谁在支撑着它？承载着它的巨大负荷的，是那些粗壮有力的铁索，那就是这座桥的"筋"。我们要打造的，也正是这样的"铁骨铜筋"。

扫一扫，即可观看
地筋穴视频。

延伸阅读：理筋即是调肝

关于"筋"，我再提供些其他的知识，您可参照着自己的具体情况来调理。膝为"筋之府"（所以要经常跪着走以养筋），胆经的阳陵泉为"筋之会"（所以要常拨动以舒筋），脊椎督脉上有个筋缩（所以要多用掌根揉它以伸筋），膀胱经有个承筋（所以要多用拳峰点按以散筋）。

请记住，理筋即是调肝。而凡和"摇动""震颤""拘挛""强直""抽搐""火气""眩晕""抑郁"等有关的病症，都与肝经有关。

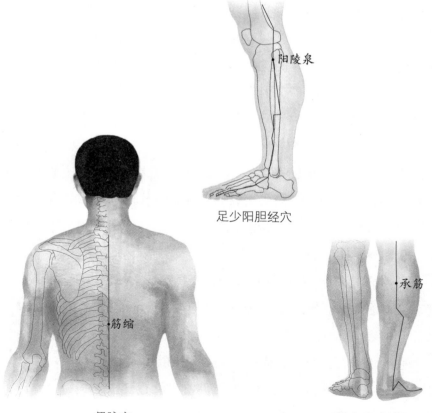

阳陵泉

足少阳胆经穴

筋缩

承筋

督脉穴　　　　　　　　　　足太阳膀胱经穴

第四章

处处般若开，
随时取用的健身功法

现在喜欢锻炼身体的人是越来越多，可见大家对健康的重视。但是，要想通过锻炼真正达到强身健体的目的，您首先就要知道，我们到底要练什么。

其实，造成锻炼效果不同的原因，只是一个心念，也就是您在锻炼时心里的想法。这个想法，才是锻炼的真正意义。

1 用手指肚来梳头，为身体打好地基

每天梳头是一件极为重要的事。为什么古人总是说要天天梳头？因为梳头实际上就是在梳经络。

有人说梳头多了，容易损伤毛囊，那咱们把指甲剪平了，用10个手指肚来梳，这样怎么梳都损伤不了毛囊，而且还很有力量。您头的侧面全是胆经，有20多个穴位，您根本就不用找，就简单这么一梳，哪块有点疼，证明哪块有阻塞，您就需要反复地揉它，不知道那个穴叫什么名字没关系。因为您只要一梳头，胆经上的20多个穴位就全部"一网打尽"了。

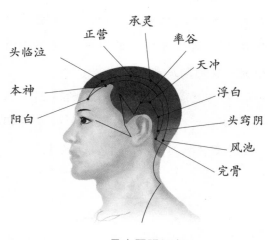

足少阴胆经穴

开始梳头的时候，您会发现，长期头痛或者胆囊不好、有乳腺增生这些胆经阻塞方面问题的人，头上一定有相应的阻滞点。

经络是连着的，下面有堵的地方，它上面也堵。所以您这么一梳，就会发觉某处有疼的地方，用大拇指一点一揉，会发现里面还有一些结节、疙瘩的东西，这时，您就一定要把这个东西揉开了。

每天梳头多长时间为好呢？坚持每天 300 次就非常好了。有人说我有的是时间，梳 3000 次怎么样？那当然更好。头不怕多梳，您只要记住，梳头好处很大，就可以了。

头为诸阳之会，所有的气血都是奔着头上来的，头就怕堵住了，一堵住什么心血管疾病、脑梗死之类的问题就全来了。您把头一梳，头部一清爽，这些问题就全解决了。所以梳头是能消百病的妙法。

有人说："我不敢梳头，因为头发本来就少，还老掉"。我说："越是这样的人，越得多梳。为什么？您别怕掉头发，因为，凡是用手指肚一梳就掉的头发，本来就是在头上面浮搁着的！即使您不动它，睡觉起来后也是一床，您还不如干脆先给它弄下来就完了，剩下的头发就个个都是精英了。这就跟种花似的，您得把那些枯叶剪下去，别让它也跟着一块吸收营养，最后剩下的那些才是苗壮的。"

还有的人说："我也不敢梳头，我一梳头就白花花的跟下雪似的，全是头皮屑，没法梳。"他觉得越梳头皮屑越多。其实，如果能坚持每天梳头至少 300 次，连着梳 1 周，您再梳的时候就会发现已经没什么"雪花"了，而且梳完以后会看到满手都是油污污的。这说明您已经把堵塞在毛孔上的这些黑油（中医讲的湿气、痰浊）给梳出来了，这样当然就不长头皮屑了。

梳头不但可以治疗脱发，还能治疗白发和头发无光泽。当头发浓密起来后，就证明您的气血越来越足，肝肾的功能提高了。

另外，有的时候我们想补补肝、补补肾，但往往直接补不到，效力达不到这个地方，怎么办呢？"诸病于内，必形于外"，人体的里面和外面是有通路的。谁是它的通路？头部就是它的通路。您经常梳头，就跟肝肾通上了。

人不可能头发很浓密而肝肾却很弱，这是绝不可能的。头发浓密了，肝肾的功能也就提高了，这是一体的两面，只要提高一方面，另一方面也就提高了。

梳头时，除了头两侧，正面也要全梳。头的正面是膀胱经，是专门抵御风寒的。有的人经常容易感冒，就是风寒进来的原因。您多梳梳膀胱经，就不那么容易患感冒了。

还有的人总觉得头晕，脑供血不足，什么原因？是督脉堵塞住了。督脉这条中间线，下至尾骨，与肾经相通，上行巅顶百会穴，如果时时保持通畅的话，不但您不会得阿尔茨海默病，还会越来越精神。

所以梳头应该把头部全梳一遍，每天梳得越多越好。

别小看梳头这个动作，靠它就能打通人体的很多经络，是属于给身体打地基的。当打通经络后，再集中看看哪个穴位有问题，特意去揉一揉，这就是为身体添砖加瓦了。

2 快速美颜，远离黑眼圈、眼袋、鱼尾纹

时下，女士们都担心黑眼圈、眼袋、鱼尾纹这些问题。尽管衰老是一种自然的过程，但谁不愿意自己看起来漂亮一点儿、年轻一点儿呢？这里，我告诉大家一些极为简单的方法。

其实很多方法大家过去都学过，像眼保健操里面就有一个"轮刮眼眶"的动作，上面刮一下、下面刮一下。就这么一个动作，看似非常简单，其实里面蕴含着很多的深意。

我们的眉毛上面有 3 个要穴——攒竹穴、鱼腰穴、丝竹空穴。3 个穴位有着不同的作用：攒竹穴管的是眼睛的视力及眼睛胀痛等眼睛不舒服的问题；鱼腰穴管的是眉棱痛；而尾部这块儿的丝竹空是专门祛斑的大穴，专管太阳穴附近出现的暗斑、黄褐斑。

另外，眼角旁边有个瞳子髎穴，是专门治疗鱼尾纹的。眼眶下还有个穴位叫四白穴，是专门治疗黑眼圈的。还有，四白穴上面有个承泣穴，是专门祛除眼袋的妙穴。

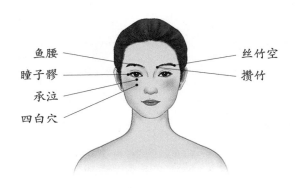

　　我们可以每天用指节上下一刮，刮的时候把痛点多刮一下，尤其是要慢慢地刮下面那个痛点，给它刮开。每天不需要很长时间，就刮两三次，每次刮两三分钟，慢慢地您会发现黑眼圈没了，鱼尾纹也不长了。

　　下面有眼袋是脾虚引起的，上面有眼袋是肾虚引起的，都是脾肾两虚造成的水肿。这两种水肿在睡觉之前要少喝点儿水，然后在睡觉之前轮刮一下眼眶，第二天起床的时候再刮一下，最后这个眼袋就会减小，眼部的最大美容问题就解决了。

扫一扫，即可观看
轮刮眼眶视频。

3 用掌根揉耳窍，耳聪目明又益肾

人老了容易耳鸣，可是现在，好多年轻人也都患有耳鸣。而耳鸣通常的原因就是肾气不足。

治疗耳鸣有个极好的方法：把耳朵给盖上，然后用掌根揉耳窍。但要注意，不是揉耳背这个皮，而是隔着耳背揉耳朵眼。揉的时候脑子里要这样想，好像隔着耳背已经揉到耳朵眼里面去了。

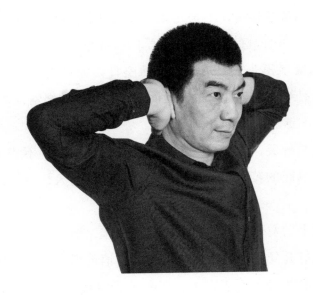

当您揉两三分钟以后，耳朵眼里面一发痒，就证明耳朵里面的气血过来了，长期这样揉，耳鸣、耳聋的问题就解决了。另外，揉的时候一定要闭上眼睛，因为七窍是相通的。揉完后睁开眼睛时，您会发觉眼睛变得很亮。

扫一扫，即可观看掌根揉耳窍视频。

4 有节奏敲手指，让抑郁在弹指一挥间远离

社会竞争激烈，家庭负担沉重，人们的生活压力越来越大，从而造成了越来越多的精神抑郁者。这些抑郁者往往由开始的忧愁恐惧，逐渐变得悲观厌世，最后竟麻木不仁，拖着一具毫无灵魂的躯壳晃来晃去。

一个人有病，家人和朋友都会受到感染，于是天天求医问药，担惊受怕，总是在压抑惶恐中度过，家里家外再无宁日。

心理的疾病最难排解，不是光靠劝说就可以开释的，更不是仅凭讲道理就可以讲明的。有的病人很有学问，甚至是专家、教授，什么高深的理论都能谈得头头是道。但依然整日如惊弓之鸟，焦虑不安，知识似乎并没有给他太多的力量，反而成了捆绑他的绳索，学得越多，禁忌越多，顾虑越多，烦恼越多。

有的病人总想哭，总感到心里有什么委屈，但又说不清。还有些病人总想倾吐满腹的苦水，却总找不到可以倾吐的人，好像根本没人能够理解。

曾经，有个朋友带来他七十多岁的老父亲，请我给摸摸脉，说是患支气管扩张好几年了。老人神色沮丧，言语低微，与我说话，如同自言自语，眼睛失神地看着前方，偶尔抬头瞥我一眼，也毫无表情，一副任人摆布的样子。

我仔细摸着老人的脉，对他说："老爷子，您的病根并不在支气管上，您是长期心里忧虑恐惧造成的心脏供血不足，没有新鲜的气血供应肺和支气管，给细菌繁殖提供了土壤，所以炎症才久治不愈。"

他听我这么一说，先皱着眉摇了摇头，叹了口气，然后使劲点了点头，说道："去了那么多家医院，消炎药吃了一筐，您今天算是说到点上了。其实，我自己很清楚我的病是啥原因。"

　　他把老伴支到另外一个房间，然后双手捂着脸开始抽泣起来，他的女儿搂着父亲的肩膀，轻声地劝慰着。我说："让老爷子哭吧，他心里有太多的委屈。"话音未落，老人家已经是号啕大哭了。

　　原来老人的老伴6年前得过一场大病，老人总担心朝夕相伴了四十多年的爱妻会随时离自己而去，因此每天忧虑恐惧，造成了现在这种状态。

　　老人的情志长期被压抑，难以宣泄，中医讲"气郁生痰，气有余即火"，这个"气"就是郁结的肝胆浊气，这个"火"就是积郁的肝胆之火，肝属木，肺属金，便形成了"木火刑金"。

　　中医讲"诸闷愤郁，皆属于肺"，也是在强调肝胆气郁会使肺气不得宣通。另外，病人肝火虽旺，但肾气不足，外在的表现就是脾气很大，对家人易发怒上火，但是私下里却总是惴惴不安，"如人将捕"。看一下经络图就会发现，肾经的走向正是经过支气管发作的位置，所以按摩肾经的复溜穴、太溪穴就会对支气管的病症有效，也就是"经脉所过，主治所病"之意。

　　哭了3分钟，老人突然止住，对我连连表示歉意，说自己太失态，让我见笑了。我说："没关系，其实大家都是一样的，生活在这个浮躁的社会当中，家家都有一本难念的经。哪个人没有忧愁恐惧呢？只是有的人更善于排解罢了。现在，我教您一个排解郁闷、增强心理力量的小方法。"老人听我这话，顿时眼里闪出了光彩，急切地说："真有这样的方法？"我说："那当然了，而且还非常简单有趣呢！"

　　这个方法，我是受姑姑家爷爷的启发而得。那时我还在上高中，爷爷当时已经九十多岁了，耳不聋，眼不花，一天到晚总是哼唱着京剧。记得有一次，我问他："爷爷，您的长寿秘诀是什么？"爷爷呵呵大笑："没什么，就是唱京剧，打拍子。"说完，又闭上眼睛，摇头晃脑地接着唱他的《甘露寺》。爷爷唱的时候，左手摇着芭蕉扇，右手在茶桌上敲着节奏，"啪啪"地发出动听的脆响声。他那灵活有力却没有一点老年斑的手指，至今让我记忆犹新。在我的脑海里，一直有这样一个印象，有这样不停打节奏的手指，就永远不会衰老，永远不会忧愁。

我要告诉这位老人的就是这种有节奏敲手指的方法：

可以在桌子上、椅背上、墙壁上、大腿上，有节奏地敲，或和着小曲，或哼着京剧，或念着诗词，或打着鼓点，总之是自得其乐，最好是闭目摇头，敲得浑然忘我才好。

十指肚皆是穴位，叫十宣穴，最能开窍醒神，一直被历代大医当作高热昏厥时急救的要穴。十指的指甲旁各有井穴，《灵枢》上说："病在脏者，取之井。"古人以失神昏聩为"病在脏"，所以刺激井穴最能调节情志，怡神健脑。《难经》上说："井主心下满。"所谓"心下满"简单地说就是"心里堵闷不痛快"，这也是抑郁病的主要症状。

另外抑郁病还表现在整日疲劳不堪，不但四肢无力，连心里也觉得虚弱无力，吃饭走路都没精打采，甚至不知道哪里还能使出力气来。

俗语道：十指连心。您只要闭上眼睛，轻轻地在桌上一敲，手指的微痛，立刻就会让您重新找回"心力"，这是人体中最宝贵的力量。**生活中处处是被人忽略的、微不足道的小事，但有时正是这一点点的小事，就会让您从此脱胎换骨。**那点燃引线的虽然是星花小火，但引爆的炸药却将烈焰冲天。

将双眼微闭，哼着您喜爱的小调，用您手指有节奏地敲打着桌面。就这么简单，从此您将远离忧郁，把烦恼恐惧尽数敲散，并且每天都将获得新的能量，源源不断。因为那是身体与心灵的合力，而心灵的力量来源于宇宙，所以永远不会衰竭。

5 转转关节百病消——"海的女儿"的养生经

春风拂面的时候，网友"海的女儿"在我的博客评论上给大家带来了一件养生法宝，随着时间的流逝，那宝贝一直在我的脑子里熠熠发光。特用一篇文章来把它彰显出来，也不负这位网友的一片爱心。"海的女儿"如是说道："这几天正在学习针灸穴位图，发现在手腕关节、脚腕关节等部位有很多重要穴位，比如经络的原穴、经穴等。（郑老师曾经说过，太冲穴是肝经的原穴，'原'就是'发源、原动力'的意思）我突然想起姨妈曾讲过的一个真实的锻炼功法，愿意分享给大家，并且我自己也在这样做，效果真是太好了。

姨妈说，她的一个男性邻居已八十多岁，耳不聋，眼不花，每天最喜欢做的运动就是转手关节和脚关节，每天转 300 下。于是，我也学着转关节。转了一周，感觉真是好极了。

我是乙肝患者，不久前刚出院，指标还没有完全正常，脸上有肝斑，感觉后背沉、痛，可能转氨酶有上升的倾向。但这几天转全部关节各 300 下，仅仅只过了一周，脸上的肝斑没有了，体感轻松了，心情也好了很多。

我想，这是因为转关节有'牵一发而动全身'的效应，即四两拨千斤的作用，**最简单的动作就能治人体最严重的疾病，人类常把最简单的事情复杂化。**但我不明白道理在哪里，能请郑老师给论述一下吗？"

我还用论述吗？这才是真正的家传秘方。小小的功法，却能调动全身十二条经络的原穴。原穴本来就是各条经络相通的接口，这一转，堵塞不通的经络瞬间被接通。有许多人的表里经、子母经交接不畅，如肝胆为表里，胆经是肝经排浊气的出口，若交接不畅，浊气就会堵在肝经里，肝必会受到损害。肝经属木，心经属火，木为火之母，二者为母子关系。若两经交接受阻，必然会形成"木不生火"的情况，也就是所谓的"心脏供血不足"。

此法既然能解除肝斑，自然黄褐斑、面色灰暗等诸多"面子工程"也可一同解决了，看来还可以充当美容神方。前两天，还有网友反馈此法对足寒症效果甚佳。我也曾推荐给一些睡眠不好的朋友，都说有效。

为了增加大家的兴趣，我曾建议大家平躺在床上，双脚同时写"马"字，右脚写正字"马"，左脚写反字"马"，然后再写个"氏"字，也是一正一反。但其实这也属画蛇添足，如果您能同时顺时针，或逆时针转足，或一顺一逆，一抬一压，或自行编排发挥的话，那才叫触类旁通呢！

有人问，**此法对高血压如何？每日转脚至酸，引血下行，这自然就是最好的降压之法。**

至于常坐在电脑桌前的人们，**更是可以随着音乐，转转手腕，解决眼疲、颈疼、腰酸的问题，心中郁闷有火气者向外转手腕，心血不足需安神定志者，双手向胸腹内旋转。**

这么好的功法，应该有个好听的名字，还是留给原创"海的女儿"来点睛吧！更感谢她的姨妈和那位不知名的老人，这是老人家们送给"海的女儿"和我们大家的宝贵礼物啊！

6 一招天河水，拳拳舐犊情
——小儿发热的通治之穴

在我的博客留言中，询问儿科调养的不少，家长都是心急如焚。我自己也有小孩，自然能体会父母们的舐犊之情。

记得儿子一岁的时候，有一次发烧感冒，夜里无法入睡，孩子每一声剧烈的咳嗽，都会扯痛我的心。看着他涨红的小脸，急得我团团转，我所擅长的这些疗疾招数，用在孩子身上却疗效不佳。情急之中猛然想起一招"推天河水"，忘了曾经是在哪本书中看到的，看书时就觉得此法甚妙，但从未实践过，当晚在儿子身上一用，果然灵验，很快便烧退神安，咳嗽也大为减轻。

古代医家对幼儿疾病总结得最为精确，"小儿之患，非肝即脾"。我儿子的体质就属于肝旺脾虚型，这样的孩子有一个显著的特点就是睡觉少，即使哈欠连天，也不愿去睡觉。此外这种体质的孩子通常夜里爱出汗，脾气较大，胃口不好，爱挑食，体瘦面黄，个子蹿得快，但牙齿却长得很慢。

推天河水，为什么会功效卓著呢？让我们来看看天河水的位置，是从劳宫穴一直到曲泽穴，这正好是心包经的位置，逆推心包经，既可泻肝经之火，又可补脾经之血，肝火得泻，心里自然清凉，脾经得补，胃口必会大开。所以对于那些夜里手脚心发热，汗出烧不退，烦躁难眠，夜咳不止等热性病症，最为有效。但若是畏冷怕风，神倦易困的虚寒性体质，则万不可用此法。

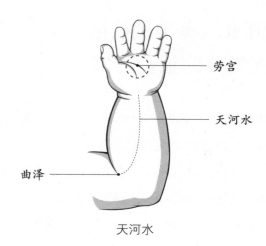

劳宫

天河水

曲泽

天河水

① 家长用拇指，从孩子左手心沿小臂中线一直推到肘窝的曲泽穴
为一次。每次至少要推 300 次。

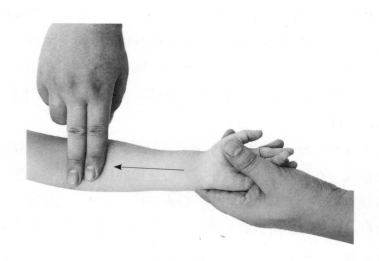

② 推时要在孩子小臂上抹些润滑油（擦手油），防止擦伤皮肤。睡
前给孩子推一推，效果最好。

　　记得儿子小时候发烧不退，但不让我给他推，我就在夜里他睡熟
的时候，为他推，那时才理解了"不养儿不知父母恩"。

7 自古以来调理妇科病的常用法——敲带脉

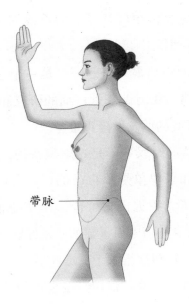

带脉

曾经，有个叫"慢慢"的网友给我推荐了一个网址，说那里有个治疗便秘的妙方，但不知是何原理，请我帮忙看一眼，详细解释一下。我赶紧过去寻宝，原来是一个叫天涯社区的网站，有个网名叫"熊熊和宝宝"的女士发出的帖子。

她介绍说："方法很简单，您躺在床上，然后用手轻捶自己的左右腰部，100次以上就可以，不用刻意。我一般是睡觉之前捶，第一次捶完了，第二天还没有什么反应，但是到了第三天就开始排山倒海地拉肚子了，非常神奇。这还不算什么，神奇的在后面，我从第四天开始，食欲就减低了非常多，一点都不想吃东西了，尤其是肉类，还有就是外面做的食物，只可以接受清淡的家常菜，或者是素菜。然后排便还在进行，顺利得很，可是食欲越来越低，人也不觉得哪里不舒服，就是很明显地抵制吃东西，自然就没有了食欲。如果您有兴趣试试的话，完了告诉我您是不是也食欲减退。因为我看到别人介绍这个方法的时候只提到了便秘消失，没有说降低食欲，我不知道是不是我自己体质的问题……每天都感觉身体更轻松了。而且我的痘痘也都扁下去了，疖子也渐渐消失，一举两得！"

我看了这个帖子，感到很兴奋——又是一个超级简单的健身法，但效果真是如此神奇吗？我需做一番仔细的研究和实践，起码要保证安全，才好向那些信任我的朋友们隆重推荐。

其实我做许多事情的时候并不是这般缜密的，通常是感情多于理智，直觉多于分析。如果单单是我自己的话，可能在没有实践之前，就已经接受这种方法了。我觉得它可行，并且是非常上乘的健身法。因为敲的那个地方是人身体当中很重要的一条经脉——带脉。

取"带脉"为名，有两层含义：一是此经脉像是一条带子缠在腰间，二是因为与妇女的经带关系密切，按现代的话说，就是专管调理月经及妇科各器官功能的重要经络。带脉是奇经八脉之一，有"总束诸脉"的作用。人体其他的经脉都是上下纵向而行，唯有"带脉"横向环绕一圈，好像把纵向的经脉用一根绳子系住一样，所以哪条经脉在腰腹处出现问题，如郁结气滞，瘀血堵塞，都可通过针灸带脉的方法来进行调节和疏通，而且带脉上的三个穴位带脉（与经同名也叫"带脉"）、五枢、维道，又全都压在胆经上，所以敲击此处有同于敲打胆经之妙。

有网友担心，这样一敲会不会敲坏肾呀？其实从解剖位置来看，敲击的位置离肾还很远，那个位置应该是结肠的部位，右侧为升结肠，左侧为降结肠，震动结肠，应该是有利于通便的。而且是平躺着，对于稍微胖些的人来说，正好敲的就是腹两侧"草帽圈"的赘肉。肉又多，敲得又轻，还是很安全的。

于是我将此法告诉了老婆还有两位女性朋友，她们一听可以减肥和美容，都十分踊跃地尝试了一番。我自己也每天敲打两次，看看有无额外的收获。两位朋友都是大便较为正常的人，所以反馈说，无异常变化，只是敲的部位有些发痒，大便似乎更顺畅了些。老婆也说大便比往常要量大一点，敲着比较舒服。本人也试过几次，感觉此法很平和，觉得如果敲完带脉再结合推腹法，可能效果更佳。

用带脉来治疗妇科病，古时是常用之法，有调经止带及疏肝行滞的作用，今天重新来敲打带脉，想来是一件很有意义的事情，就像是不经意地挖掘，或许就挖出财宝来。

扫一扫，即可观看敲带脉视频。

8《黄帝内经》里面的钻石之旅

最近有网友批判我，说我提供给大家健康养生的小功法，纯属"臆想杜撰，无据无实，于中医理论无可考证"。我读罢哑然失笑，刚好提醒我写一篇关于古法今用的文章，使更多的朋友在阅读古代医书的时候，能够有一些全新的感悟。今天就以"取嚏法"和"坠足法"为例，探究一下《黄帝内经》中我们可以拿来一用的好东西。

先说"取嚏法"，我书中告诉大家可用手纸搓成细捻或把吸管剪成细丝，捅鼻孔取嚏，以防感冒和鼻炎，此法取自**《黄帝内经·灵枢·杂病篇》，原话是这样说的："哕，以草刺鼻，嚏，嚏而已。"这是说打嗝不止，可用草来刺激鼻孔，一打喷嚏，打嗝就止住了。**但是，现在打嗝不止的人毕竟不多，而经常感冒的却大有人在，借此古法来派上新用，不亦乐乎？《内经》上说："诸气愤郁，皆属于肺。"打喷嚏，打到微汗最佳，可以宣通肺气，调畅气机，既解肝郁，散心火（汗为心之液，心火随汗而解），又御风寒（寒亦随汗而出）。"取嚏法"岂止可治打嗝、感冒，还有很多功效等着您去摸索呢！

再说"坠足法"，我书中是这样说的："首先，您要显出疲惫的表情，显出慵懒的神态，像是半梦半醒，没精打采，饿了一天没吃饭，腿上还绑着大沙袋……然后我们开始'跑步'。"

这一段其实完全是**《黄帝内经·灵枢·经脉篇》中的补肾法，原文是这样一句："缓带披发，大杖重履而步。"也就是要您宽松腰带，披头散发，拄着大拐杖，穿着沉重的鞋子散步。这不就是"坠足法"吗！**

看古书一定要身临其境，感同身受，这样才有意趣。不然您看到的是难字，想到的是生词，记住的是古语，总觉得与现在的您毫不相干，百无一用，那谁能读得进去呢？

类似这样的健身法宝，《黄帝内经》当中俯首皆是。进了黄金屋，您可一定要多加留意，钻石都硌了脚心，却又被我们一脚踢开，岂不太可惜了？

9 锻炼身体的真谛——"用意不用力"

现在喜欢锻炼身体的人是越来越多，可见大家对健康的重视。但是，要想通过锻炼真正达到强身健体的目的，您首先就要知道，我们到底要练什么。怎么锻炼身体才能真正拥有健康呢？

其实，强身不在于您锻炼的项目。您可以选择自己喜欢的任何运动：跑步、游泳、打球、瑜伽、健美、搏击以及走步、爬山、跳舞、太极拳等，都是很好的。这些运动本身没有优劣之分，关键是您怎么去练。

您说："他跑步，我也跑步，我们俩一起跑，我们一起练举重，他举 100 斤，我也举 100 斤，难道锻炼的效果会不一样吗？"当然不一样，有时甚至完全不同。同样是锻炼，练的是同一个项目，有的人练完受益，有的人受伤。

其实，造成锻炼效果不同的原因，只是一个心念，也就是您在锻炼时心里的想法。这个想法，才是锻炼的真正意义。

这个想法就是"用意不用力"。它本是出自于太极拳谱当中的一句名言，不但道出了太极拳法的精髓，也为我们进行各种锻炼指明了方向。

有许多人总希冀能得到武功秘籍、家传秘方，最好是密密麻麻的厚厚一本书。其实，真言一句话，假言万卷书。如果，一生当中，能有一两句真言短语时时在脑海中提醒、指导我们的生活，那我们已经是受益无穷了。

"用意不用力"就是这样的真言短语。

有人说："用意不用力？我不懂，我就知道，举杠铃的时候不用力，就举不起来。"您说得对，不用力，并不是一点儿力不使，而是不额外加力。这就像唱歌，高音部分很多人唱不上去，于是就声嘶力竭，这就是用力了。真正的歌唱家，是用心去唱，声音高亢甜美，却丝毫不觉费力，这就是用意不用力。

有人还是不解："刚才说举杠铃，你怎么扯到唱歌上去了，我现在想举 100 斤，我不用力，能举得上去吗？"

举杠铃的时候，如果您随意和别人聊着天就能轻松地把杠铃举起来，那这时杠铃的重量就可以让您体会到用意不用力的感觉。再说跑步吧，如果您在跑步的时候，没觉得肌肉在使劲，只是全身很自然地在跑，腿该抬起就抬起，脚该落下就自然落下，胳膊的摆动也全然随意，那么您就是在用意不用力。用意不用力就是最好的身心合一。这样去锻炼，您身体不会受到任何损伤，而且效果极为显著。

因为您身体做的，就是您心里想的。身心之间没有抵触，没有摩擦，所以没有损耗。

一次在公园散步，无意中碰到了几个晨练的朋友，正在打太极，他们让我指点一二，我说首先要放松，于是马上就有人显出松松垮垮的样子；我说放松不是软弱无力，于是又有人立刻含胸拔背，沉肩坠肘；我说，肌肉不可用力，于是他们站在那里一下子不知所措了。

其实，练太极拳，是寻求一种意境、一种身心合一的感觉。画家画画的时候不会感觉到画笔的存在，他脑子里只有一幅美好的画面。打太极拳就是在画这张图，我们的肢体动作就是这只画笔。我们只专心感觉太极拳的美妙意境就可以了，肢体是紧张还是放松我们根本不用去管，它该紧张时就会紧张，该放松时自然放松。这就是用意不用力。

最近听到了一些练瑜伽的负面消息，主要是肌肉拉伤以及生理机能紊乱。其实，瑜伽本身没有问题。问题在于，我们在练习的时候没有身心合一。身体抵抗时，心里就不要强迫它，一强迫必然受伤。当我们猛击一拳的时候，真正发力的不是胳膊的二头肌，而是胸中的怒火。

　　有人说，意是什么，我怎么体会不到呢？其实感觉不到也不妨碍正常的生活，只是少了些情趣，多了些单调和辛劳。

　　意就是一种感动，我们在梦中最容易真切地体会，有这种感动，小街的灯火才如此浪漫，寻常的月色才无比迷人，不然，灯火只是那或明或暗的影子，月色也不过是忽隐忽现的光团罢了。

第五章

在病痛面前，
我们不是听天由命的弱者

现代人最大的困扰之一就是健康问题。周围总是会有生病的人，父母、子女、兄弟姐妹、丈夫妻子、挚友近邻，或者是我们本人。很多人在一年甚至是一生当中总是难以摆脱疾病的困扰。家里只要有一个人生病，整个家庭都会愁云密布，难有欢笑。而我们往往爱莫能助，眼睁睁地看着至亲至爱的人受罪而无能为力，这真是太可悲了。

其实，在疾病面前，我们不是听天由命的弱者，而是大有可为的主宰。这里推荐几个让大家一学就会而又效果显著的方法。

1 随身携带的好医生——刮痧、拔罐与按摩

许多人家里有拔罐、刮痧板，却不会使用，只好束之高阁。现在咱们就拿下来，擦一擦，准备派上用场。

刮痧法，有其不可替代的医疗价值

很多人畏惧刮痧，觉得那是损伤皮肤的一种疗法。其实，这是一种误解，误解的缘由就是您没有亲自感受过，只是凭着视觉的经验，就像一些人对中医的误解一样，拒绝实际的体会，只凭感观的成见。可当您找到懂刮痧技巧的人来操作并真正体验一次后，相信您就会接纳这种方法，并连呼痛快。

记得我几年前曾给一个比利时电视台的记者刮过痧，他当时不住地向我挑起大拇指称赞这种方法的神奇，没有半点恐惧与排斥，并把我送给他的刮痧板当作宝贝似的珍藏起来。可是国内的很多专家，甚至是中医专家，都在抵制或轻视这种简单有效的方法，真让人不解，似乎这种方法一进了健身中心就不是正统中医的东西了。其实，您就是把它算到民间土法当中，它仍然有其不可替代的医疗价值。

拿颈椎病这个极普遍但是很难治愈的疾病来说，用刮痧法真是手到病除。当然还有很多疾病，如心血管疾病的预防和早期治疗，如果能巧用刮痧法，将会有多少人躲过心脏搭桥的煎熬呀！

至于什么时候刮痧，从哪里刮起，刮多长时间等等许多问题，常常会困扰着大家。我这里就较为详细地讲解一下。

刮痧最好使的工具是刮痧板，再配上一瓶刮痧油，就全了。

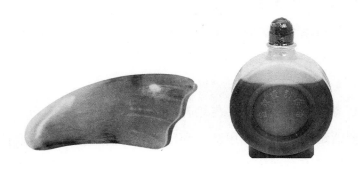

　　刮痧要顺着经络刮，最好是从上到下，这样比较顺手；刮板和皮肤保持45度以下的锐角，比较不痛。刮痧时最好能用上腰劲，这样会很省力。其实，自己去体会，手法是最容易掌握的。

　　有人觉得刮痧只适合热症、实症，这真是"千古奇冤"。其实，**刮痧补虚祛寒的效果更妙。**

　　某人感冒发高烧，这时有人说，刮刮痧，去去火，于是就在后背膀胱经刮痧，痧一出，火就散了，大家认为是泻火了，其实不然，这是用体内的积热把后背的风寒赶走了，所以应该说是祛寒了。说祛火呢也对，但不是您所理解的那种光热无寒的火。

　　刮痧最善补虚，但补的不是气血两虚的虚，而是因瘀而虚的虚。举个例子，有个朋友的右手腕不知为什么一点劲儿都没有，甚至拿不起书包，手指还总是发麻。到医院，医生说可能是颈椎或者是脑神经的问题。可核磁共振都查了，也查不出个原因。于是来问我，我说："手发麻说明气脉是通的，只是气至血未至。"手腕部缺少气血，怎么能有力量呢？但他本人并不是气血很弱的人，所以必有阻塞之处。

扫一扫，即可观看刮痧视频。

我于是在他的右臂上仔细查找，发现他肘部天井穴上方有一点按下去痛不可忍，已经形成了一个硬结。他说，这地方两个月前踢球时曾摔伤过，当时没管它，疼了 3 天就不疼了，没想到变成了瘀滞。我在他的痛点及整个三焦经刮痧，当刮到接近手腕的时候，手已经运动自如了。

如果您身体太弱，还是要先培补一下气血再刮，否则是不爱出痧的。**一定要清楚，痧不是您用刮板刮出来的，而是体内的气血顶出来的。所以当我们用力刮也不出痧的时候，那就是体内的气血没顶到那里，就别再白费劲了。**

有人说，出痧就是人为地造成了血管的损伤，是毛细血管的破裂。其实，**刮痧是将粘着在血管壁的瘀血清除到血管外，然后再经血液重新吸收入血管，经过全身的循环，将刮出的废物从尿液排出。**

说了这么多，仍然会有些人心存顾虑：刮痧会不会有什么副作用呀？这样小心是对的，因为有些人是不适合刮痧的。

哪些人不适合刮痧呢？

心脏功能弱的人很容易晕倒，尤其是坐着刮时更容易出现这个问题，一般会有心慌、头晕、恶心的症状；

气血很虚弱的重病人不要刮，会白白耗费他的气血，这样的人刮出的瘀血不会被带走，出来的痧很久都下不去；

有皮肤病的人也先别刮，因为不知皮肤病的来龙去脉，有时会把内毒引出来却排泄不掉；

孕妇不要刮，安全第一；

癌症病人也不建议刮，会出现许多不可预知的问题；

对于有出血倾向的人来说，刮痧是双刃剑，特效和危险并存，没搞清病因的情况下也别刮；

6 岁以下的小孩先别刮，可用捏脊替代；

　　血压很高的人也先别刮。尽管刮痧对于高血压有特效，但特效的东西都不是平安药，如果不能确保安全，还是先回避风险吧！

　　总之，刮痧会加速血液循环，对心脏是很好的锻炼，作为防病来用，安全有效。

拔罐可补可泄，最棒的功能就是它的引血功能

　　很多人问我拔罐有用吗，比刮痧如何？我会说，比刮痧还棒。真是这样吗？那当然了，这些东西如果您会用，非常好使，而且能除大病。那什么时候拔罐呢？

　　通常我们的肩膀很痛，用刮痧法，只要一出痧症状马上减轻；但有时刮了半天也不出痧，肩膀疼痛依旧，为什么会这样？主要有两个原因：一是病灶点很深，刮痧法触及不到；二是气血不足，体内的气血没有顶过来，瘀血就难以出来。这时用拔罐法可马上见效。病灶点深的，如果一拔很快出现黑紫印，那就表示深层的瘀血被拔出来了；如果还是罐下无痕，就需要耐心地在此处拔几天，每天 10 分钟，直到出现黑印为止。

　　拔罐可补可泄。

　　补，就是用罐数量要少，引气集中一处。

　　如想补肾，就光在肾俞穴拔罐；补胃，就在中脘和足三里拔罐。**如拔的地方太多反而会将气血分散，达不到补的效果，会白白泻耗了气血。**通常在外面拔罐时总是满后背都被拔上，那主要是将气血引入膀胱经，起到利尿排毒的作用。但这对于气血虚弱的人便大为不利了。所以拔罐也是很有讲究的，不可莽撞行事。

　　拔罐最棒的功能就是它的引血功能。记得有个糖尿病病人，膝盖下足三里附近有个直径两寸的溃疡点长期不愈合，使用了各种消炎药，

也敷贴了中药生肌散之类，都没有效果。后来我建议他每天在腹部中脘穴拔一罐，同时在患侧大腿胃经从髀关→伏兔→阴市→梁丘→犊鼻，一路拔下来，5个罐同时拔上，连拔4天，每天5分钟，再用生肌散，一贴而愈。原因就是通过拔罐把好血引了下来，破损自然就被修复了。

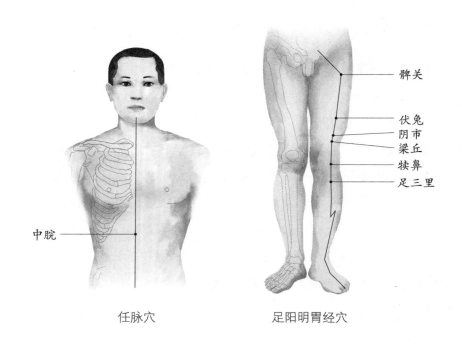

中脘

任脉穴

髀关
伏兔
阴市
梁丘
犊鼻
足三里

足阳明胃经穴

　　拔罐操作方法也没什么严格要求，买个枪式的真空罐，省得再去点火。拔前可在皮肤上抹点润滑油，这样拔皮肤不会痛。拔的时间以觉得舒服为准，气血虚弱的就少拔一会儿。但是湿气较重的人很容易起疱（尽管起疱疗效更好），会影响洗澡和皮肤的美观，所以拔的时间不要太长，也不要拔得太紧。

按摩，离穴不离经就行

再唠叨两句按摩吧。有人说，按摩的技法那么多，两句能说清吗？其实，从治病的角度来看，按摩中80％的手法都是花拳绣腿，何为补何为泻，我劝您大可不必去浪费时间研究这些，能够一招制敌，何必先摆出100种花架子呢？

按摩一定要找准经络，穴位找不准慢慢来，离穴不离经就行。

如果肚子上压着痛，您要看痛点压在什么经上，然后就按摩腿上相应经络的穴位就行了。胃经上压痛的就按腿上的足三里，脾经痛就按阴陵泉……这只是举例，临症还有更适宜的穴位可选。

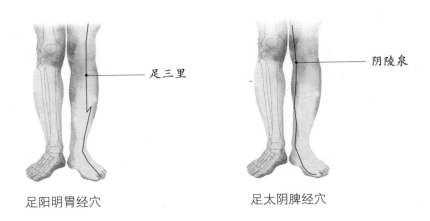

足阳明胃经穴　　　　　　　　　足太阴脾经穴

再说一句按摩的方法，**痛点不明显的经络和穴位按摩效果差，就像风筝线断了或半路打结了，要多按摩敏感的穴位。还有，敲打和按摩的作用是相似的，可以替代使用（例如敲胆经和胃经）。**

方法很多，真想再多告诉大家几招，但我怕说多了，有人就更迷惑了，就像服装店里的衣服，款式品种越多，我们就越难挑选。

2 足底反射疗法容易增加自信

"足底反射疗法"的可贵之处，就在于它的简单易行。是专为懒人准备的法宝。找一张"足底反射图"，上面五脏六腑，四肢七窍，都和身体一一对应，胃有病，就揉"胃反射区"，膝盖痛，就揉"膝反射区"，腰胯不适，就揉腰胯反射区。就像脖子上挂着烙饼，张嘴就行。足底反射，就像个全科医生。揉心补心，揉肝护肝，揉淋巴，消炎。不分虚实寒热，不论五行阴阳，就像是照图组装玩具，一一对应。

取得一点点成功，就会增加一点点自信，足底反射疗法，最容易增加你的自信。

我为什么如此推崇足底反射疗法呢？首先，它和经络学说有着互相印证的关系，是点和面的关系、平面和立体的关系。而且，它极为简单易学，需要的不过是一双手和一张足疗的挂图，比学习中医基础理论要容易得多，也有趣得多。

那么有人会说，我想学习的是正统的中医，这岂不是旁门左道？其实，"正统"就像是个黑色的铁框，您可以在里面，也可以在外面。学习中医，思想必须开放，不要自定界限。"是法平等，无有高下"，只要拿来好用就行。

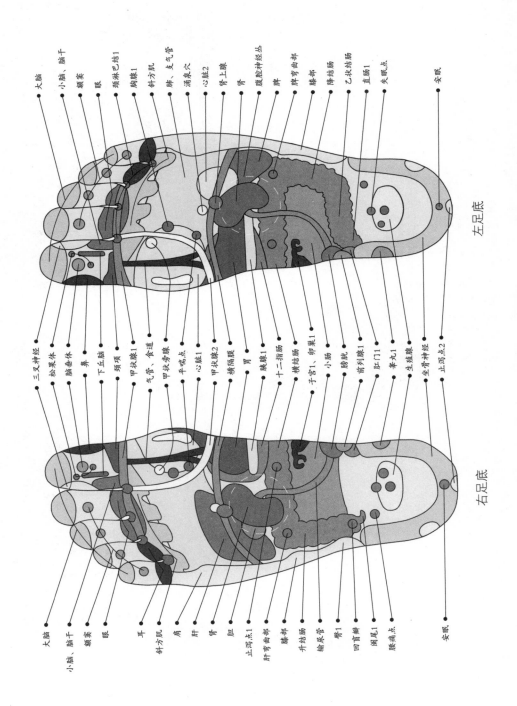

左足底

右足底

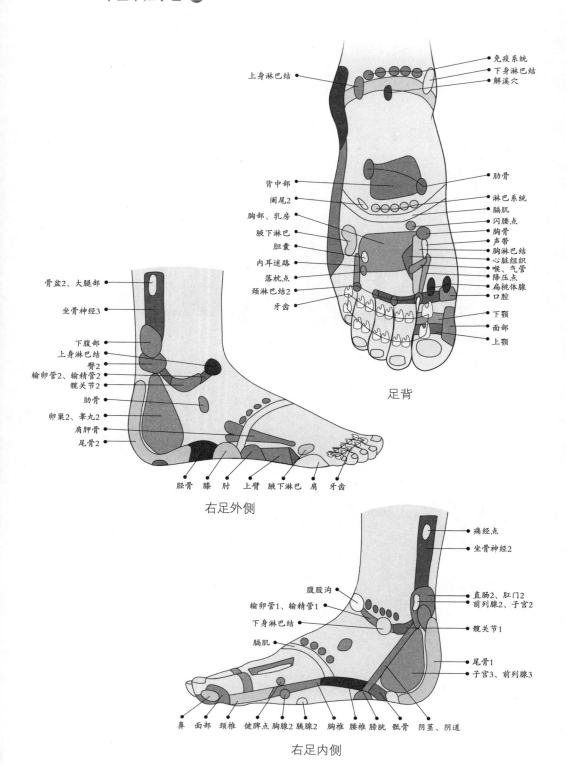

足背

右足外侧

右足内侧

3 用刮痧和掌根按揉法就可以减轻颈椎病

有人在进行统计后，做了一个现代文明病的排行榜，结果，颈椎病高居榜首。无论在电脑前、办公桌旁、驾驶室内，到处都有它的身影。它影响思维、扰乱睡眠，让人无法集中精神、心情烦躁，甚至全无自信。

颈椎病虽不是致命的险症，却是恼人的顽疾。按摩、理疗、针灸、吃药，似乎都效果不佳，难道我们对它真的就无可奈何了吗？

要想解决这个问题，就要找到引起颈椎病的原因。其实，颈椎病有两大基本的病因：一是心脏给颈椎供血不足，二是整个脊椎变形老化。

第一个问题，我们可以用最简单的方法来解决，那就是用掌根来按揉前胸的胸骨一段（从天突到鸠尾）。

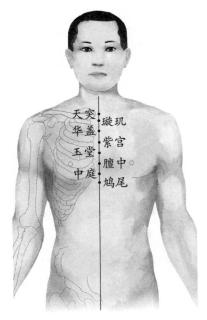

任脉穴

　　颈椎位置的痛点不同，反映到胸骨痛点的位置也不一样。

　　把胸骨按得不痛了，颈椎痛也跟着缓解了。

　　如果在后背的肺俞、厥阴俞、心俞等处先刮痧，或在督脉上找与前胸骨痛对应的地方刮痧，会有更好的效果。

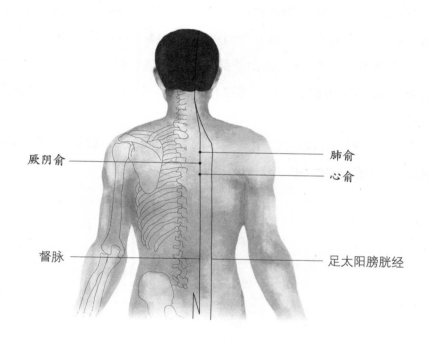

厥阴俞

肺俞

心俞

督脉

足太阳膀胱经

　　第二种病因的解决方法更简单，就是用拳头敲打自己的腰骶骨处，发现疼痛的地方，再用掌根多揉揉。

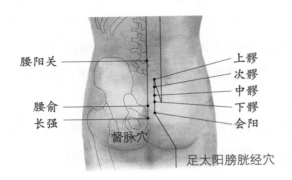

这两个简单的方法，可以缓解颈椎痛，而且自己也很容易独自操作。

要想彻底治好颈椎病，一定要先调理好整条脊椎。可请亲人用掌根从头后发际一直按揉到尾骨，痛点可多按。

若能配合我前面讲到的"地板上的健身四法"中的壁虎爬行法和踏步摇头法，效果会更好。

用掌根揉脊椎，可把脊椎当作一个擀面棍，边按边搓动这根"棍"，也可两只手一起像滚动擀面棍一样搓脊椎，但对老年人及脊椎有损伤的人，不可用此法。

如果家里有人会刮痧，那就直接在颈椎的痛处刮，一出痧，疼痛马上会得到一定的缓解。也可以说，如果能善用刮痧，经常刮一刮，对防治颈椎病，最为有效。

对于刮痧，很多人希望我说得更详尽，怕刮不好，或刮坏了。那我告诉您，**刮痧不要太用力，像搓澡的力度就行**。可以先刮最痛的部位，但要找到痛点所在的经络，最好顺着经络的走向来刮，从上到下，从中间到两边，这样刮出来是一条粗线，不要上一下，下一下，左一下，右一下。有时痛点不出痧，可能是痛点的位置较深，而刮痧

只适宜痛点较浅的部位，您可以先刮这条经的其他部位，同时在痛点处拔罐。

有些人拿着刮痧板不敢刮，其实这样谨慎是对的，如果面对的是一个体弱的老人、重病的患者、孕妇以及 5 岁以下的婴幼儿，还是不用此法为佳。

心脏不好或贫血的人，刮痧常会令其心慌气短，甚至昏厥。刮痧还会令血液循环加快，本来这对心脏是一种很好的锻炼，但是开始的时候心脏常常不太适应，所以，我常让大家在刮痧时准备一些同仁堂的人参生脉饮，以补气养心，心里不舒服就喝上两支，同时，揉左手心的劳宫穴（此穴不用找，揉手心就行）。

只要循序渐进，刮痧法还是很安全的。您可以试着来，不舒服就停手。好的东西，就得亲自尝试，我说得再多，不如您动手刮上一下。

4 鼻炎不能怪鼻子——各种鼻炎的经络调治法

鼻炎似乎是最普遍的病患，周围的朋友十有六七都有此疾，看似小毛病，其实却很难根除。尤其是过敏性鼻炎，更是需要彻底改变体质，才有望治愈，非短期可见其功。

说到鼻炎的调治，我在这里首先要告诉大家的是：鼻炎并不是鼻子本身的问题，光在鼻子上下功夫，不会有持久的疗效。鼻子不过是个替罪羊，其症状反映了脏腑的功能出现了问题。

简单而言，可以把鼻炎分为两种，一种是鼻流清涕，易喷嚏，易鼻塞；一种是鼻流浊涕，花无香，饭无味。前者病在膀胱经、肾经，治宜祛风寒，清脾湿，补肺益肾；后者病在胃经、胆经，治宜清肝火，化痰浊，通肠利胆。

那具体如何操作呢？

鼻流清涕、鼻塞者，用刮痧法先刮后背，循督脉、膀胱经，刮到皮肤温热。

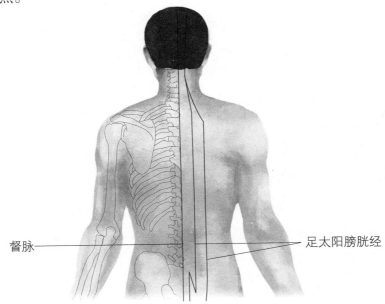

督脉———　　　　　　　　　　　　　　———足太阳膀胱经

秋冬遇风喘咳者，用艾条慢灸背俞，沿风门、肺俞、脾俞、肾俞，灸至穴位痒痛。

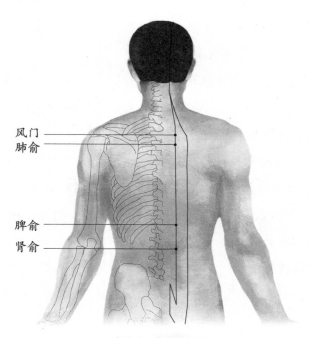

足太阳膀胱经穴

怕冷怕风易过敏者，用取嚏法，喝姜枣汤助力，取到嚏尽方休。

鼻常流清涕者，体内多有湿寒，若胃寒肚冷，可以服附子理中丸以温里；若痰多不渴，宜多用参苓白术丸以祛湿，同时要少饮水；取嚏不出者，可服补中益气丸以增心肺之力；若皮肤干燥，喷嚏无力者，可服人参生脉饮，以强心润肤。

鼻为肺之窍，鼻病与肺自有脱不开的干系。"肺主皮毛"，皮是皮肤，毛是毛孔。皮肤是人抵御外邪的屏障，易出汗怕风者，毛孔开合不利，风寒最易乘虚而入，"玉屏风散颗粒"内增脾肺之气，外御风寒之侵，可谓表里兼顾。

　　对症的药本就不多，药店又常无货，那我们就不如常服山药薏米芡实粥了。药调不如食补，若能坚持，自然更好。委中穴能通鼻窍，可解一时之急；给膀胱经俞穴强刺激，可使鼻窍通畅，且较持久。

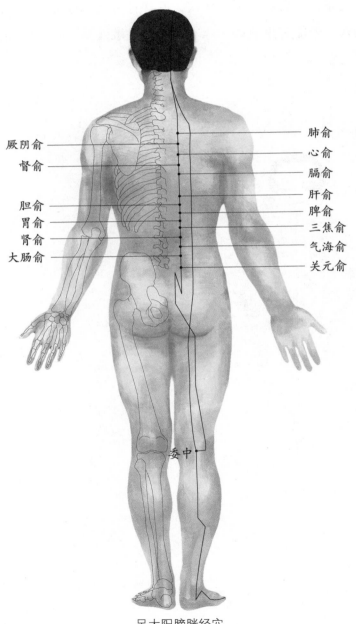

厥阴俞
督俞
胆俞
胃俞
肾俞
大肠俞
肺俞
心俞
膈俞
肝俞
脾俞
三焦俞
气海俞
关元俞
委中

足太阳膀胱经穴

取嚏后若觉鼻塞加重，为暂时性症状，可用些通鼻窍的中药喷剂，暂时疏通。

过敏性鼻炎，其病本在肾，若要除根，还需增加肾的功能才行；可用艾灸条，常灸肚脐下关元穴，后背肾俞穴（也可用拔罐法）和肾经太溪穴。若能表里兼顾，标本同治，过敏性鼻炎，过敏性体质，一样可以改变。

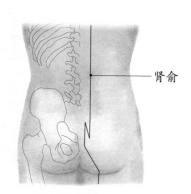

足太阳膀胱经穴

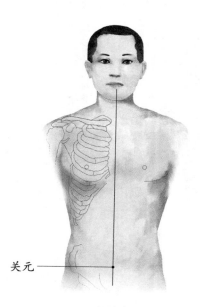

任脉穴

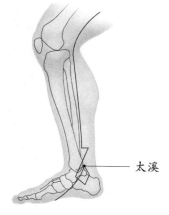

足少阴肾经穴

　　再说一下鼻流浊涕的慢性鼻炎。前段时间，有位 30 岁的女士，说自己患鼻炎已经十几年了，闻不到饭菜的香味，还常常前额头痛。我告诉她这是肠胃的问题，用推腹法，常敲打胃经，多按胃经的丰隆穴。两周后她告诉我，已经能闻到饭菜的香味了，食量增加了一倍，现在又转而担心长胖的问题了。

　　相对来说，鼻流浊涕的鼻炎要好治许多。市场上的中成药，多对这种鼻炎有效。

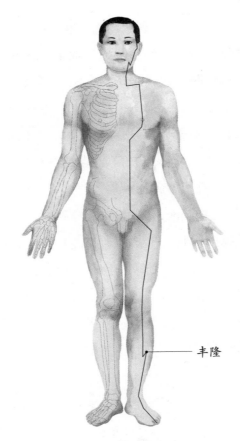

丰隆

足阳明胃经穴

5 根治痘痘的两大法宝

有痘痘的俊男靓女很多。这一点点的瑕疵，给追求完美的人们带来了无尽的烦恼。本来长了挺漂亮的一张脸，却由于满脸痘痘而导致自卑心理的人比比皆是。其实，只要认清了痘痘的本质，那么它们就犹如昙花一现，不会伴随我们太久的。

痘痘其实是体内的痰浊。饮食入胃，消化后本来应成为气血，供养全身，可由于脾胃虚弱，进入肠胃的食物没有全部化成气血，而有一部分变成痰湿了。这污浊的痰湿也随血液在周身流动。

肝火旺，脾气急的人，痰湿会随火气而上于头面。由于头面没有排毒的出口，只好从皮肤里拱出来了，在脸上形成痘痘。大家通常认为是自己上火了，于是找些祛火的中药来吃，但祛火的药，通常都是寒凉伤脾的。脾胃本来就虚弱，再用寒凉攻伐，岂不是愈加地虚弱了？

所以祛痘痘就要先祛痰湿，祛痰湿就要先健脾胃。"脾为生痰之源"，脾胃健则痰湿自消。山药薏米粥，健脾胃，生气血，平和持久；参苓白术丸，化痰涎，祛湿浊，无出其右。

可有些人肝旺脾虚，肝火不祛，则脾虚难补，如有的女士通常月经不调，痛经强烈；有的男士则脾气急躁，夜卧流涎。这时可试用加味逍遥丸，祛肝火又健脾，但虚寒怕冷，不喜饮水的人又大不相宜，可改用逍遥丸，解郁舒肝，又无寒凉之患。其实，若不想吃药，可以敲带脉或者推腹以舒肝健脾，同时揉"阳陵泉"以顺气消痰。

扫一扫，即可观看敲带脉视频。

扫一扫，即可观看推腹视频。

扫一扫，即可观看阳陵泉视频。

前几日，一位 25 岁左右的女士找到我，说自觉胸闷气短，便吃了补中益气丸。我为其把脉，见其心肺脉俱弱，肝脾脉郁结，用补中益气丸以提升中气，并无不妥。但她说，吃完此药，除了每天打嗝增多以外，脸上的痘痘也跟着多起来。她问我是不是上火了？

我说，"补中益气丸"增强了气血运行之力，本想把血液中的痰湿赶快运出去，但是排毒的经络堵塞了，只好病走熟路，从原来出痘痘的地方再出了。不过没关系，咱们正好借助药力，给痘痘找个出路。于是我按摩了一下她的肩膀，发现肩膀僵硬，大肠经、小肠经、三焦经都很痛。

她告诉我，她月经不调，有些便秘，失眠多梦。我为她刮了一下这 3 条经从脖子到肩膀的位置，出的痧又紫又多。第三天碰到她时，她脸上的痘痘已经明显少了。她说，刮完痧当晚睡得非常香甜，第二天大便也非常通畅，感觉浑身都轻松了。

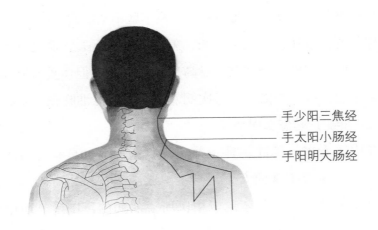

手少阳三焦经
手太阳小肠经
手阳明大肠经

我告诉她，**治痘痘有两件法宝，一要健壮脾胃，消除生痰之源，二要打通经络，给湿毒以出路。**

6 减肥就是减废，哪里胖减哪里

现在，大家都比较关注减肥这个话题，那么，我们首先就要明白，减肥到底是在减什么？

减肥是减该减的东西，但很多人减去的是蛋白质、脂肪等身体里面那些精华的东西。要记住，咱们要减的应该是身体内的废物，只有把它们减掉，您的气血才会更加通畅，身材也不会走样。

逢年过节，家人要团聚，亲友要互访，难免要举杯交盏一诉思念之情。这个时候，有很多朋友会担心自己的身体长胖，而正在减肥的人也会担心经过如此大吃大喝后一切都前功尽弃。

对于肥胖的原因，现代人普遍认为是营养过剩，就是摄取的能量过多，又不能及时地代谢出去，由此身体就把这些能量以脂肪的形式储藏起来，但肥胖真的是人体摄入的营养过多了吗？

我有个朋友，身高 1.73 米，体重 100 公斤，应该是很胖了。他每天只吃一点儿蔬菜和一点儿小窝头，根本就不敢吃肉，他还经常锻炼，就这样他的体重还是一天天见长，怎么也减不下去。他说自己喝凉水都长肉。而我另外一个朋友，身高也是 1.73 米，但体重只有 50 公斤，看起来很瘦，可特别能吃，每次朋友聚会，他比谁吃得都多，可他怎么也长不胖。这是怎么回事呢？

在中医看来，肥胖就是一种病，但这种病也是有范畴的。比如现在有好多体重正常的女士，为了减成魔鬼身材，有骨感，就去减肥了，她们这种情况就不属于中医所说的病的范围了。而中医所说的肥胖是从外形、从自己的感觉上就能判断出是一种肥胖的体质，是一种病。

肥胖这个病是怎么产生的呢？中医认为原因不外乎两个：一个是外寒，另一个就是内火。有人认为这原因有点简单了。人可能得的病那么多，怎么只归结于外寒和内火呢？我现在给大家分析一下，就像冬天来了，河水流速会减慢，甚至结冰。当人受寒，寒气侵入身体，血液就会流通缓慢，会沉积下来，形成淤滞，这就是寒凝血滞。

血流缓慢就会造成瘀血的堆积，这是一个外因。而内因就是内火，肝气的郁结，气滞则血瘀，这也是造成瘀血的一个主要原因。

中医认为，肥胖实际上是人体的垃圾排泄不出去，并不是能量储备过多。因为人身上的赘肉不是一种优质的脂肪，它绝不会在身体需要的时候变成一种储备调动出来，它只是身体的负担，需要及时给它清走才行。

当气滞血瘀的时候，就会造成经络堵塞，从而带来脏腑功能的紊乱。这样，体内的垃圾代谢不出去，沉积在血管壁就是高血脂，沉积在肝脏就是脂肪肝，而沉积在皮肤表面就是赘肉。

要想彻底改善肥胖的问题，就要通过祛除外寒和内火来完成。其实不光是肥胖的问题，如果祛除了外寒和内火，五脏功能得到了调节，整个身体状况都会得到改善。中医治病不是治症，而是对整个身体的调节。身体调节顺畅了，血脉就通畅了，病自然也就消除了，肥胖的问题也就自然而然得到了改善。

减肥其实不并难，关键是根据肥胖发生的部位，找出肥胖的真正原因，通过调理疏通相关的经络，就可以达到理想的减肥效果。

清除腰部赘肉"游泳圈"，推腹、敲带脉最有效

如果您想减啤酒肚、游泳圈，就可以用推腹法，坚持一段时间，基本上就能解决您的烦恼。

另外还有一个方法就是敲带脉。带脉就像一个带子一样绕在腰间，它的位置在肋骨以下、胯骨以上，一般是赘肉聚集的地方。因为带脉走的

扫一扫，即可观看
推腹视频。

是胆经，所以敲带脉可以帮我们分泌更多的胆汁消化赘肉。

　　按照西医解剖学的位置，带脉正好是升结肠和降结肠所处的位置，敲打它可以增强大肠的蠕动，帮助排便。拿空拳敲它，大便的次数就会增多。食欲却略微有点儿减弱，对身体没一点儿损害，同时"游泳圈"也缩小了。

扫一扫，即可观看
敲带脉视频。

减大腿上的肉，跪膝加推肝经、敲胆经

　　有的人需要减大腿上的肉，这种情况用跪膝法最好。怎么跪呢？就在地上铺个垫子，或者索性在床上跪着来回走。

　　对于减肥的女士来说，坚持两周效果就会出来。

　　练跪膝法时往前走走，然后倒着走走，想怎么跪就怎么跪，每天做20分钟就足够了。如果觉得20分钟有点儿长，比较枯燥，也可以放点儿喜欢听的音乐。这样，你即使跪着走也好像在跳舞一样，非常轻松。要想检验这个方法灵不灵，您回家拿皮尺先在大腿上量一下，然后每天跪走20分钟，3周以后再拿皮尺量，肯定让您大喜过望。很多人都试过这个方法，效果非常明显。

扫一扫，即可观看
跪膝法视频。

　　好多女士的脸上老长痘痘，而手脚却是冰凉的。只要练跪膝法，新鲜气血就会引到脚上，手脚冰凉问题解决的同时，脸上的痘痘也消失了。

　　清除大腿内侧肝经上的赘肉，可用手掌根推肝经。每天睡觉的时候，用手掌根从大腿根部推到膝盖附近，把这条肝经的位置推300下。

推的时候可以沾一点儿肥皂或油脂的东西润滑一下，以免擦伤皮肤。

推肝经有什么好处呢？曾经有一个朋友写信告诉我，说她推肝经推了四周。第一周，推了两天后开始感觉大腿皮下疼痛明显，痛处集中在大腿根部，很高兴，因为按照书上说的，这是经络被激活的反应；第二周，推的时候感觉痛的位置向下移动，集中到了膝盖内侧附近，她明显地感觉脾气好了很多，晚上睡觉也踏实多了，看来是肝火被清的表现；第三周，她偶然间发现原来穿上很紧的34号牛仔裤，现在套上松松垮垮的；第四周，成果明显，现在穿32号的牛仔裤正合适。

从这个例子中可以发现，减肥并不是减重量，而是减体积。因为这个朋友减到最后，体重并没有减轻，只是体积减小了，腿上的赘肉少了。另外，她还说，大腿内侧的肝经被疏导畅通后，肝脏对血液的排毒功能也大大改善，脸上的痘痘和口臭问题都同时迎刃而解了。另外还可以看出，中医减肥不是光减一个肥胖的症状，它实际上是在调节整个机体的功能。

扫一扫，即可观看
推肝经视频。

清除大腿外侧胆经上的赘肉，可敲胆经。大腿外侧胆经有一个天然的标志，就是人们裤线的循行位置。要想减去这个部位上的赘肉，只需要拿指节去敲打就可以了。因为这些穴位都在皮肤下面的肌肉层，并不在皮肤表面，所以敲打的时候，力度要能渗透到肌肉里面去。只有这样敲打，效果才真正地明显。

扫一扫，即可观看
敲胆经视频。

"蝴蝶袖"——手臂内侧有赘肉，捏心经、小肠经来消

小肠的功能是消化和吸收，如果它的功能减弱，手臂内侧下方小肠经循行的位置就会有松松垮垮的赘肉。在中医看来，心和小肠相表里，小肠经功能减弱就是心脏给小肠经供血不足了，同时心脏功能也出现了些问题，虚弱了。

扫一扫，即可观看捏心经、小肠经视频。

怎么解决呢？很简单，把手举起来做个敬礼的动作，然后用手指肚捏手臂内侧。大拇指是心经的位置，其他四个指肚捏的就是小肠经的位置。

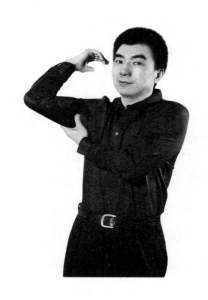

捏的时候一定要挨着捏，边捏边结合点掐、点揉，从腋下往肘上走，连着揉下来，一直揉到小臂。每天坚持，不但这里的赘肉可以减少，而且还能改善心脏供血的功能。另外，肩膀上的问题、颈椎病等都会相应地得到解决。所以长期在电脑前工作的朋友们，要经常揉心经和小肠经。

周身性肥胖，睡觉时感觉憋闷，用大拇指揉心包经

肥胖容易造成心脏负担过重，反过来，心脏功能不好也会造成肥胖，两者是一个恶性循环的关系。

心脏功能不好为什么会造成肥胖呢？前面说过，肥胖的原因就是体内的垃圾运不出去，堆积在身体里了。只有靠新鲜的血液才能把垃圾运走，而驱动新鲜血液的动力就是心脏。心脏动力强，气血才有力量，才能够把赘肉吸收并清运出去。

有人问："我怎么知道肥胖是由于心脏功能弱呢？"其实有一些体征可以看出来，比如晚上睡觉的时候经常会觉得憋闷，需要开开窗户，这样的人心脏功能是弱的。还有就是上楼没几步就喘上了，心脏功能也不好。

要解决这个问题很简单，只要每天拿大拇指按揉心包经就行了。把胳臂往前伸平，从腋下到中指的这条直线就是心包经。按揉的时候，心脏功能比较差或者心血管有轻微瘀滞的人，都会发现有相应的痛点在上面。这时，一定要把这个痛点给揉散。

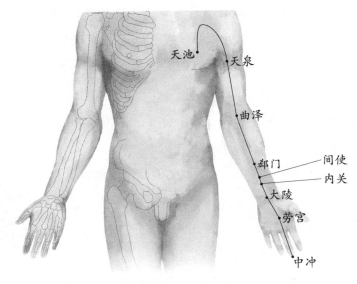

手厥阴心包经穴

心脏问题稍微严重一点儿的人，通常肱二头肌下面有更为明显的痛点，一定要多揉这里。这时，减肥倒是次要的，最关键的是一定要把心血管给打通，让它通畅，这样才可以防治心梗、心绞痛、冠心病等疾患。

扫一扫，即可观看用大拇指揉心包经视频。

身子胖四肢细，吃完饭肚子胀，按揉两侧小腿上的脾经

脾的运化失调也能造成肥胖。

中医认为，脾主运化，化就是把体内吸收的食物变成精微营养物质化掉。同时，还要把新鲜血液运到全身的每一处。如果不能运到四肢末梢，那里就会有瘀血、垃圾堆积。所以脾主运化的过程，就是清除体内垃圾的过程，也是推陈出新的过程，即新鲜气血把沉积的垃圾赶出去的过程。

有人说："我怎么知道是因为脾功能失调造成的肥胖呢？"脾虚通常会引起腹胀，就是吃完饭肚子就胀，甚至有的人即使不吃饭，但一到下午肚子就胀起来了，还有的人夜里睡觉老是流口水。这些都是脾的运化功能差了。要及时地健脾，才能把这些问题解决。

健脾可以用推脾经的方法。除了一般的减肥之外，还能减腿上、小腹部的赘肉，这些都是脾经所主。

脾经在小腿内侧的这一段穴位很多，也最容易找。

当贴着小腿这根骨头的内侧来捏的时候，会找到一些痛点，这些痛点都是穴位。

脾经堵塞的人，这些穴位会非常敏感，非常

扫一扫，即可观看揉小腿脾经视频。

疼痛，这时就要多揉。另外，揉左侧脾经效果最好。

通常有一个规律：比如说肝在右侧，那就多揉右侧的肝经；脾在左侧，揉脾经的时候要多揉左侧。

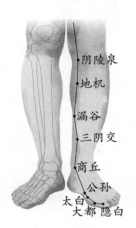

足太阴脾经穴

清除后背的赘肉，
在后背膀胱经按摩、刮痧、捏脊、艾灸

膀胱经在人体的后部。后背和臀部、后腿、脚外侧都是膀胱经循行的位置，像后背与臀部上的赘肉、肥肉多，都是膀胱经的问题。

人体的风寒易堆积在膀胱经，因为它是人体抵御外寒的一个栅栏。中医认为"风从项后入，寒从脚底生"，就是说风寒都是从膀胱经进来的。所以好多人后背膀胱经穴位图上的赘肉摸上去的感觉就像摸一层棉花一样，没有质感，这就是风寒堆积引起的。

如何清除后背膀胱经上的这些赘肉呢？就是驱寒，而驱寒的最好方法就是在后背的膀胱经上刮痧。如果有人不喜欢刮痧，也可以用拔罐、按摩、捏脊、艾灸的方法，目的都是清除后背的寒气。而消除臀部上赘肉的方法是趴着，用拳头敲打臀部，可以达到臀部减肥的效果，

而且也可以把臀部的寒气排出。还有，大腿后侧、小腿肚子上的赘肉
可以用按揉、点揉的方法来消除。总之，要在膀胱经上多多用力。

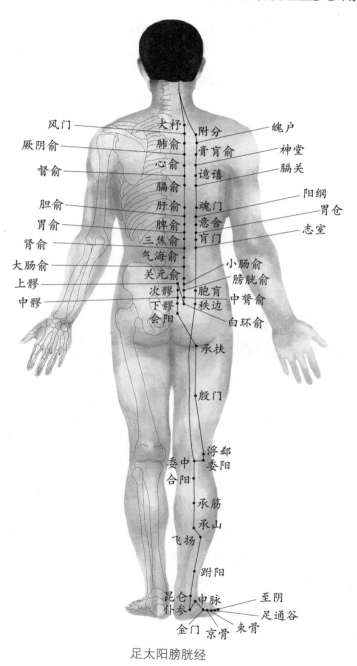

风门　　　　　　　大杼　附分　　　　魄户
厥阴俞　　　　　　肺俞　膏肓俞　　　　神堂
督俞　　　　　　　心俞　谚谭　　　　　膈关
膈俞　　　　　　　膈俞　　　　　　　　阳纲
胆俞　　　　　　　肝俞　魂门　　　　　胃仓
胃俞　　　　　　　脾俞　意舍　　　　　志室
肾俞　　　　　　　三焦俞　肓门
大肠俞　　　　　　气海俞　　　　　　　小肠俞
上髎　　　　　　　关元俞　　　　　　　膀胱俞
次髎　　　　　　　　　　　胞肓　　　　中膂俞
中髎　　　　　　　下髎　秩边　　　　　白环俞
　　　　　　　　　会阳
　　　　　　　　　　　承扶
　　　　　　　　　　　殷门
　　　　　　　　　　　浮郄
　　　　　　　委中　委阳
　　　　　　　合阳
　　　　　　　　　　　承筋
　　　　　　　　　　　承山
　　　　　　　　　　飞扬
　　　　　　　　　　　跗阳
　　　　　昆仑　申脉　　　　至阴
　　　　　仆参　　　　　　　足通谷
　　　　　　金门　京骨　束骨

足太阳膀胱经

7 简单才有效，顺势才迅捷 ——如何调理痛风

曾经，一个朋友给我打来电话，说困扰他 5 年的痛风不经意间就全好了。记得他半年前还担心自己会被截肢呢，那时他的痛风非常厉害，常常痛不欲生。我只告诉他要经常按摩小腿脾经上的痛点，再加上肾经的复溜穴，就可以缓解肝脏的负担，达到补肝的目的（肝不可直接补，一补就上火，所以减少肝脏的负担就是补了，而痛风就是肝脏解毒的功能弱了。什么尿酸、什么嘌呤，不过是肝脏解毒不完全的产物。不要被这些名词所迷惑，而不知真正的问题出在哪里）。

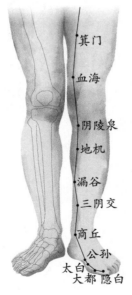

足太阴脾经穴

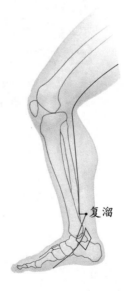

足少阴肾经穴

过了一段时间，他告诉我，他总共自己按摩也不过 5 次，突然有一天后背奇痒无比，他便找人刮了痧，出了满背的黑紫痧，自那以后痛风基本上没犯过。

举上面这个例子是想告诉您，不要把养生治病搞成很烦琐的事。有些朋友每天要按摩很多穴位，还要刮痧、拔罐、练功，总觉得采用的方法越多，治疗的效果越好，其实并非如此。

人体的气血就那么多，我们需集中力量，逐个解决身体的问题；切不可将气血分散各处，无的放矢，这样越治问题会越多，终将失去信心和耐心。

请记住：简单才有效，顺势才迅捷。

扫一扫，即可观看揉小腿脾经视频。

扫一扫，即可观看复溜穴视频。

8 一小时内解酒毒妙招

我有很多做生意的朋友，每人的手包里都随身携带着藿香正气胶囊和大山楂丸这两种常用药，且常常会在酒后按摩自己身上的穴位，他们觉得效果非常显著。教了他们这几招我真不知是害他们还是救了他们。

中华的酒文化从古至今源远流长，少量饮酒可以行气活血，保护心血管功能，其中尤以干红最佳，干红在国外有"心血管保护神"的美誉。但不论何种美酒都有个量的限制，过犹不及。历史上饮酒过多伤害身体、耽误要事甚至丧失江山的比比皆是。

酒，很多朋友对它有着难以割舍的感情，但酒终究不是水，过度饮用带来的诸如脂肪肝、胃肠及神经损害都是健康的大敌，因醉酒驾驶导致的悲剧也频频发生。饮酒成瘾者及为了工作应酬多喝酒的人该如何减轻酒精对自身健康的伤害呢？下面我提供一些自己的治疗经验，供大家参考。

一小时内解酒毒的绝招：揉按足三里穴、下巨虚穴和足底小肠的反射区，同时服用藿香正气丸

如果您饮酒至醉，腹中难受，头痛恶心，隔了一晚仍然不见好，通常称为宿醉，治疗最有效的方法莫过于用拇指揉按腿上的足三里穴了，按揉的同时如果感到腹中舒服，有肠蠕动的感觉，证明酒食已入小肠，需同时揉下巨虚和足底小肠的反射区，通常10分钟就可明显缓解症状。

若点揉足三里穴恶心反而加重，证明酒食仍停在胃中，此刻则需要手指探喉催吐。因为食物和酒精已对胃造成了伤害，而胃黏膜上有

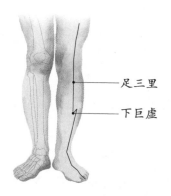

急性炎症发生，食物和酒精此时与毒素没有区别，最好能吐干净了，症状才可消失。

吐的过程中，可以饮用加少许盐的水，帮助清洗胃黏膜，将更多变质的食品带出来。然后揉中脘穴和足三里穴，再加揉足底胃反射区及太冲穴和中封穴，这样可以增强肝的解酒毒功能，同时服用藿香正气丸，然后稍事休息，通常1小时内可解除症状。

◌ 吃生白萝卜、西瓜、莲藕、梨、藿香正气胶囊 可以防酒醉

治莫如防，如何防止酒醉和酒精的伤害非常重要，一些日常的蔬菜水果和一些便宜的中成药就有很好的预防效果。

• 生白萝卜：解酒功效最强当属生白萝卜，寒热体质都适用，饮酒时吃些萝卜可防止醉酒。

• 西瓜、莲藕、梨：热性体质喝白酒时可吃些西瓜、莲藕、梨等清凉之品，但体质虚寒者忌服。

• 藿香正气胶囊：喝冰镇啤酒过多，可服几粒藿香正气胶囊。

9 别担心疾病在好转时出现的"坏现象"

有人说敲打完胆经后，整天喷嚏不止，不敢再敲了；有人说按摩太冲穴，整天都想睡觉，害怕是揉坏了；还有人说推腹后腹泻、金鸡独立后腰痛、拔罐处皮肤奇痒、敲带脉后整日打嗝……各种症状不一而足，令众人恐惧害怕，犹疑不决，不知是不是还要坚持下去。

其实，这些症状都是身体在自我调节过程中的正常表现，不必担心，通常一两天不适症状就会消失。不过有些时候也需要稍微帮助一下身体，因为身体的原有机制突然被我们实施的健身方法激活，它还不太适应，就像一个常年躺在床上的患者突然下地行走，往往会脚步无力，步履蹒跚，需要旁边的人扶一把。

但有一点大家要充分认识到：身体的自我调节合理而完美，它会选择最符合您现在身体情况的步骤来进行，而且总是选择捷径。比如，当您按摩了几天"消气穴"——太冲穴，疏散了胸中的郁结，缓和了心理的紧张，全身一下子松弛下来，自然是想好好睡睡觉，以养足长期亏欠的气血，最好您就索性请两天假，足足地睡上一觉。

推腹法的目的是清除腹内"三浊"（浊气、浊水、宿便），所以推腹后，腹内血流增多，冲击力加强，以腹泻的形式将"三浊"全部排出，您高兴还来不及，何必忧虑呢？

有的朋友拔完罐后，拔罐的部位会奇痒难忍，这是新鲜气血流注此处的极好现象。此时，只要您用刮痧板刮一下痒的地方，会轻易出来很多黑紫痧，浑身顿时舒畅，痒是刮痧的最好时机。

金鸡独立可调节全身的平衡，自然也可对侧弯受损的脊椎进行良性调节，但受损部位会有一些瘀血堆积，一时难以被新鲜的气血冲开，冲击的过程就会在病灶点产生疼痛，一旦将瘀血冲开，疼痛会马上消失。此时，您也可以在痛点处刮刮痧，帮助身体完成修复的过程。

　　有些朋友日常行事较为谨慎，对于身体突然出现的各种症状会感到恐惧和忧虑。那您还是先停一停，观察一下，等身体平和了再重新开始。记住，不要带着心理负担去按摩穴位和锻炼身体，那样身心不相协调，不会有好的效果。

　　其实，不论是按摩穴位还是锻炼形体，都只是在有意无意地做一件事，那就是让您的心能够静下来。静下来的标志是什么呢？就是精神集中。

　　人体有两个最舒服的状态：一个是高度紧张，一个是完全放松。这都是人体的健康状态。也就是说，我们要在该紧张的时候紧张，该放松的时候放松。

　　古人云："一张一弛，文武之道。"实际上，一张一弛岂止是文武之道，更是养生之道。人就该像一个弹簧一样，不用时松软无力，应用时强劲勃发。观察一根破损的弹簧可以发现，让它松也松不了，让它紧也紧不了，处于半松半紧状态，这就是病态，就像有首歌所唱的那样："攥不紧的拳头，松不开的手。"

　　大家可以选择让肌体紧张的健身法，也可以选择令身心放松的调节术，目的都是为了激发人体完美的自愈潜能。然后您就可以静下心来当个旁观者，看看身体怎么工作，都会出现哪些症状，想想这些症状的含义是什么。总之，您要相信自己，相信大自然的能力，因为心灵最懂得怎样修复您混乱的身心。

第六章

懂四季气候变化，善用天赐之物，保一年到头平安

　　"还记得夏天热了一天后，享受黄昏那一丝凉意的痛快了吗？还记得冬天踩着冰碴子的感觉了吗？还记得新鲜空气的味道吗？还记得春夏秋冬都有哪些花开吗？恐怕早已不记得了。现在的人们冬天照样可以穿裙子躲在暖暖的空调屋里，夏天穿着吊带在冷气里吹，春天怕下雨，秋天怕晒黑。"

1 春天——养肝的大好时机

春天，冰开雪化，雁来惊蛰，万物复苏，到处都涌动着勃勃生机。这种生长之力源源不绝，为每个人的身体注入了强大的动力，这种能量，绝非药物可比，此刻我们若能借天时之力而祛病除疾，那真是"昨夜江边春水生，艨艟巨舰一毛轻"了。

春天的时候，人体陈旧的疾病最易复发，这是什么原因呢？这是因为时令给您的身体注入了阳气。

人的机体有一个本能，就是一旦有了动力，它就要冲击身体的病灶，并将病邪赶出体外，这就好像是勤快的主妇，看到家里脏乱就一定要打扫一样。这种力量是借助肝脏来表现的，春天是肝气最足、肝火最旺的时候。

肝在中医五行当中属木，此时它的功能就像是树木在春天生长时的情形。这时的人最容易生气发火，因为肝胆是相表里的，肝脏的火气要借助胆经的通道才能往外发，所以，很多人会莫名其妙地感到嘴苦（胆汁上溢）、肩膀酸痛、偏头痛、乳房及两胁胀痛、臀部及大腿外侧疼痛。

这时，您只要仔细观察一下，就会发现出现症状的地方都是胆经的循经路线。其实，从胆经来抒发肝之郁气，是最为顺畅的。口苦可吃小柴胡丸（或冲剂），偏头痛、乳房胀痛可选加味逍遥丸，肩膀或腿痛可用平肝舒络丸。

昨天，有位当教师的网友说，他白天与学生生气，到晚上十一二点的时候（胆经最旺的时辰）肩膀疼痛加剧（三焦经的肩髎穴），这时他按摩了肝经上的太冲穴一分钟，马上止痛，且睡眠香甜。

我很赞赏此网友循本求源的思路，因为这是学习实用中医的捷径。这种感悟是书上找不到的，但是您自己却可以天天在自己身上找到。

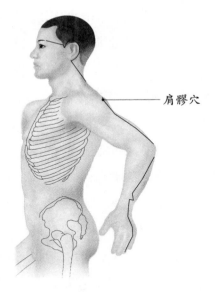

肩髎穴

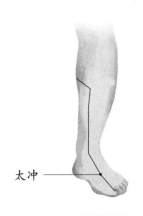

太冲

足厥阴肝经穴　　　　　　手少阳三焦经穴

只是，灵感虽然经常光顾，但又随即被我们忽略，觉得那是偶然的现象，不值得去捕捉和思考，于是玄机妙法也就这样与我们擦肩而过了。

有人问："既然肝火从胆经向外宣发，上面说的那位教师怎么会在三焦经的穴位上痛呢？"这是个很好的问题，大家仔细留心一下胆经和三焦经的名称就可明白了。胆经和三焦经都叫作少阳经，其实是同一条经，在手臂上是三焦经，在腿上就是胆经。所以那些敲胆经的朋友们，若敲完胆经后头痛失眠，通常是邪气被赶到三焦经了，若再敲敲三焦经，问题也就解决了。

春天肝火旺，人体的阳气开始不断地往外宣发，皮肤毛孔也舒张开放，这时最易感受风寒，所以，常言所说的"春捂秋冻"是很有道理的。很多人在这时常犯咳喘病，尤其是夜里咳嗽不止。肺在五行中属金，正好可抑制肝火（木）的宣发（金克木），但春天是木旺之时，肝气是最强大的，谁也抑制不了，于是就出现了"木火刑金"的情况。此时肺脏外有风寒束表，宣发功能受阻，内有肝火相逼，火气难发，于是只有借咳嗽这一病理现象来排解内火和外寒了。

　　春天，有人会眼胀头痛，有人会眩晕耳鸣，这些都是肝火过旺，无从宣泄所致，所以要及时打开宣泄肝火的通路：敲胆经、三焦经以通肝气，刮痧或按摩心包经，以行肝血，在后背膀胱经刮痧或用取嚏法以散表寒，从而借自然之神力，祛机体之病邪。

　　春季有人经常腿抽筋，有人经常会腹泻，有人经常会困倦，究其原因是"肝旺脾虚"。

　　五行中肝属木，脾属土，二者是相克的关系。肝气过旺，气血过多地流注于肝经，脾经就会显得相对虚弱，又因脾主血，负责运送血液灌溉周身，脾虚必生血不足，运血无力，造成以上诸般症状。

　　这时，可服用逍遥丸、参苓白术丸、大红枣、山药薏米粥以健脾养血，脾血一足，肝脾之间便平和无偏了。

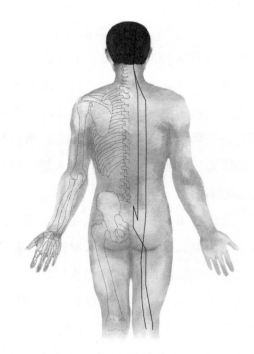

足太阳膀胱经

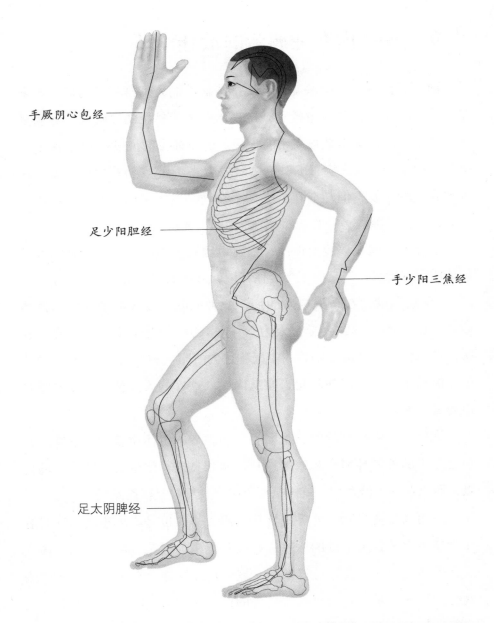

手厥阴心包经

足少阳胆经

手少阳三焦经

足太阴脾经

　　说了上面诸般情况，无非是让朋友们随时想到，人是宇宙的细胞，需顺应天时而动。学习中医亦是如此，古人言："不知十二经络，开口举手便错，不明五运六气，读尽方书无济。"

2 夏天——虚寒症调治的最佳季节

前两天路过一家中医院，看到排队就诊的人都排到了门口。原来是针灸科在伏天搞的穴位敷贴，用来治疗冬天易犯的哮喘病。冬病夏治，善用天时，确实是很高明的疗法。药王孙思邈说过："上医治未病之病，中医治将病之病，下医治已病之病。"所谓"将病之病"就是这种现在虽然未发，但却会在将来某个时候必发的疾病。那就要在未发之时，赶快祛除其必发的条件——或主因，或诱因。

消除主因就是要改变体质，祛除诱因就是要改变环境。有的人虽然体质没有增强，但是换了个居住环境，身体的问题就不药而愈了。

"冬病"就是在冬天易发的病，此种病的易发人群多为虚寒性体质，也就是俗话说的"没有火力"。通常的症状是手脚冰凉，畏寒喜暖，怕风怕冷，神倦易困等。中医称之为"阳气不足"，也就是自身热量（能量）不够，产热不足，寒从内生。这样的人即使在盛夏，睡觉也要盖着被子，穿着厚袜子。

为什么冬病要夏治呢？是因为冬病患者本身体质就偏于虚寒，再加上冬天的外界环境也是寒冰一片，两寒夹击，便少有"解冻"的可能，所以在冬天治寒症，就像是雨天里晾衣服，是很困难的。

然而在盛夏之际，外界是暑热骄阳，体内也是心火正盛，这时躲在膀胱经以及各关节处的积寒最易被赶出来。但若是阳气衰弱，体内没有推动之力，就会错过排寒的大好时机。再加上有很多人体质本来就有些阳气不足，夏天再痛饮消暑的饮品，如冰镇啤酒、凉茶等，然后整日在有空调的房间里工作，那真是陈寒未祛，又添新寒。

要记住，寒气是会沉积的，且身体被寒气侵袭的地方，必会气血瘀滞，这叫作"寒凝血滞"。若寒气停留在关节，就会产生疼痛；停留在脏腑，就易产生肿物；停留在经络，就会使经络堵塞，气血也就流行不畅，不但会四肢不温，也常会有手脚发麻的症状出现。所以倘若不在夏日祛除积寒，等到秋风一起，外寒复来的时候，就又会内外交困了。

那如何在夏日祛除积寒呢？方法也很简单，就是"内用温热""外散风寒"。

"内用温热"就是服用偏温热的饮食。有人觉得，大热天的，再吃热的东西，那还不得心烦气躁。不错，关键是服温热也有个正确的服法——我们可以热药凉服。比如说红糖姜汤水，本来是温热暖胃的，但我们如果在暑天服用，可以用容器装着放到冷水里凉一下，此时，我们虽然喝的是冷饮，到胃里的时候却是热药。还有那些不出汗或出汗后怕风的人，此时可用"玉屏风散颗粒"数袋冲成一瓶，放凉，每日当饮料频饮，汗多可止，无汗可发，又可防风，真是一石三鸟，您不妨一试。

夏天毛孔大开，最易出汗，汗为心之液，可泻过旺之心火，也可将侵入皮肤的寒邪及时排出，所以发汗法是排除体内寒邪的最好方法。

借用《道德经》里一句话："天之道，损有余而补不足。"正好体现了人体有应天时而动的自然调节功能：泄心经之气血（火）来补充膀胱经的虚弱（寒）。

心，五行属火，夏天最盛；膀胱经，人体之藩篱，是抵御外寒之屏障，也是清除内寒之通道，所以夏天身体多汗是上天赐予我们的自然疗法，不但可以清除寒气，发汗本身还可排出体内大量的瘀毒。但由于夏日我们贪食冷饮，胃肠中有大量寒气，本来用于发汗的心火，转而被用于温暖肠胃了。此时，体表便缺少气血来抵御外邪侵袭了。而所谓的外邪也是我们一手制造的，那就是空调的冷气。冷气从皮肤而入，冷饮从肠胃而入，心火虽盛，难敌二寒，既不能很好地消化，也不能很好地发汗，结果就出现了所谓的"肠胃型感冒"：发热无汗，吐泻交加。此时，我们可以吃"藿香正气丸"，此药偏温热，外散风寒，内消寒湿，一药两解。但如果是真正的中暑之症，内外俱热，此药却大不适宜。

以上说的，似乎与冬病夏治无关，其实不然，告诉您寒邪出入之机理，您才会有长久应对之策略。下面说得再具体些：

如果感觉肚子凉，夏天也爱吃热的，又怕风怕冷的人，那就要先吃些附子理中丸暖暖胃。夏天很少有人买此药，怕上火，可有人本身虚寒一片，这点儿火投进去，恐怕马上就会熄灭呢！用艾条来灸中脘、关元、足三里，也很有效。只是有人不喜欢艾灸的味道，也有人怕烟，那就可以不用。其他的方法还有很多，找自己最乐于接受的效果才好。

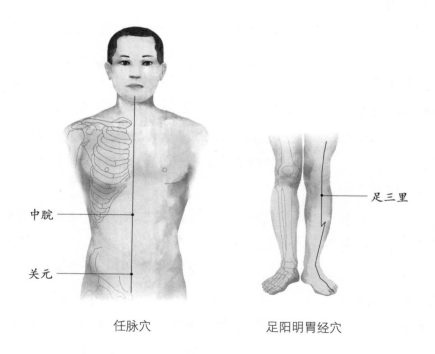

中脘

关元

足三里

任脉穴　　　　　　　　　足阳明胃经穴

如果感觉后背发凉，怕风，那就先在后背刮刮痧，若能同时用热水泡脚，再喝一碗发汗的生姜红枣汤，或者是胡椒白萝卜汤，是很容易排出寒气的。

还有取嚏法，对于身体有寒的人，是最好的方法，尤其是一取就容易打喷嚏的人，那就更要多取。每次取到打不出喷嚏，并微微发汗为止。排出身体的寒气是一件长期的事情，有时甚至需要几年的时间。因为虚寒是一种体质，是娘胎带来的，如果我们按照先天的生长惯性而不去改变它，那它就会像一株本来就倾斜的树苗，继续往偏的方向生长。所谓"治未病之病"，就是要从先天体质入手，纠正阴阳之偏。"损有余而补不足"，才是治病之本。

有人说，我虽然虚寒怕冷，但是一吃热药或热的食物，就会上火，脸上起疱，牙龈肿痛，必须马上再吃祛火的药才行。这是什么原因呢？那是因为您表寒过重，虽吃热药，也是"冰包火"，外寒不解，内热直上头面所造成的。外寒就是膀胱经之寒，只要在后背刮痧或拔罐"破冰融化"，再吃热药或热的食物，火就会有去处，发向后背去御寒，不再往头面上跑了。

当然，这里只告诉大家个思路，用的时候要根据自己的感受，随心取舍，任意添加，千万别去生搬硬套，其实，没有更好最好，只要恰好就好。

3 秋天——肺要"娇生惯养"

按中医的五行学说，肺属金，秋天正是肺的脏气最旺、功能最强的时候，我们可以借天时以养肺。

肺在中医理论当中，主要有两大功能：一个是宣发，一个是肃降。宣发主要是通过发汗、咳嗽、流涕来表现。肃降功能主要表现在两个方面：一是通调水道，下输膀胱；二是推动肠道，排泄糟粕。但肃降的功能通常要从病理状态中才能感知到，正所谓"善者不可得见，恶乃可见"，也就是说它的功能正常时，您根本看不到它的作用，但不正常了，才会有症状表现出来。许多便秘患者并不是大便干硬，而是大便无力下行；还有人小便艰涩，需良久方出，这些都与肺不肃降有直接关系。

那么肺的宣发和肃降的力量来自哪里呢？来自中气，也就是脾肺之气。很多中药制剂就可以补中气，如参苓白术丸，既可健脾又能补肺，平和无偏；补中益气丸，功如其名，但其功能是升提肝肾之气以补中气，若肝肾本虚的人就不适宜了。

肺经有个穴叫作"中府"，此乃中气之府，是中气汇集的地方，因此为调补中气的要穴。太渊穴，是肺经的原穴，穴性属土，土能生金，其补中气之力最强，按摩、艾灸都有显著效果。此外山药薏米粥也是补益中气的佳品。

有人说，我不想吃药，是药三分毒；不想喝粥，操作不方便，还有没有养肺方法呢？其实，如果没有来自内外的双重侵害，肺本来也不会有病，又何谈去养它呢？

肺受的内外侵害主要来自什么呢？

1. 来自外界的侵害主要就是寒气。寒气自毛孔侵入体内即会伤肺，所以防止寒气侵入是养肺的重要环节。

2.而来自内部的侵害主要缘于肝火。肝属木，肝火伤肺，中医叫作"木火刑金"。肝火虽旺，如果能够及时消解，也不会伤及肺，所以消解肝火也可养肺。鱼际穴是肺经的火穴，点按可祛因肝火旺而引起的肺热咳嗽。

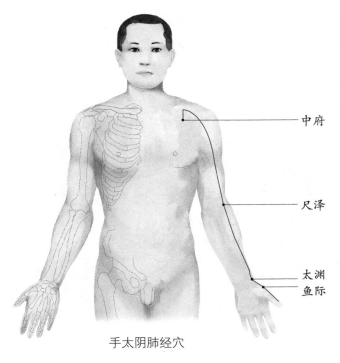

中府

尺泽

太渊
鱼际

手太阴肺经穴

若平日多按摩肝经的太冲至行间，使肝火及时疏散，火不来克金，肺自然也就没有内患了。

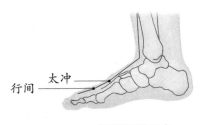

行间　　太冲

足厥阴肝经穴

　　有的人先天肺气不足，身体没有火力，畏寒怕冷，言语低微，动则气喘，吸入的氧气很少，甚至总有吸不进去的感觉，这就叫作"肾不纳气"。

　　肾是气之根，凡属先天虚弱，就要从肾论治。可以艾灸督脉的命门穴、腰部的肾俞穴、肚脐下的关元穴、肾经的太溪穴。艾灸之法，温经通脉，作用持久，是秋天补肺虚之妙法。

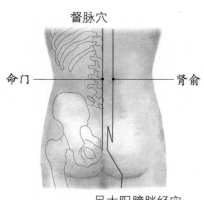

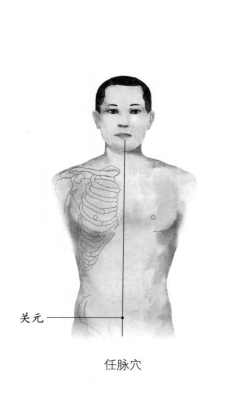

足太阳膀胱经穴

任脉穴

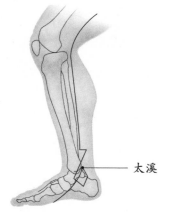

足少阴肾经穴

还有一种人是肝火旺，肺亦不虚，脾气大但很能克制自己不发火（金能克木）。这样的人常会感到胸中堵闷，喘不上气来。此时可点揉肺经的尺泽穴。尺，此字在此不指尺寸，而暗指肾脏（中医诊脉讲"寸、关、尺"，而"尺"正是肾脉之反应处）；泽，是雨露，引申为灌溉，由此可知，此穴有补肾之意。尺泽穴为肺经合穴，属水，金气化水，则肺气不壅滞于胸，水可涵木，则肝火得水而平，所以此穴可治上实下虚的高血压症、哮喘症、遗尿症。

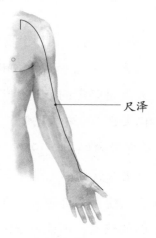

尺泽

手太阴肺经穴

以上诸法，可根据个人体质参酌而用。但更有一简捷之法，上通鼻窍毛孔，下通前后二阴，通天彻地，肺之宣发肃降之功一举完成，那就是"取嚏法"。举一例，若大便因中气不足、无力下行时，可在排便同时取嚏，借其宣发之后坐力，大便轻易可通。若小便不利者，也可试用此法。取嚏法是锻炼肺脏功能的绝妙之法，诸位一定要善加利用，方可体会其妙处。对于过敏症、虚寒症、气郁症、皮肤诸症，取嚏法皆可一招制敌。此法来源于本能，所以才有先天的神力。

4 冬天——不生病，从避寒开始

《史记》言："夫春生夏长，秋收冬藏，此天道之大经也。"古人倡导"天人合一"，与自然相应，与万物共沉浮。许多现代科学家也强调，人就是宇宙的细胞，包含着宇宙的全部信息。所以我们要顺天而行，借天之力来养生祛病，自然能得到上天的帮助。

《黄帝内经》上说，"冬三月，此谓闭藏"，"早卧晚起，必待日光"，"去寒就温，无泄皮肤"，"逆之则伤肾"。

古人生活条件较差，冬天也没有现在的暖气设备，更不能随时摄取足够的热量，因此避寒的方法主要是从太阳那里获得能量，同时减少体内热量的消耗，所以冬天里天一黑就要睡觉，太阳出来了再起床。

这样的养生法，放在今天，却不能普及，因为大家一早就要去工作，很晚了才下班，还要看电视、上网，夜生活也很丰富，这就是现代人的生活方式，谁都不想改变这种习惯。但古人的养生法又的确是安身立命的法宝，那应该如何取舍呢？如果大家仔细分析一下《黄帝内经》中这些"冬季养生"的文字，就会发现其实里面要叮嘱我们的就是两个字——"避寒"。

"早卧晚起"为了"防寒"，"必待日光"为了"散寒"，"去寒就温"为了"驱寒"，"无泄皮肤"为了"御寒"。

"避寒"二字，并不难解，以现代人的生活条件，可以轻易做到，另外还有许多有效的方法，可以帮您把不小心进入身体的寒气驱赶出去。

为什么我们非要赶走寒气呢？因为寒气是导致众多疾病的直接原因。寒性凝滞，会使经脉气血阻滞不通，不通则痛。寒性收引，会令筋脉拘挛抽搐，关节屈伸不利。

《灵枢·天年》中黄帝问大医岐伯，有人不能寿终而死的原因。岐伯回答："薄脉少血，其肉不实，数中风寒……故中寿而尽也。"其中

"数中风寒"便是早亡的一个重要原因。所以，我们要健康，要长寿，就要善于"避寒"。

有很多时尚女性，冬天的时候，上身穿得厚厚的，下面却只穿条裙子，这个装束，虽然美丽"冻"人，却是贻害无穷。**俗话说："风从颈后入，寒从脚底生。"**虽然血总是热的，但很多人气血虚弱，或阳气不足，新鲜血液很难循环到脚上去，没有热血的抵挡，寒气便会乘虚从脚下侵入，所以为了您的健康，请穿上棉鞋、厚袜和厚一点儿的打底裤吧。

还有人一到冬天脚总是冰凉，即使盖上厚被，也整宿不温，那就请您多多练习"跪膝法"和"坠足法"当然能加上"金鸡独立"，那就更好了。

扫一扫，即可观看
跪膝法视频。

扫一扫，即可观看
坠足法视频。

扫一扫，即可观看
金鸡独立法视频。

另外，每晚用盐水泡脚，不仅对暖脚有很好的效果，对冻疮的防治也很有帮助。其实，每天若离单位不是太远，步行上下班真是最好的冬季健身法了。我们走得不必太快，但一定要体会脚踩地面的感觉。

有的人其实并不会走路，只是用腿拖着步子，脚却抬不起来，结果鞋跟都磨偏了。有类似情况的朋友走路时需尽量用脚内侧用力，这样不但能增强肝脾的功能，鞋跟也不会再被磨损了。

冬令进补，我们要吃些什么呢？怕冷的朋友可以多吃些羊肉、虾类、姜、蒜、胡椒、咖喱等温热的食物。羊肉、香菜、萝卜汤的补益力最强，又美味可口，可常吃无碍。若吃肉太多，别忘了吃些大山楂丸。

《黄帝内经》上说："秋冬养阴。"这句话对于五心烦热、阴虚火旺、口干喜饮的人最为适宜。乌鸡、鸭肉、甲鱼、银耳、百合、莲藕等，都是最好的养阴佳品。此外中药六味地黄丸更是养阴第一药。进补的关键是要看体质，畏寒体质则补阳，虚火体质则滋阴。

还有的人，阴阳平衡，身体健康，仍想在冬天让自己更强壮些，我建议您可以艾灸肚脐下的关元穴，再加上胃经的足三里，两穴每天各灸 15 分钟，灸它个冬三月。据说，此法是许多百岁老人的长寿秘方。

"鸟因迁徙而羽丰，兽恃蛰伏而体壮"，冬天是万物休养生息的季节，也正是我们身体储存能量的最好时机。当我们在寒风中呵手跺足，在飞雪中嬉闹玩耍时，我们的心里却温暖如春。因为，我们时时为苍天的厚爱而感动，更为这份感动而欣喜。

5 平和而持久的朋友——"山药薏米芡实粥"

很多朋友患有慢性病，症状很多，从头到脚，好像就没有舒服的地方，病虽不是很危重，但总是迁延不愈，时好时坏，令人烦恼不堪。其实这些朋友的当务之急是要培补气血，气血充足了才有抵御病症的资本。

如何补气血才是最快捷最有效的呢？中医说："脾胃为后天之本，气血生化之源。"所以我们要想气血充沛，必须要先把脾胃调养好才行，有些人吃一点儿东西就饱胀不适，难以消化；还有人吃下东西，不能很好地吸收，或腹泻，或便秘，或不生精微而生痰涎，或不长气血而长赘肉，诸般问题，皆因脾不健运而造成，所以补益脾胃是改善体质的前提和关键。如果脾胃连五谷菜蔬都难以消化，那么药物就更难被吸收了。

有些人因肾虚而吃补肾的药，但补肾药多味厚而难以消化，通常肾没补上，却成了脾胃的沉重负担，最后，补药停滞不消而成为毒素，所谓的"虚不受补"，便有脾胃虚而难于消化之意。

还有的人心肝火旺，需常年服用寒凉之药以清热解毒。岂知寒凉之药最伤脾胃，这就像常年把自家的庄稼地当作战场一样，最后，就算不被敌人打败，也会因没了粮草而饿死。

抵御疾病是要有本钱的。所以我们一定要给自己一些储备——气血的储备。只要粮草充足，一直有能力制造新鲜的气血，我们就没有什么可怕的。很多病人只因不能纳食，无法吸收营养而丧失了最后反戈一击的机会。

如果说这世界上还能找到不计利益、甘愿付出并全力帮我们的朋友，那么山药、薏米、芡实则当之无愧。它们是那种不急不躁、从容有力、可以托付一生的朋友，会在我们百般无奈的时候，给我们以最无声、最持久、最平和的帮助。它们在《神农本草经》中都被尊为上品，"凡上品之药，法宜久服……与五谷之养人相佐，以臻寿考"。

对于衰弱高龄的老人、先天不足的幼儿，还有那些身染重病的患者，我常常给他们同样的建议，那就是去喝山药薏米芡实粥。有人问，光喝粥能管用吗？能快速增长气血吗？如果您喝粥都不长气血的话，那就没有可以用来进补的东西了。

通常的食物，即使是那些可以增长气血的食物，我们想要获取它们的营养，也要先投入一些气血来消化吸收它们，可对于气血太弱的人，可能连这点儿气血也拿不出来，而山药、薏米、芡实，是不需要我们额外支出而能直接供给我们气血的良药美食。

先来说说山药，山药其性甘平，气阴两补，补气而不壅滞上火，补阴而不助湿滋腻，为培补中气最平和之品，历来就被众医家大加赞誉。《本草纲目》有云："益肾气、健脾胃、止泻痢、化痰涎、润皮毛。"《景岳全书》云："山药能健脾补虚，滋精固肾，治诸虚百损，疗五劳七伤。"《药品化义》云："山药温补而不骤，微香而不燥，循循有调肺之功，治肺虚久嗽，何其稳当。"清末最有名的大医家张锡纯对此药更是推崇备至，在其医学专著《医学衷中参西录》中曾屡用大剂量生山药一味，治疗了许多诸如大喘欲绝、滑泻无度等危急重症。其言："山药之性，能滋阴又能利湿，能滑润又能收涩。是以能补肺、补肾、兼补脾胃……在滋补药中诚为无上之品，特性甚和平，宜多服常服耳。"

山药品种较多，其中以河南怀庆府也就是今河南省沁阳市所产的品质最好，所以通常山药也叫怀山（或淮山）。药用时通常要干燥切片。药店有炒山药和生山药两种，建议用干燥后的生山药较好。

再谈谈薏米，如果您的体内有湿气，如积液、水肿、湿疹、脓疡等与体内浊水有关的问题，薏米都是您最好的帮手。"薏仁最善利水，不至耗损真阴之气，凡湿盛在下身者，最宜用之。"薏米性微凉，脾胃过于虚寒，四肢怕冷较重的人，还是不太适合的。李时珍说孕妇忌服，可能也是怕利水太过，把羊水也利干了，虽然在现实应用中并未见对孕妇有什么危险，且常有相助之益，但为安全起见，权且听他老人家的吧。

薏米的主要功效在于健脾祛湿，健脾可以补肺，祛湿可以化痰。所以，本品亦可用于治疗肺热、肺痈、肺痿之症，和山药同用，更是相得益彰，互补缺失。"山药、薏米皆清补脾肺之药，然单用山药，久则失于黏腻，单用薏米，久则失于淡渗，惟等分并用乃久服无弊。"近代医家曾指出，用两药各 50 克，每日熬粥，对肝硬化腹水有明显疗效。

我们何苦非要等到病重如此再去喝粥呢？平日即将二者打粉熬粥常服，岂不是明智之举？况且此粥美味可口，常吃不厌。有人说，粥有药味，且酸苦难喝。这恐怕是由于您选料的品质不好。由于品种不同，有的山药会略带一点酸味，但却毫不影响粥食的美味。

最后再说说芡实，前面山药、薏米好像把溢美之词都分而占尽了，其实不然，芡实，更有其与众不同的绝妙之处。如果您是"脱症"和"漏症"，芡实就是一双有力的大手，把您托住，让您的气血不致白白地流失。有人长期腹泻，下利清谷；有人遗精滑脱，其势难禁；有人夜尿频多，无法安睡，这种情况下，就会发现芡实的神奇了。

清代医家陈士择说得最好："芡实止腰膝疼痛，令耳目聪明，久食延龄益寿，视之若平常，用之大有利益，芡实不但止精，而亦能生精也，去脾胃中之湿痰，即生肾中之真水。"所以说芡实是健脾补肾的绝佳首选，若能与山药共同食用，那补益的效果就更佳了。

山药、薏米、芡实是同气相求的兄弟，都有健脾益胃之神效，但用时又各有侧重。山药可补五脏，脾、肺、肾兼顾，益气养阴，又兼具涩敛之功。薏米健脾而清肺，利水而益胃，补中有清，以祛湿浊见长。芡实健脾补肾，止泻止遗，最具收敛固脱之能。将三药打粉熬粥再加入大枣，以治疗贫血之症，疗效显著。

这三味药粥虽然好处太多，但仍然有许多人无福消受。体内浊气太多的人，喝完此粥必饱胀难消；肝火太旺的人，必胸闷不适；瘀血阻滞的人，必疼痛加剧。还有津枯血燥、风寒实喘、小便短赤、热结便秘者都不适宜。

这就好比您要想引来清泉，就要先排走污水，"陈血不去，新血不生，浊气不除，清气难存"。还有不喜欢此粥味道的人，也是与此无缘，勉强硬喝也吸收不好。不如去找您喜欢的味道，用心去感觉，总能发现的。

6 美容从喝五色养颜粥开始

　　近来总有女性朋友问我美容问题，我一时语塞，不知如何回答：我推荐刮痧，有人觉得恐怖；推荐点穴，有人说找不准穴位；推荐做足底，有人觉得疗效太慢。这真让我有点儿黔驴技穷的感觉。因为我对美容一向重视不够，没有把它放入研究范围，所以缺乏经过实证的妙方。而每每碰到的 10 个女性朋友，差不多有 9 个有事没事就把美容放在嘴边，所以说美容是女人的生命，实不为过。

　　我突然想起一位很久没有联系的女性朋友，她是一家电视台的节目主持人，已经 40 多岁了，我前年刚认识她的时候，把她当成了二十几岁的小姑娘，差点儿弄出笑话来，因为她的皮肤非常光滑细嫩，头发也乌黑发亮。我问她有没有结婚，结果人家孩子都上高中了。当时我是瞠目结舌，本来她是请我把脉诊病的，结果是我非常谦恭地向人家讨教养生之道。她说，没什么啦，一是多睡觉，然后就是唱歌、吃肉，完了。我想肯定不会这么简单，便一再追问，最后，她说，好吧，看你这么心诚，我就把我的独家秘方传给你吧。于是她一脸神秘地说出了自己的法宝——**五色养颜粥**（黄豆、绿豆、黑豆、红小豆、紫米）。我一听，皆是寻常之物，没什么稀奇，便把它当作一件趣事，没再去探究其中的奥妙。现在既然谈到女性美容，便对这个"豆米方"分析起来。

　　黄豆：味甘，性平。入脾、肺、大肠经。补气健脾，行气导滞，养血润燥，利水消肿。

　　绿豆：味甘，性凉。入心、胃经。清热解毒，利水消肿，开胃健脾。

　　黑豆：味甘，性平。入脾、胃经。滋阴养血，活血利水，补虚黑发，祛风解毒。

赤豆（红小豆）：味甘、酸、性平。入脾、肝、膀胱经。利水消肿，除胀消痞，健脾补血。《食性本草》认为其"下水肿，久食瘦人"，看来有减肥的功效。

紫米：味甘，性温。入心、脾、肾经。养心安神，健脾补血，强肾益精。（无紫米也可用黑米）

综合看来，这副"豆米方"对五脏六腑全都顾及，寒热搭配，不凉不燥，泻不伤脾胃，补不增瘀滞，真是一剂驻颜长寿的妙方。

我曾问过那位女士这方子的由来，她说是无意之中搭配出来的。禅经上说："无意之中是真意。"看来也只有这样率真的女子才能轻易得到这么天然的妙方。

第七章

老人需要什么

现在，做子女的回家看望父母，都会买点儿补养品。其实，家里老人最需要的不是药补、食补，而是神补。

我们要做的就是，在老人家七八十岁的时候，让他看到一条正确的健康之路，过好余下的人生。

我们一定要让老人家有这种感觉——活到现在，本来觉得我这辈子的路就这么走完了，可眼前突然有了一条新路，而在新路上这么走下去，我就可以活出一个新的人生。只要老年人在晚年找到了一种充满希望的活法，他的生活质量就会有革命性的飞跃。

1 老人最需要的不是药补、食补，而是神补

现在，做子女的回家看望父母，都会买点儿补养品。其实，家里老人最需要的不是药补、食补，而是神补。因为，**老年人在食物方面的需求并不强**，但是，**他们在精神上的需求和吸收能力甚至比年轻人更强**。很多老人可能会这么想："我这一生已经走过那么长的路了，剩下的路就是死路了，管他呢，反正都是自然规律，就这么走下去吧。"所以，我们要做的就是，在老人家七八十岁的时候，让他看到一条正确的健康之路，过好余下的人生。

我们一定要让老人家有这种感觉——活到现在，本来觉得我这辈子的路就这么走完了，可眼前突然有了一条新路，而在新路上这么走下去，我就可以活出一个新的人生。只要老年人在晚年找到了一种充满希望的活法，他的生活质量就会有革命性的飞跃。

做子女的要知道，多给家里打电话、常回家看看对人到晚年的亲人来说，是不够的，我们要给他们找到在身心上自得其乐的东西，也就是一定要让老人找到本乐。

记得我在天津电视台的一个栏目《健康大学堂》做的节目播出以后，天津一帮老人们就组织起来讨论了：我该怎么生活？如何去做？许多人互相交流，互相促进，热火朝天的。这样就挺好的，有快乐的事可干了，而且还是为自己身体健康而工作的乐事。为了自己的身体健康工作，哪个老年人不乐意呢？

现代社会有一种倾向特别不好，就是觉得老年人已经没什么用了，是弱势群体，特别需要同情。实际上，老人越被人同情就越容易萎缩，因为这可能会让他们越来越没有自信。

说到底，**做子女的要想真正地去尽孝，就要帮老人去掉这层心理障碍。怎么做呢？** 第一，给老人家找到自得其乐的方法和途径；第二，

送给他们补神的东西，也就是要把 120 岁的愿景和实现这一愿景的方法教给他们。

另外，老年人不要觉得人老了就成了子女的负担。老年人需要做的是激发自己自尊、自信、自爱的能力，首先要消除的是精神上的悲观，其次才是身体上的病痛。

所以，当衰老来临的时候，不要回避，要大大方方地面对：我是衰老了，但是我不怕。也许上半辈子我从没有正视过这个问题，但我现在开始面对了，也找到解决这个问题的办法了，照样不晚。

2 "装聋作哑"——105 岁老太太的长寿秘方

有人问，如果心里平和的话，还用养生吗？我说，不用了，因为一个人心里平和的话，就表明他百脉俱通。

要知道，经络不是扎针灸扎通的，它本来就是通的，只是您身上失调的各种情绪所产生的浊气和瘀血把它给堵住了，中医称为"气滞则血瘀"。所以如果一个人心里本就是平和的，那他的经络根本不用去打通，自己就会通了。

有一次，电视台两个 80 后记者采访一位 105 岁的老太太。老太太看起来腰挺直的，每天都能出门散步、溜达。记者问她："老奶奶，我们能问问您吗？您怎么那么长寿？您有什么秘方吗？"

问完后，老奶奶好像没听见似的。一个记者便对另一个说："可能老太太耳朵有点儿不好使唤了，那就只问一个问题吧。"于是，记者又问："老奶奶，您是不是经常吃素呢？"

话音刚落，老太太急了，马上说："那不成，我每天得吃两块肉。"说完就把家里的铁锅揭开，拿出了一碗肉来。记者一看，炖的还是五花肉，有不少油。老太太说："我每天得吃两块肥的，不然心里闹腾。"其实，老太太耳朵根本不聋，还挺灵的。因为后面的那个是她感兴趣的问题，这才回答了。

然后，记者又问："您是不是不抽烟不喝酒？"

老太太说："酒呢，我年轻的时候还喝点儿，现在没人给我打了，人家不让我喝，我就喝不着了。但是您看这个东西，这是老辈传下来的。"说着，她把一杆烟袋锅拿了出来。她说："每天我得抽几口烟，不用多，多了不抽，觉得挺过瘾的，晚上我就能睡踏实觉。"

记者再问："您又抽烟，又吃肉，还有什么养生之道呢？"

这时，老太太说了一句话。她说："我的养生之道就是四个字：'装聋作哑'。"

怎么装聋作哑呢？记者没理解。老太太接着说："您看，我有儿子、孙子、重孙子，重重孙子都有了。有的挺喜欢我的，天天搂着我脖子，拽我的耳垂，我觉得挺高兴，有时候还拽拽我下巴的赘肉，我也挺高兴。但有的烦我，说这个老不死的，老占我们家房子。我听见好几次了，但我跟没听见一样。而且，我也不去找是谁说的，爱谁说谁说。这个事儿跟我没关系。我只关心两件事：一是锅里的肥肉给我搁那了，然后烟让我抽足了，剩下我就不管了。然后，我愿意去串门就串门，爱遛遛弯就去遛遛弯，跟我没关系的事儿我一概不管。别人的事我不说，也不议论。"

这就是老太太的长寿秘诀。用一句话来总结，就是不问是非，心平气和。

一个人心里平和，就懂得自寻其乐，自然就能长寿。您看这位老太太活了 105 岁可能连什么是打通经络都不知道，但她身上的经络却比很多人都通透着呢！

3 每日闭着眼做"金鸡独立"1分钟，阿尔茨海默病便与您无缘

相信很多人小时候都有一个愿望，那就是长大成人后一定要让父母过上好日子。转眼，我们已经人到中年，结婚生子，我们的双亲也都是白发苍苍、步履蹒跚。仔细想想又有多少父母真正享受到了快乐幸福的晚年呢？很多人因病早早地离开了人世，让子女没有机会尽孝。我们或许事业成功，或许声名显赫，但如果没有让父母亲眼看见这一切而为我们欣喜，那将是我们心底永远的遗憾。能让含辛茹苦、一手把我们拉扯大的父母在我们的关爱下开开心心、快快乐乐、健康无忧地生活，难道不是我们做子女的最大幸福吗？为了这一切，我们一定要为父母准备最好的礼物——那就是为他们提供健康长寿的方法。人到老年最担心的疾病有很多，阿尔茨海默病、高血压诱发的脑血管疾病、低血压、心血管疾病、糖尿病、腰膝疼痛以及耳聋眼花、便秘、失眠等。现就针对这些，为老人们挑选几个防患之法。

我曾经在一个老年干部活动站进行过几次健康养生的讲座。当时，我手把手教给他们一些简单的方法。他们太需要这些了，每个人都仔细地记着笔记，听得极其认真，生怕漏掉一个字。每次讲完课都没人舍得离开，而是围着我问这问那，让我觉得我们的父母对于健康是那么渴望，也是那么无助！

在我教给他们的健身法里面，反响最大的是"金鸡独立"，他们都非常喜爱这个简单而有效的方法。许多人在开始做的时候5秒钟都做不了，但后来有人甚至可以站上2分钟。随着站立时间的延长，原来头重脚轻的感觉没有了，睡眠质量也大有提高，头脑清楚了很多，记忆力也明显增强了。

扫一扫，即可观看金鸡独立法视频。

4 按摩心包经上的痛点，就能防患未然

有一个时时威胁中老年人生命的杀手，那就是心血管疾病。我曾经写过一篇文章，叫《救命的心包经》。心包经穴位很少，而且多集中在手掌和小臂，许多冠心病很严重的患者在小臂的穴位上没有痛感，这令大家感到很奇怪。

其实，这条经最容易堵塞不通的地方是在上臂肱二头肌（俗称"小耗子"）上。其具体位置每人稍有不同，可以在天泉穴与曲泽穴之间点按寻找，必有一痛点，且疼痛剧烈。

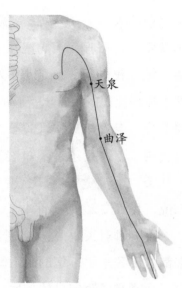

手厥阴心包经穴

仔细按摩此点，会在两三天之内出现一个青黑色的瘀血点，这个点的出现会暂时缓解心脏堵闷，是对冠心病非常有效的防治方法。

然后，我们要乘胜追击，将曲泽穴、郄门穴、间使穴、内关穴、劳宫穴逐个按得穴感强烈，让这些我们生命的保镖们时时地处于警醒状态。

不要等到失去健康的时候才去珍惜健康，不要等到孤独无助的时候才去寻求帮助，不要借口我们忙就无暇顾及身体，那样您永远不会有空闲。"若要了时当下了，若觅了时无了时"，记住这句话，马上行动！

5 很多时候，一句好话比什么药都灵

前两天，走在马路上，碰到了一位 70 多岁的大妈，眼睛真好，老远就朝我打招呼。大妈说在电视上看到过我的讲座，夸我讲得好，通俗易懂。我被夸得有点儿不好意思，正准备找机会脱身，大妈却把我的手抓得死死的，露出一脸的愁苦，说："唉，我浑身都是病，高血压、关节炎、老胃病，您讲的虽然明白，我也都听懂了，您的书我儿子也给我买了，可我还是不知该怎么做。经络我也找不准，推腹法我也推了几天，也没觉得有什么变化，看来，我这病是没救了。中里老师，您说，我该怎么办？"

我笑着对大妈说："您别着急，我看您没大事儿，您看，隔着马路您都认出我来了，您的眼力真好，眼力好证明您的肝肾功能没什么问题，肝肾好说明您身体的底子还是不错的。高血压，您平常可以揉揉尺泽穴。"我边说边在她的胳膊上点了点，她说："还真疼。"我说："有疼痛感效果最好。至于关节炎，您可以在床上练练"跪膝"。老胃病呢，"壁虎爬行"效果最好，您不会做呢，就趴在床上扭动身体也行。若还觉得不方便，也可以找个大点儿的水桶，每天用热水把腿脚泡一泡，祛祛寒，同样对高血压、关节炎都有效。"大妈一听，高兴了，说回家马上去做。

我说："大妈，没事儿，您这身子骨硬朗着呢，别自己吓唬自己，活个一百岁，没问题。"大妈看我这么一说，顿时眉开眼笑，腰板也直了。

小时候，奶奶教我背过《名贤集》，里面有一句话叫：良言一句三冬暖，恶语伤人六月寒。我记得格外清楚。如果一句好话，能够给人带来感动，带来喜悦，带来力量，我们何妨多说一说这样的话呢。

第八章

悠悠万事，养生为大

日常生活中，我们会不知不觉地耗费大量的气血，所以，《黄帝内经》上说只有"精神内守"，才能做到"病安从来"。

人活于世，不管是想出人头地，叱咤风云，还是只想平平安安，老婆孩子热炕头，身体健康都是最起码的要求。否则，知识再多，学问再大，能力再强，都是无本之木。

如何把正面的能量吸纳进来，如何把负面的能量排斥在外，实在是我们时时都要注意的。如果能善于挖掘日常生活中的能量，随时注入身体，将是一件多么伟大的事情呀！

1 尽量隔绝与己无关的东西
——不损耗，才是养命的基础

日常生活中，我们会不知不觉地耗费大量的气血，所以，《黄帝内经》上说只有"精神内守"，才能做到"病安从来"。

这"精神内守"并不是随便一说，而是需要时时刻刻加以警醒的。有一句话是这么说的："风声雨声读书声，声声入耳；家事国事天下事，事事关心。"我们如果真的这样去做，那每天得耗掉多少宝贵的气血！

一个人如果活着就是为了活着，那就最好去找乐，但是如果知道每天有重要的事情要做，就一定要舍掉多余的事情。

什么是多余的事情呢？凡是与自己成长无关的事情，比如各种信息、各种猜忌、各种测试、各种新闻、各种八卦、各种事件、各种热闹……

其实，我们只要记住孔子的告诫就足够了："非礼勿视，非礼勿听，非礼勿言。"

"非礼勿视"，可以保养我们的眼睛。电视、电脑、报纸、杂志以及一切热闹场所，都可能是大伤气血的毒箭，我们要学会甄别。

"非礼勿听"，闲杂的声音只会让人心思迷乱。除了高分贝的噪音，害人更厉害的就是恶毒的话语。但是只要我们学会不听，它就伤害不了我们。

"非礼勿言"，不好的话、没用的话、大话、谎言、讨好的话、假话、闲话，这些不但对别人没有好处，还会给自己招来无谓的祸端。所以，**懂得了孔子的处世真言，也就得到了保养气血的法宝。**

其实，这也是禅宗的"六尘不染"所要告诉我们的。何谓"六尘"？就是眼、耳、鼻、舌、身、意。人只要保证五官和一颗凡心不被污染，也就学会了养生。

也许有人会问："隔绝这些与己无关的东西，我们会有所损失吗？我们会不会因此失去许多重要的信息呢？"

不会的。因为，重要的信息都是内心吸引我们去寻找的，可以因愿望而自然获得。另外，我们不是闲着没事儿干，非得找些消磨时光的途径，我们有很多正事要做。您的身体强壮了吗？您的疾病消除了吗？您的恐惧还作怪吗？您的忧虑还纠缠吗？您的生活实现自由了吗？如果这其中还有某一项未能如愿，那您就没有多余的时间去关心其他问题。

别的问题只跟别人有关，或者说，只与消耗您的气血有关。可它与您有什么关系，惹得您如此不满，甚至表现得像个愤青？您的时间就这样糊里糊涂地溜走了，您的生命就这样不知不觉地缩短了。

更糟糕的是，这种耗费不是偶然的、暂时的，而是每天如此、每时如此，甚至每刻如此，而您还习以为常，惯性到老。

想养生，得先有时间、精力和气血。您攒这些是定时的，只能靠吃饭、睡觉，但您耗它却是时时刻刻的。您攒它是一点一滴，您耗它却是挥金如土；您攒它是逆水行舟，您耗它却是顺流而下。所以与己无关的事情，您就抛弃它，远离它，别与它纠缠，也别评论它的好坏，一切随它去吧！

一个人不知大路就会经常走入岔口，不辨方向就必然坠入迷途。生活不是随随便便就能幸福，也不是糊里糊涂就能快乐的。您对生活草率苟且，生活就让您磕磕绊绊。您只有常常警醒、知内知外、知常知变、知进知退，才能真正懂得生活。

生活就是选择，生活就是取舍，拿您该拿的东西，正确选择您的工具和帮手，不要取回来一个笼子，把您自己扣在里面。

每个人都有责任，每个人都有使命，但大家都不要忽略了一个共同的责任，也是天生的使命，就是做您自己，活出您的荣耀来。

我们并不急需那么多冰冷的知识，因为我们已经够麻木的了。我们也不需要那么多的理性，因为我们的血肉已经大半成了机器。生气的时候，我们会感到压抑和难过，脸上却不动声色；伤心的时候，我们会咬紧嘴唇，让眼泪流进肚子，脸上却依然阳光灿烂。

我们只有借助无聊的肥皂剧才能流出伤心的眼泪，借助疯狂的球赛才能喊出心底的压抑。我们需要的只是久违的感动。

世界是属于每一个人的，每个人都应该被尊重、被认可、被接纳，有自己的立足之地。同时，我们还要表达，还要给予，还要挥舞和呐喊。人与人之间不用抢夺，每个人都有自己应得的一份，除非您不要。您不相信您有，把它拱手让人，再去低头乞讨，那就谁也帮不了您了。

"适者生存"，就是先看看自己在这个世界上适合干些什么。您的爱好、兴趣和性格会帮您选择，按照自然帮您选择的去生活，您就会无所畏惧。顺风而行，就没人能阻挡您，因为他阻挡的不是您而是自然；顺时而动，就没人能替代您，因为他替代的不是您而是自然。

2 学养生，最重要的是学养生的心法

很多人觉得，只要把经络穴位都熟记于心，汤头方剂都倒背如流，便可治己救人了。岂知学医和看病是两回事儿，就像武术中的花拳绣腿，学它百种套路，用来搏击实战，倒不如拳击一招来得实惠。

所以，学武就要学少林武当真功，学医就要学治病养生心法。有人说，学些总比不学强。其实，那也不见得，不学百无禁忌，倒也潇洒；学完动辄得咎，作茧自缚。

学习必须知道目的，知道真想得到什么。

孙悟空向老师菩提祖师求道，祖师告诉他许多道法，在其他徒弟看来都是可炫耀于世的绝学，但悟空只问："可得长生吗？"当祖师说"皆是水中月，镜中花"时，悟空便坚决地说："不学，不学。"

什么是最重要的呢？那就是可以真正改变我们体质的方法，可以让我们摆脱忧愁恐惧的方法，可以完善我们身心的方法。而不是一经一穴、一方一药，只对症于一病，只苟延于一时。

如果头痛我们只知道按摩列缺，有胃病就忙于寻找足三里，而不管头痛因何而生、胃病如何而起，那我们就有得忙了，头痛总会如期而至，胃病也必是宿命难逃。

3 越等着别人帮您，您就越虚弱

学会接纳自己的缺点和错误，接纳一个并不完美的自己，即使自己不名一文，也要堂堂正正地做人。这是一个人新生的开始。

想让自己更完美、更强壮、更有力量，就先完完全全地接纳自己吧！自己都不接纳自己，而指望父母、亲戚、朋友或恋人来接纳自己，寻求安全的避风港或知心小屋，只能让您心灰意冷地感叹世态的炎凉和人情的冷漠。

助强不助弱，是世间的常理；救急不救穷，是人情的规则。知道了个中意味，也就不会去感慨人情似纸张一样薄了。

人只有靠自己，才能摆脱束缚，才能体会尊严，才能真正地了解人生。很多人怕自己势单力薄，总想结识权贵，广交朋友，梦想有贵人相助。很多人指望有亲朋帮忙，想的是"闲时铺路急时用"，可往往应了那句俗话："有酒有肉皆兄弟，急难何曾见一人？"唐代诗人张九龄，身居宰相高位，也曾有这样的感叹："可以荐嘉客，奈何阻重深。"宰相尚且如此，何况他人？这就是命运。

您越等着别人帮您，您就越虚弱。帮您的人越高大，您就越矮小，越难以长成。其实，只要您是个健全的人，您就天生强大，根本不用羡慕别人的富足。

人活于世，不管是想出人头地，叱咤风云，还是只想平平安安，老婆孩子热炕头，身体健康都是最起码的要求。否则，知识再多，学问再大，能力再强，都是无本之木。

学道如果不能强身，此道便为无用之道；养生如果不知养心，养的不过是外表皮毛。

想吃美食，就要有胃口，想爬高山，就要有脚力，有兴致才能享受旅游，有激情才能懂得爱恋。"秋至满山皆秀色，春来无处不花香"，有了土壤，种子自然发芽，有了阳光，万物自然生长。我们的身体就是土壤，我们的心灵就是阳光。

但我们的土壤为何总是贫瘠，我们的阳光为何总被遮蔽？"天地不仁，以万物为刍狗"。老天爷一视同仁，把万物都当成刍狗，没有偏爱。所以，我们只能自己爱自己，让贫瘠的土地肥沃，让阳光照进内心。

耕耘您的土壤，您就会有收获；享受您的阳光，您就会有快乐。别总是把目光放在别人的田地，不要总以为别人的阳光更温暖，也别总去给别人当帮工，让自己的土地荒芜。

其实，一切都只是一念之差。欣赏自己，您就会微笑，镜子里的您就会瞬间变得漂亮。学会欣赏自己，就是自信的开始。

4 把脏腑锻炼好，再去锻炼形体

现在重视健身锻炼的人越来越多，大家都希望身体强壮、健康长寿。锻炼的方式也很多，简而言之，都是在强调肢体的运动，并以健美的身材和漂亮的肌肉作为锻炼的最终成果。但是，这样锻炼是否真正能够达到健康长寿的目的？

很多人参加锻炼都是因为身体弱或者肥胖，有各种疾病或是为追求完美的身材。他们锻炼的目的多数是为了健康、健美，但由于其本身脏腑多多少少都存在功能缺陷，这种锻炼不一定对他们都是好的。

众所周知，人体气血总量在不同情况下是相对恒定的。它有自己的分配规律。按照生存的需要，气血首先要确保脏腑器官的需求，然后才是四肢百骸，就像一棵大树，要先长树根、树干，再长枝叶。脏腑又是确保气血生成与贮藏的源头，只有脏腑健康、功能相互协调，才会有足够的气血储存以供人体日常使用。

如果人为过多地去锻炼四肢肌肉，而不考虑脏腑的需要和气血的生成能力是否跟得上锻炼的需要，那么五脏六腑相互间气血协调的分配就会被打乱。

锻炼后被刺激增多的肌肉需要大量血液供应，虽然身体会对增长的气血需要产生适应和代偿，不断加强气血的制造，但气血的增长不是短期能达到的，一般需要 1～3 个月才会有明显提升，气血在很长时间内处在僧多粥少的境地，四肢就会跟脏腑抢夺有限的气血资源。

此时，只有通过心肺的超负荷运转来弥补气血的不足，例如心跳加快、减少对胃肠的血液供应等。身体会减少一些脏腑的气血供应来满足本属次要地位的四肢。肌肉粗壮了，而脏腑由于缺血，功能反而减弱了。

脏腑在气血欠缺的情况下还要完成消化吸收、新陈代谢、免疫防御、神经调节、内分泌激素调节等重要工作，此时身体内有限的气血资源只好拆了东墙补西墙，原本气血就不足、功能就不好的脏腑会变得更差，最多见的是运动性闭经、月经紊乱、运动性贫血、胃肠功能紊乱等。

长期气血不足会导致脏腑功能早衰，影响寿命。许多习武者由于没有真正了解内功心法，只重视筋骨皮和技击实战的锻炼，而忽略了气血的培养，反而没有普通人长寿，他们晚年罹患心脑血管疾病以致半身不遂的也较常见。

您见过树枝粗大而树干纤细的大树吗？您一定会觉得那是怪胎畸形，因为它不符合自然的规律。但我们在身体锻炼中却经常这样去做。

我不是反对人们日常生活中适度地进行肢体运动，但是锻炼要知先后，分缓急，明主次，先脏腑后肢体，脏腑有问题的要先解决了才能去锻炼。

这就像先悉心培育好大树的根基与树干，使其粗大深埋才能获得良好的营养支持。相对应于人体就是调养好脏腑（别在脏腑自身气血不足的情况下去雪上加霜），使其功能协调、气血充沛，可游刃有余地供应自身与锻炼的需要。在此基础上去适度锻炼，才会感到精力充沛，乐趣无穷。不然让脏腑带病工作，不仅会增加其负担，而且锻炼后疲劳难以恢复，那样锻炼就毫无乐趣可言了。

5 该吃饭时吃饭，该睡觉时睡觉

咱们老说"活在当下"，可是怎么才能"活在当下"呢？有一个人说得比较好。他说："活在当下用两句最常用的话来说，就是该吃饭时吃饭，该睡觉时睡觉。这就活在当下了。"

有的人说："这谁做不到？不就是吃饭、睡觉吗？"没错，听着很简单，可是现在已经很少有人能做到吃饭的时候吃饭了。很多人吃饭的时候看电视，看着看着就忘了饭是什么味儿，或者边吃边谈基金、股票的事儿，结果刚才吃的什么也不知道。虽然是吃了，可吃的是什么？好不好吃？都忘了。这个就是没把吃饭当回事儿。

同样，很多人睡觉的时候睡不着觉，老想着别的事儿，结果事情没想清楚，觉也没睡好。这并不是养生之道。

古代有一个小故事挺好玩的，说是有一个做生意的人，走到一个山沟里，迎面碰见一只老虎，吓得撒腿就跑。他跑着跑着就跑到山里的悬崖壁下了，一看，还真不错，有一根树藤从壁上垂了下来。这可真是救命的树藤啊，那就赶紧爬吧！他顺着树藤往上爬，爬到一半的时候，就看见老虎在下面干着急，上不来了。他挺高兴，可是往上一看，坏了，上面有一只大老鼠正在咬树藤呢！他心想，老鼠马上就要咬断树藤了，这可怎么办呀？赶那只老鼠吧，它也不怕。再往下面一看，那只老虎还在那等着呢！

忽然，他发现旁边有一棵草莓，这个时候，他正好口干舌燥的，心里想："算了，爱怎么地怎么地吧！我先吃个草莓再说。"于是，他把草莓摘了过来，觉得这个草莓真好吃，就接二连三地摘着吃，结果一吃就把这事儿给忘了。吃完以后，他觉得挺舒服的，忽然一想："我干吗来了？"往上一望，耗子走了，往下一看，老虎也不见了！

好多事情都是这样，有时候您挺着急的，要为明天的生计忧虑，还要为昨天所做的事懊悔。就像上面有老鼠，下面有老虎。如果您老想这两件事儿，您就享受不了生活。

其实，您要是踏踏实实地吃个草莓，吃完草莓再一看，这些事儿也就过去了。您该怎么做，就怎么做，没什么事儿。所以说，如果我们凡事顺其自然，活在当下，生活就基本没有什么烦恼了。

6 吸收自然界中的各种正面能量

气本无形之物，却可能对有形之体产生极其深远的影响。比如说，有时一句话能使我们大汗淋漓，有时一句话能让我们神清气爽、力量倍增。而这时我们并没有摄入食物，并没有增加额外的能量。

能量有时只是一句话，而同样的一句话，对于旁人简直是耳旁风。

能量是无处不在的，我们如何吸收自然界中无穷无尽的能量，那才是真正的学问呢！

一幅画会令我们心动不已，一支歌会让我们勇气倍增，一个眼神会令我们心仪神往，一颦一笑会令我们茶饭皆废。所有这一切都是一种巨大的能量。

如何把正面的能量吸纳进来，如何把负面的能量排斥在外，实在是我们时时都要注意的。如果能善于挖掘日常生活中的能量，随时注入身体，将是一件多么伟大的事情呀！

别人的目光可以给予我们力量，别人的步伐可以给予我们力量，路边的一块石头也同样可以给予我们力量……关键是我们要善于发掘蕴含在自然界中的这种无形能量，用心灵去吸纳它，用意念去感受它。

我家离单位不远，走路也就是半个多小时。一到秋末，天气转凉，我就开始步行上班了，倒不是为了锻炼身体，只是为了感受节奏。

我走的这段路，路宽人少，路边就是街心花园，空气很好。戴上耳机，放着不同曲调的音乐，踩着不同的步点，随着音乐节奏的不同，调整着步伐的频率。脚底的着力点也会随着曲调而变化，或前或后，或重或轻，或疾或缓。

但是，不管怎么走，都要脚踏实地才好。不是用脚跺地，而是跟着音乐用心体会脚底与地面接触的感觉。

这种感觉非常奇妙，虽然在别人眼里我仍然是在正常地行走，但自己的感觉就像是一路跳着舞去上班。

每天的心情不同，所听的音乐也是不同的。忧郁的时候，就用忧郁的音乐来化解；轻松的时候，就用欢快的音乐来抒发；情绪低落时，马上选用雄壮的进行曲来振奋；怒火中烧时，适合用柔缓的旋律来平息。

当然，每个人感觉各异，对音律的理解不同，别人觉得感动的，您也许毫无感觉。所以，用您的心去选择属于您的音乐和节奏。

能感动您的，就是您的财宝。不要去管它是来自贝多芬，还是周杰伦。

上班的时候，迎着朝阳大踏步前行，我就爱听节奏欢快的进行曲；晚上回家的时候，月明风清，我就喜欢一些抒情的流行乐。通常几首曲子还没听得尽兴，已经不知不觉回到了自家的门前。

求医不如求己

我们的身上早就百药俱全

只有健康才能真正地自信

典藏版

下

中里巴人 ◎ 著

江西科学技术出版社

❥ 目录 ❦

第一章 求医不如求经络

人体上的每一个穴位都对应着身体上的一个病症，所以，咱们的身体就相当于随身携带着一个药囊，哪块儿有病都可以找到治愈它的穴位灵药。

第二章　肝经，生命吃苦耐劳的本钱

我们的肝脏最能忍辱负重，它每天都要化解血液中的毒素，时时要承受各种情绪上的压力。抑郁伤肝，过劳伤肝，发怒伤肝，喝酒伤肝，吃药伤肝……肝经的穴位我们没必要用那么多，一般能使用其中四五个，就对身体非常有好处了。

第三章 胆经，人体排解积虑的通道

"肝主谋虑，胆主决断"，那些多疑善虑、胆小易惊的人，以及那些情志异常、精神错乱的病症，都应该好好地去调节肝胆的功能。如何去改善肝胆的功能呢？最简单有效的方法就是敲胆经健身法，此法真可谓是造福大众的妙法奇方。

第四章 肾经，关乎一个人终身幸福的经络

肾经，这是一条关乎一个人一生幸福的经络，若想提高生活质量，在身体上从温饱进入小康，那就必须把肾经锻炼强壮。只要是肾经上的穴位，您就没有必要记住它是专管什么的，只要把经络打通，这些穴位自然就起作用了。整个经络通了，那它的每个穴位都是通畅的。

第五章　膀胱经，人体最大的排毒通道

膀胱经乃人体最大的排毒通道，病之轻重深浅皆可在此经查找到端倪。也就是说，病之由浅入深，此为入径之门户；病之由内而发，此为出径之通路，可谓邪毒出入之关隘。知此一经，则排毒之法思过半矣。

第六章　脾经，调理我们后天之本的经络

脾的功能非常巨大，被称为"后天之本"和"气血生化之源"。运用健脾的方法，可以迅速增长人体的气血，为防病治病储备能量。此外，脾可以调控人体水液的代谢，防止湿浊生成，而湿浊正是许多疾病滋生的土壤。所以说，治疗一切慢性病的关键，就是让脾强壮起来。

第七章　胃经，人体气血最容易汇聚的地方

胃经是多气多血之经，也是我们获得后天营养的主干道。它上行头面，令我们脸色红润；下行膝足，让我们步履矫健。激活这条能量的供给线，让它时时保持充足旺盛，那样，我们就可以永远昂首挺胸，精力无穷。

第八章 肺经，人体里最容易受伤的经

肺经上可疏解肝经之郁结，中可运化脘腹之湿浊，下可补肾中之亏虚。肺本是娇脏，最怕攻伐，所以"调诸脏即是治肺"实乃真知灼见。所以，气虚的培补、气逆的顺调、浊气的排放、清气的灌溉，都可以通过调节肺的功能来实现。

第九章　大肠经，增强人体免疫力

大肠经为多气多血之经，阳气最盛，用刮痧和刺络的方法，最善祛体内热毒。若平日常常敲打，可清洁血液通道，预防青春痘。大肠经对现代医学所讲的淋巴系统有自然保护功能，经常刺激可增强人体免疫力，防止淋巴结核病的生成。

第十章　心经，专治心理疾病

俗话说，"药能医假病，酒不解真愁"，但药能减轻病痛，酒能放松心情。而按摩心经，就是最好的药，就是最纯的酒。心经上的穴位，每天捏的时间不用长，每次3分钟，一天捏它2～3次，心里边便会觉得很轻松、很清爽。

第十一章　小肠经，保护心脏，义不容辞

《黄帝内经·灵枢·经脉篇》说，小肠经是"主液所生病者"。"液"包括月经、乳汁、白带、精液以及现代医学所称的腺液，如胃液，胰腺、前列腺和滑膜分泌的滑液等，因此凡与"液"有关的疾病，都可以先从小肠经来寻找解决办法。

第十二章　心包经，"包"治心脑血管疾病

心包经可以通治上、中、下三焦的病症，真是所谓"包"治百病！一个人如果心脑血管有问题，那他的心包经肯定堵塞了。这时，他一定要在心包经这块"田"上好好耕耘，才能有效避免心脑血管疾病。

第十三章　三焦经，主治内分泌失调

  三焦经使得各个脏腑间能够相互合作、步调一致，同心同德地为身体服务。按中医经典《黄帝内经》的解释，三焦是调动运化人体元气的器官。这时它像是一个财务总管，负责合理地分配使用全身的气血和能量。

第十四章　任督二脉，生命小周天

　　武侠小说里面总是说打通小周天。其实在中医看来，打通小周天不过就是让任脉和督脉畅通而已。如果我们嫌打通任脉比较麻烦，那就把它简化成推腹法和壁虎爬行法就行了。增强督脉的气血供应，就能激发肾脏的先天之气。

第十五章 只要打通经络，生命万事大吉

真正的强者是善借自然之力的人。人体真正的能量来源于意念，它的潜力无限。方法可以从身体上找，从精神上找，但用跪着——蹲着——坐着，同样可以达到目的，且谁都能做。

后记：寻找改变命运的能量

第一章

求医不如求经络

学习中医有许多入门之径，可以从中医基础理论开始，可以从中药学开始，也可以直接读《黄帝内经》。但是，如果您想切身体会中医的实质，想学而即用、用而即效，那学习经络就是最好的捷径。

经络在我们每个人身上，徒手便可操作。能自助便有天助，就可先知先觉。

人体上的每一个穴位都对应着身体上的一个病症，所以，咱们的身体就相当于随身携带着一个药囊，哪块儿有病都可以找到治愈它的穴位灵药。

1 切忌有病乱投医

有些朋友可能觉得我对经络穴位的作用有些夸大其词。其实，从经络穴位的实际功效来看，我对它们的夸赞似乎还过于吝啬。

举个简单的例子：一个半身不遂的人，他的手总是蜷缩成拳。通常我们在做康复训练时会帮患者把手拉直，但患者的手马上就会蜷缩回去。这时，只要点掐手部的八邪穴一分钟，患者的手就会自行伸开，而且可以保持一段时间。

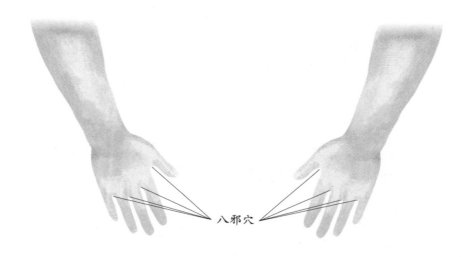

八邪穴

还有上楼就喘的老年朋友，通常是由于心脏的功能较弱，只要停下来按摩手掌心的劳宫穴一分钟，马上就会觉得呼吸顺畅。

还有急性腰扭伤的患者，只要在脚外侧的金门穴和患侧的委中穴痛点处点按两分钟，腰痛可即时缓解。

以上只是零散的一些穴位的常用功能，还有很多穴位有祛除顽疾的妙用。

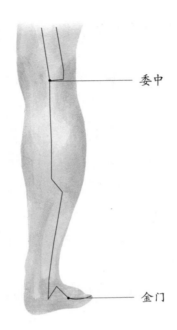

委中

金门

其实，身体里什么药都有，而且是最方便、最快捷、毫无副作用的良药，那就是人体的经络和穴位。

不要轻看这些小小的穴位，它们可是治病和养生的无上至宝。这就好比是一个苍蝇拍，只卖 5 毛钱，但对于打苍蝇来说，它比身价千万美元的爱国者导弹都强大有力。

人体的病症有时就是那几只苍蝇，一个苍蝇拍也就够了，何必动用机枪、大炮来扫射轰击呢？治疗疾病其实并不困难，尤其是在其萌芽状态，我们及时消除它就更为容易，只要大家掌握了一些基本的方法和正确的理念。

切忌有病乱投医，要保持清醒与冷静，因为乱投医的结果很可能是扰乱了身体的自我修复程序，直至毁坏修复的能力，使得小病变大，严重时失去痊愈的机会。

我们把握了自己的健康，就把握了自己的命运。

2 人体经络是养生治病的最佳捷径

学习中医有许多入门之径，可以从中医基础理论开始，可以从中药学开始，也可以直接读《黄帝内经》，但是，**如果您想切身体会中医的实质，想学而即用、用而即效，那学习经络就是最好的捷径。**

经络由经和络组成，经就是干线，络就是旁支。

人体有 12 条主干线，也叫作"十二正经"。还有无数条络脉，经和络纵横交错，在人体内构成了一张大网。经络内联脏腑，外接四肢百骸，可以说身体的各个部位，脏腑器官、骨骼肌肉、皮肤毛发，无不包括在这张大网之中。

所以身体哪里有病，这张网上就会有相应的铃铛响起来向我们报警求救。我们只要察看一下是哪条经的铃铛在响，就可以知道是哪个脏腑器官出了问题。这在中医里有句术语，叫"诸病于内，必形于外"。

人体有六脏（心、肝、脾、肺、肾五脏，再加心包）六腑（胃、小肠、大肠、膀胱、胆、三焦），每个脏腑都连接着一条经络，一共 12 条经络。经络的走向在四肢两侧是基本对称相同的。

六脏六腑在身体里面，摸不到，可经络却通到外面。脏腑如同风筝，经络好比风筝线，穴位呢？是拿在手中的线轴。所以，想调治脏腑，就按经络穴位。**经络穴位那么多，哪些是要掌握的呢？**

全身主要经络 12 条，再加上奇经八脉、360 多个穴位，听起来就会让人望而却步，无从下手。其实，我们需要掌握的穴位总共也不过 20 多个。

每天记住两个，十几天也就都烂熟于心了。而正是这 20 多个穴位，在对付一般常见疾病中却显示了出乎意料的神奇效果。

比如胃经上的 4 个常用穴——梁丘、足三里、丰隆、下巨虚的用法。

对于急性胃痛或慢性胃痛的发作，马上点按梁丘穴有立时止痛的疗效；若疼痛的位置偏于胃脘，要再多揉足三里；若偏于小肠部位，则多揉下巨虚；若属于慢性胃肠病的治疗，则丰隆穴效果最好。

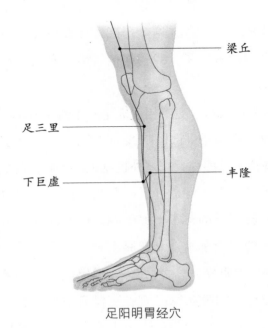

足阳明胃经穴

　　记住一点，按摩的穴位不敏感则无效（可能有 3 个原因：①穴位的位置找得不准确；②病症与选穴不符；③气血过于虚弱，无法传导到腿部穴位）。

3 在经络上自助便有天助

生活中，不时会有人问我："你说经络是随身的药囊，把经络提到很高的地位，那我就问问你，你这个药能管什么事儿，能治哪些病？如果你能把我这个困惑解决了，我就相信经络真有用，不然你就是在瞎说！"

这种疑惑很多人都会有，更不用说完全不了解中医的人了。

有一次，我到一家外企讲课，听课的人里 60% 是外国人。我当时就想：可以趁机宣扬一下国粹，让老外也见识一下咱们的好东西。

于是，我开始讲经络。可是过了一会儿，只见台下的老外都瞪大了眼睛看着我，一脸茫然的样子。那个翻译也有问题，因为他也不知道经络，翻译出来的东西基本上是驴唇不对马嘴。当时，台下的人有的撇着嘴，有的耷拉着眼皮，总之，都是一副不相信或看不起的样子。

这时，我就对台下的听众说："现在有没有谁身体上有点儿小毛病的？"说完后就有一位金发碧眼的女士走上台来，指着肚子叽里咕噜说了一大串话。翻译告诉我，她的胃正痛得厉害呢！

我让那位女士在一旁坐下，然后在她腿上找到足三里这个穴位。足三里在膝盖底下 3 寸，号称养生强壮的第一穴，平时您摸它的时候没什么反应，既不酸，也不胀。但是，您胃不舒服的时候，它就显得最为敏感，一碰比任何一处都痛。

我在她的足三里上将了将，她就痛得有点儿受不了。于是，我用大拇指在她那个穴位上按顺时针方向揉了几分钟。揉完以后，她通过翻译告诉我说："我平时胃一痛，哪怕是服用最有效的药，也要半小时后才能缓解，但是您才揉这么几分钟它就好了，真是太棒了！"

这种事情看起来很神奇，其实很简单。她只要稍微懂点儿经络理论就会知道，足三里刚好处在胃经上，与胃遥相呼应，可以互相调节。

平时胃不舒服了，揉一揉足三里，胃就会好很多。

　　那位女士刚下去，一个大胡子老头就走了上来。他说他长期患有偏头痛，问我有没有什么好方法。我稍微一问，便知道他天天待在电脑面前，工作压力很大。于是，我让他用大拇指推头上疼痛的地方。他推后告诉我说，里面有好多疙疙瘩瘩，好像血管拧在了一起。我就把手按在他的外关穴上，边按边转动他的手腕。不到一分钟，他就说头不怎么痛了。

　　这时候，坐在底下的人全都鼓起掌来。当然，我也不用再费劲地解释经络有什么用了，整场讲座进行得很顺利。

4 养生最要紧的是在经络上温故知新

许多朋友都买了我的书，有的朋友甚至看了好几遍，但收获各不相同。有人觉得拨云见日，豁然开朗；有人却感到阴云密布，疑窦丛生。实践了书中的方法，有的立竿见影，屡试不爽；有的却毫无效验，了无寸功。这全然不同的反应，其实极为正常。

本人三生有幸，几年前偶遇太极恩师李宝良先生。

老师弟子众多，很多师兄太极拳打得是"虎跃龙形"，潇洒飘逸，而我的拳法套路打得总是"熊头狗面"，混沌不清。

老师平日当众对我也颇有微词，说我太笨，简单的姿势也学不像。但与老师私下交流心得时，老师对我却大加肯定，说我已经悟到了太极拳的心法意趣，至于形体姿势，若愿意打得漂亮些，则赏心悦目，更为理想，若只是寻求太极意境，姿势倒不很重要，照样可以哑巴吃蜜，乐在其中。

今天有个叫"芷兰"的网友，在博客评论中写了这样一段话，道出了我的心声：

"是啊，学些与自己有关的，太对了。昨日，咳得很厉害。唉，诸脏病都会咳，我一点儿也不知从何下手。突然自己身体给了灵感，腋下一痛，哈，这不是极泉穴吗？心经嘛。《内经》不是说咳在脏，就针这条脏的合穴。好像是这样吧，于是我按少海穴。按了10分钟，果然好多了。

"本来，心经我只认识极泉，是看图片无意中记下的，这下，这条经与自己有关了，于是这条经的9个穴都熟悉起来了，还知道了少海乃心经合穴！"

这才是学习中医的心法秘诀。

很多朋友来信说，找不准经络穴位，其实这根本不是学习的障碍，即使您知道的经络穴位和针灸专家一样多，也不见得对您有多大的帮助。知识是死的，若不能化成自己的体会，那就等于零。听不到内心的声音，不会出现灵感，才是您最应该担心的问题。

　　有人说了，用了你的方法，不管用呀，怎么办呢？

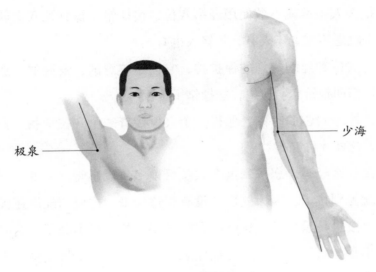

极泉

少海

手少阴心经

5 如何使用身体这部"活字典"

敲打按摩经络之前，您一定要知道它是通向什么脏腑，是解决身体什么地方的问题的，否则，您就是敲打了半天，甚至敲肿、敲青了都没效。

还有很多人根本就不敢使用经络穴位，怕揉错了揉到死穴上就麻烦了。这个顾虑不仅老年人有，年轻人也有。

其实，穴位和经络是您的保护神，它们是善意的，友好的。您揉它，它会加倍回报给您。所以，您揉错了也没事。

另外，按摩穴位的时候，您得一个穴位接着一个穴位地找，找到痛点才按，这样才可能有效果。

即使没什么经验，您按摩这个穴位后顶多是没感觉。另外，不痛的地方，就先别按了，因为气血还没有到这块来，这块的经络还没有接通，您再按也是没用的。这就跟有时候家里的台灯不亮了，这时您就会想是不是插头没插好，弄好插座之后，再去插，结果又费了半天劲，灯还是不亮，原来是停电了。

身体也一样，穴位您即使找得再准，但有时候它就是没反应，什么原因？气血没过来。

您只需要揉身体上那些敏感的穴位。那穴位什么时候是敏感的呢？当您有与这个穴位相对应的疾病发生的时候，它就最敏感。

比如说足三里这个穴位吧，当您胃痛了，这个时候一按足三里，就会感觉到它比平常要痛上一倍。此穴平常我们是很难找到的，但胃痛的时候用手一捋就找到了，根本不用费多大的劲。

经络就像一张网，足三里就是网上的铃铛，当您胃痛的时候，这个铃铛就给您报警，报警的时候您再按足三里，也就一两分钟时间，胃痛就会缓解。为什么见效这么快？因为经络内通脏腑，外通四肢百骸。它就像一只无形的长触手一样，您哪块有病，都会有相应的一个穴位来专治它。

又比如说头部各个部位的疼痛，就都会有专门的穴位来管。比如说耳朵这块头痛，您一看经络图就会知道问题是出在三焦经上，您就在三焦经找痛点，然后多揉，疼痛就缓解了。

另外，耳朵再往上一点有胆经、三焦经经过，如果痛的地方是胆经所经过的，而您去揉三焦经，那就没什么效果，所以，您得按胆经上管这块儿的相应穴位。还有正面头痛，这是膀胱经发生了问题，您找到膀胱经上的痛点一揉就管用。所以不同位置的头痛所要找的穴位也不一样。

人体上的每一个穴位都对应着身体上的一个病症，所以，咱们的身体就相当于随身携带着一个药囊，哪块儿有病都可以找到治愈它的穴位灵药。

6 离穴不离经——轻轻松松找准穴位

很多朋友对我书中的理念很是认同，又听我说得"有鼻子有眼"，甚至有些神乎其神，于是对经络穴位产生了强烈的好奇，摩拳擦掌，准备一试。可刚一出手，就遇到了难题：穴位找不准呀！本来踌躇满志，一下子变得迟疑不定：如果穴位找不准，揉错了地方，会不会产生副作用呢？于是有的人开始查查书，看看图，或者问问专家；有的人干脆就心生狐疑，弃之不用。可是就算查书、看图、问专家得到的结果，也经常是不清楚、不准确和没空回复，于是学习的热情转瞬即逝，刚买来的书本束之高阁，一项美好的计划，就这样掉进了"死穴"。

找穴难确实是很多朋友面临的共同问题，穴位在经络图上密密麻麻，就像是夜晚的星星，似乎是很难找准。其实，每个穴位都有自己的路径和轨道，那就是 12 条经络的位置。您只需找到与自己有关的那条经络就行了。

其实，在学习经络的过程中，找穴可以说是最不重要的一环。

有人一听，马上就会对我翻白眼，认为我说得也太不严谨，太不科学了。有人说，穴位找不准，就如同没有靶子乱放枪一样，您说不重要也太不负责任了吧！

不错，穴位是什么？是路标，是参照物。很多人专找路标，却不看路，连要去哪里都不知道，您找到路标又有什么用呢？

比如说，胃痛时应该按摩胃经的足三里，书上说足三里在"膝眼"下 3 寸。膝眼是什么？就是膝盖的眼睛嘛！在膝盖骨下凹陷处。3 寸到底有多长？这里的寸也叫同身寸，3 寸是自己四指并拢的距离，那就在膝眼下 7 ~ 8 厘米胃经的那条线上去找，上按一下，下按一下，上上下下，左左右右，循胃经去找最敏感的点就是了。

如果您此时正在胃痛，最敏感的那个点就是您自己的足三里。按

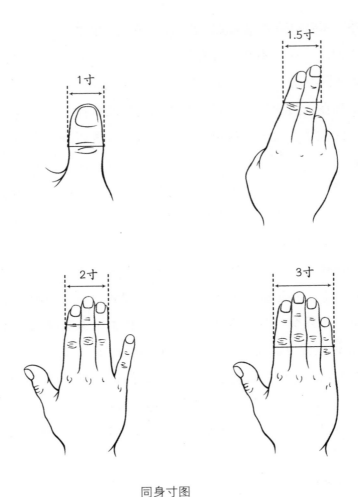

同身寸图

对了，它会回应您的。那个点会持续地疼痛或酸胀一会儿，与按其他地方的感觉迥然不同。您自己亲自找到一个穴，其他的就顺藤摸瓜，举手可得了。

有人说，你熟练了，当然闭着眼睛都能找到，我们初学者却怎么也找不准。

让您说中了，要熟练，就要多按多找，要有探宝的兴趣和细心才行。

　　另外，闭着眼睛去找穴位的感觉，也是非常好的方法。

　　您要记住，准与不准，没有死标准，每个人的身长不同、胖瘦不同、气血强弱不同、按压的力度不同，找不准很正常。

　　穴位都在较为深层的位置，有些人把皮肤都揉破了，也不见得真揉到那个穴位了。比如，最重要的太冲穴，位置很好找，但很多人却没有揉到。这个穴一定要用手指掐进足大趾与二趾的凹陷中，才会真正起效，所以要把指甲剪平，不然脚肯定要被掐破的。以这种深度从太冲揉到行间，效果才真正显出来呢！

　　还有像足三里这样在肌肉深层的穴，就要用指节来点揉。若用拇指肚轻轻地揉，像抚摸一样，根本就没把电路接通，经络自然也不会传导疗效。上了年纪或体虚无力的人，找起穴位来，的确不易，那也不用着急，您只要找对经络就可以了。古代的医家都提倡"离穴不离经"，就是说穴位可以找不准，但经络找对就行了。

　　按不准穴的，就用敲打法，一敲打，就把那个宝贝穴位从身体深层敲出来了。因为通常穴位要比其他的地方敏感许多。

　　拔罐的朋友就更不用担心穴位的准确与否了，一个罐常常会覆盖两三个穴，这时，您要自己体会一下，拔在哪个位置最有感觉，就拔那个穴，那才是您所需要的。

　　古时的藏宝图，都是手绘的，肯定没有现在的经络图清楚，宝物也照样会被挖走。穴位都是我们身上的宝物，仔细找一找，不会太难发现的。

7 随时随地揉经络，坚持才能显效

经络是连接生理和心理的桥梁，您只有相信这一点，学起方法来才会有兴趣和自信。说到方法，就曾经有人问我，什么时候按揉经络效果最好，每天要按揉多长时间？

任何时间、任何场合都可以揉

比如，您在家里坐着的时候，反正坐着也是坐着，何不揉揉经络呢？有人说，每天至少要抽出两个小时来按摩穴位和经络。但一般人没那么多空余时间，也没兴趣坚持那么久。所以，按摩经络时大家千万不要刻意，应该跟玩儿似的才会有兴趣。

好多人说穴位不好找，找了半天都没找着，那咱们就先用拳头敲打。敲打时，您感觉哪个地方痛酸麻胀，您就在那块儿找。找到以后，您再慢慢地揉就行了。具体方法不重要，关键是您得知道敲打穴位的目的是为了排除体内的浊气。

经络是气的通道，气血是身体的能量。气是身体的能，血是身体的量。气带着血在身体里运行。气停则血停，气滞则血瘀。气停则成浊气，血停则变瘀血。

浊气和瘀血占据着身体的空间，形成病症。经络是气的通道。打通经络就是用清气赶走浊气。浊气最终要赶到肠胃，从二便而出。

按摩穴位时心情要特别放松

人一放松，经络就很容易畅通，所以，您在按摩穴位、敲打经络的时候心情要特别放松。

每个人的痛点不一样，有的是在穴位上面，有的是在下面，但通常都在这个穴位上或它的旁边，把这个痛点揉散开就好了。

有好多20多岁的小伙子，揉了一通之后没找着痛点。没关系，没找着就证明您没事儿，说明您的经络是畅通的。

◎ 按揉经络出现疼痛是气血冲击的现象

有时候，按揉经络时会有这种现象：不刺激这个穴位感觉还好，一刺激这儿怎么倒痛了，是不是病情加重了？

我说不是，因为一刺激这个部位，此处的血流就会加快，它会冲击您的病灶，所以您暂时会稍微有点儿疼痛。

不痛，痛，不痛，就是个通经络的过程。不痛，有可能是气血通畅，也有可能是气血完全不通。麻木也不痛。经络不通的时候会痛，经络将通未通的时候也会痛。痛，也不见得都是坏事。

◎ 按揉经络得持之以恒

再有，按揉经络您得持之以恒，别今天看书里写得不错，觉得挺好，回去坚持了两三天就全都抛在脑后了。

◎ 除了按摩穴位外，您还得把体内的浊气给排出去

光靠点某个穴只能缓解您一时之急，这就跟您有病了，开点儿药的效果是一样的，是不能真正解决问题的。

而真正能解决问题的方法，就是把您体内的潜力激发出来。怎样才能激发起来呢？把体内的脏东西排出去，身体的潜能就自己激发出来了，不用您额外花时间去专门激发它。

8 穴位永远比病高明

有些人看了我的书后学了一招——通过按摩足三里来治胃痛，还挺管用的。胃不痛了，但没多久肚脐眼附近却开始痛了，这时您再去揉足三里，都揉破皮了，却怎么都不管用。

为什么呢？因为疼痛点变了，它从上面往下走了，这时，您所使用的穴位也要跟着变。怎么变呢？肚脐眼附近这块是小肠分布的区域，离足三里不远处有一个穴位叫下巨虚，特别敏感，那就揉揉它好了，一揉您就舒服了。

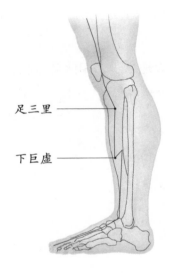

足阳明胃经穴

只有相信经络理论的存在，您才会相信穴位的神力，您才会想在身体上跃跃欲试。如果您认为经络治病纯属子虚乌有，那您自然就不会想到要去找穴位治病。

另外，如果我已经告诉您一加一等于二了，您说还想知道二加三等于五，一百加一百等于二百，那我就没办法告诉您经络治病的真谛了。而且，要是您这么去学经络的话，可能一辈子都学不到什么东西。

有一句话叫"饮半盏当知江河滋味，拾一叶尽晓人间秋凉"，这句话的意思就是说：我喝半盏湖水就能明晓整个江河的味道，拿一片叶子看就能意会秋凉。学经络和学任何知识一样，都是要触类旁通才行。

实际上，我们的身体就是一本"活字典"，您只要没事儿的时候随便用手一摸，就能摸到经络、穴位，而且，您只要知道"查字典"的方法，就不需要揉遍 12 条经络上的 360 个穴位。您只需要揉对您有用的就可以了。

如果您天天把精力、时间花在今天背两个穴，明天再背三个穴这种事情上，那您学到的知识全是死的，一个也用不上，因为您已经违背了经络穴位的本意。

如果您相信自己是天地之子，相信自己能够聚合天地之灵气的话，那您就一定能掌握经络除病务尽的窍门。

9 经络穴位是有感情的

我一个朋友的表妹最近生了一个女孩儿，她婆婆觉得不是大胖小子，心里挺别扭，生产后就来看了一眼，第二天就不来了。这个媳妇心里很委屈，本来头天有奶，第二天奶没了，因为生闷气憋回去了。这时，当针灸大夫的姨妈来探望她，一看这个情况，就给她使劲点按涌泉穴，同时慢慢开导她。不一会儿，她突然痛哭流涕，哭了一阵，觉得心里痛快多了。两小时后，她感觉乳房开始胀，奶又重新有了。

这个故事说明什么呢？说明经络穴位是可以直接通到情智上去的，它是沟通生理和心理的一个桥梁。既然如此，我们在按摩这些穴位的时候，就应该把心理方面的因素也加进去。比如说，您给亲朋好友按摩的时候，要知道他的心结在哪里，先解开它，如此才能达到"身心同治"。

我们应该借助经络穴位的桥梁，通过调整生理来改善心理，才能真正达到经络穴位的妙用。如果把经络穴位当成一个死的、没有感情的东西，那么按揉它的效果就会很差。当您帮助别人揉穴位的时候，如果他们心里有抵触，或者对其功效半信半疑，这时不要强迫去揉，因为绝对没有什么效果。如果绷着劲，而又要强行揉开，力量全都消耗在你们的对抗之中，怎么可能有效果呢？

对待所有的东西，包括治病，都要像解绳扣，而不要像扯绳子一样越扯越乱。解开的方法有两个：一个是身体上要解开它，还有一个是心结也一定要解开。两个同时解开，经络穴位才能真正发挥作用。

10 人体自有妙药——五腧穴

（此节可先跳过，待对经穴有感知后再研读）

　　五输穴就像职能部门的"专管员"，各有特定的职能和管辖范围。学会了五腧穴的用法，您可以灵活地搭配出许多免费的中成药来，而且是最正宗且无毒副作用的良药。

　　有朋友问：你总是说这个穴属火，那个穴属水，这是什么意思呢？这属水属火的究竟是怎么规定的？"金、木、水、火、土"，这是中医的五行学说。有不少人反对该学说，或言之为封建糟粕，故弄玄虚；或说其牵强附会，不符科学。对我而言，五行学说是祖先留给后人的思维工具，用来学习中医，方便顺手，就像我们吃面条用筷子好使，何必非要换成叉子呢？

　　按照五行学说，肺、大肠属金，心、小肠属火，肝、胆属木，脾、胃属土，肾、膀胱属水，心包、三焦也属火。

　　某条经络上的穴位，一方面同属于这条经络的属性，如肺经的穴都有肺经的"金性"；另一方面，每条经还依五行（金、木、水、火、土）各自构成五个特定穴（井、荥、俞、经、合），叫"五腧穴"。"腧"又作"输"，就是传导的意思。古人最善比喻，把经络的传导比喻为水流从小到大，从浅入深的变化过程。下面简单说一下"五腧穴"各自的含义。

　　"井"穴多位于手足之端，如肺经的少商穴和脾经的隐白穴。"井"就是水的源头，"井之为义，汲养而不穷"。

　　"荥"（xíng）穴多位于掌指或跖（脚掌）趾关节上，如肺经的鱼际穴和脾经的大都穴。"荥"的意思是迂回的小水，像山溪细流。

　　"俞"（shù）穴多位于掌腕或跖关节部，如肺经的太渊穴和脾经的太白穴。"俞"是灌注的意思，像山泉的瀑布，倾泻而下。

　　"经"穴多位于腕踝关节以上，如肺经的经渠穴和脾经的商丘穴。"经"是主道，像宽广的江河，畅行无阻。

　　"合"穴多位于肘膝关节附近，如肺经的尺泽和脾经的阴陵泉。"合"喻作江河之水汇入大海。

　　五腧穴以"井、荥、俞、经、合"来说明经气由四肢末端向心脏方向流注于肘膝关节，经气由微至盛，由浅入深，汇入脏腑的过程。五脏（心、肝、脾、肺、肾）所主的经络叫"阴经"，六腑（小肠、大肠、膀胱、胆、胃、三焦）所主的经络叫"阳经"。不管是阴经还是阳经，都有其各自的五腧穴，各自的属性也完全不同。阴经的"井"属木，"荥"属火，"俞"属土，"经"属金，"合"属水。而阳经的"井"属金，"荥"属水，"俞"属木，"经"属火，"合"属土。

　　对于这些属性，其实大家可以不必强记。"五腧穴"在一条经络中的功能，就像是一个公司里不同部门主管的作用，中医经典《难经》上说："井主心下满，荥主身热，俞主体重节痛，经主喘咳寒热，合主逆气而泄。"

　　井主"心下满"，是指胃脘部痞满，郁闷之症。五脏六腑皆有可能成为"心下满"的原因，若因脾胃不和引起，可刺激脾经井穴"隐白"，胃经井穴"厉兑"；若因肝气郁结引起，可刺激肝经井穴"大敦"；若因大便不通引起，可刺激大肠经井穴"商阳"。

　　荥主"身热"，身热可理解为"上火了"。如发烧，咽喉肿痛，可选肺经荥穴"鱼际"；口疮，小便短赤，可选小肠经荥穴"前谷"；口臭，大便燥结，可选胃经荥穴"内庭"；心烦不眠，五心烦热可选心经荥穴"少府"；牙龈肿痛，眼红赤，可选三焦经荥穴"液门"。各经络的荥穴可以配合使用，祛热功能效果更佳。

　　俞主"体重节痛"。"体重节痛"是指浑身酸懒，身体倦怠，关节疼痛。如膝关节肿痛，行走困难的，可选肝经俞穴"太冲"，胆经俞穴

"足临泣"；上肢关节痛，可选肺经俞穴"太渊"，心包经俞穴"大陵"；白天倦怠嗜卧，无精打采，可选脾经俞穴"太白"，肾经俞穴"太溪"；若是感冒引起的肢体酸痛，可选膀胱经俞穴"束骨"，胃经俞穴"陷谷"。俞穴具有健脾祛湿，舒筋活络，祛风止痛的功效。

经主"咳喘寒热"，"咳喘寒热"是说经穴善治咳喘之症，且无论是寒性、热性还是阴虚、发热的咳喘，都可选择经穴治疗。《内经》上说："五脏六腑皆令人咳，非独肺也。"如外感咳嗽，可选肺经经穴"经渠"和膀胱经经穴"昆仑"；肾虚的咳喘，可选肾经经穴"复溜"；肝火旺引起的咳嗽可选三焦经经穴"支沟"；肺气不足的咳喘，可选脾经经穴"商丘"。经穴有清肺化痰，理气镇咳之效，平日可作为保养肺脏和预防咳喘的要穴。

合主"逆气而泄"。胃气上逆则呕吐，可选胃经合穴"足三里"；胆汁上逆则嘴苦，可选胆经合穴"阳陵泉"；肺气上逆则咳喘，可选肺经合穴"尺泽"；脾虚便溏腹泻，可选脾经合穴"阴陵泉"；肾虚遗尿，遗精，可选肾经合穴"阴谷"。《灵枢·四时气》中说"邪在腑取之合"，《内经·咳论》说"治腑者治其合"，都是在强调合穴善治脏腑之病。

五腧穴的效用非常广泛，这里只是简单地述其皮毛，让大家有一个简单的印象。

知道了穴位的五行，就可以试着用在日常保健上了。如肺经的太渊穴，是俞穴，属土，肺经属金，正好是"土生金"。又如脾经的商丘穴，是经穴，属金，脾经属土，也是"土生金"。这两穴合在一起来用，补肺健脾，功效显著。有人总说买不到参苓白术丸，而这太渊与商丘就是免费的参苓白术丸。

不要着急，穴位很多，但不用一下子都掌握，学中医，一定要一点一点渗透进去。

中医的精髓，是一种思想，是一种文化，是一种精神，是一种人性化的科学，需要灵感，需要领悟，需要身心交融，更需要博大的胸怀。

中医之所以伟大，就是因为有经络这个精髓。

抛开经络谈中医，中医就成了偏方，就成了小术，就成了民间技法。

有人怕夸大经络，怕以偏概全，埋没了针灸、中草药，岂不知针灸需明经络穴位才会立竿见影，用药需按脏腑归经才能药到病除，否则扎针如插秧，熟练就好；用药似乱炖，以多取胜。

《扁鹊心书》说得好："学医不知经络，开口动手便错。"《黄帝内经》更言经络为"学之所始，工之所止"，一语道破经络既是入门之径，又是终极目标的真理。

砭、针、灸、药、按跷、导引，此中医六法若无经络贯穿，便如有利剑而无剑法，有碗筷而无饮食。

知剑法，任刀枪皆可当剑。具饮食，无碗筷照样用餐。

经络在我们每个人身上，徒手便可操作。能自助天助，就可先知先觉。

《黄帝内经·灵枢》言，经络为"粗之所易，上之所难"，想要简单了解，三岁顽童也可略知一二；若精深研究，百岁药王也道"所疑更多矣"。

我们可以依靠书本，探索世界，也可反求自身，找回本真。经络就是连接人与宇宙的天然通道。人是宇宙的细胞，知道了一滴水，就懂得了整个海洋。

第二章

肝经，
生命吃苦耐劳的本钱

《黄帝内经》上说"肝主筋，肝者，罢极之本"。"罢极"，是耐受劳苦的意思；"本"，就是资本，本钱。我们的肝脏最能忍辱负重，它每天都要化解血液中的毒素，时时要承受各种情绪上的压力。抑郁伤肝，过劳伤肝，发怒伤肝，喝酒伤肝，吃药伤肝……伤则伤矣，但肝仍然会默默地工作，直至筋疲力尽。

肝经的穴位比较少，就14个，有很多还根本不好找。其实，我们日常生活中也没必要用那么多，一般能使用其中四五个，就对身体非常有好处了。

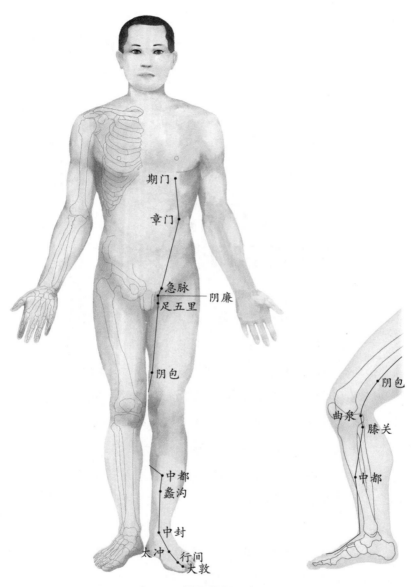

足厥阴肝经穴

足厥阴肝经预防和主治的疾病

生殖系统疾病：痛经、闭经、月经不调、盆腔炎、前列腺炎、疝气。

肝胆病：各种急慢性肝炎、急慢性胆囊炎、肝脾肿大、抑郁症。

其他：头顶痛、头晕眼花、各种眩晕、癫痫、胃痛等。

1 消解生活压力的本钱——肝经的五腧穴

前面已经讲过，五腧穴是 12 经络分布在肘膝关节以下的 5 个特定穴位（井、荥、俞、经、合），因为具有金、木、水、火、土五行属性，所以也叫五行穴。

五腧穴首见于《灵枢·九针十二原》："所出为井，所溜为荥，所注为俞，所行为经，所入为合。"可以说，这段话将经络气血流注的状态，用不同性质的水流，形象地比喻出来，由微至盛，从涓涓细流逐渐汇成滔滔江海。

五腧穴对内脏病、五官病、情志病等有独特的治疗作用，是强身保健的方便工具，也是系统学习经络的入门之法。

下面举肝经为例，讲述五腧穴的具体应用。

大敦——疏肝理气作用最强

在足大趾靠第二趾一侧甲角旁 1 分，古代的医家一致认为此穴为**治疗疝气的特效穴**。《玉龙歌》说："七般疝气取大敦。"《胜玉歌》也道："灸罢大敦除疝气。"

此穴为木经木穴（肝经属木），疏肝理气作用最强，善治因气郁不舒引起的妇科诸症，如闭经、痛经、崩漏、更年期综合征。同时，此穴还是治疗男子阳痿、尿频、尿失禁的要穴。

此穴用艾灸效果最好。

此外，用指甲轻掐此穴还有通便之效。"病在脏者取之井"，若为慢性肝病，此穴更是必不可少的治疗与保健要穴。

行间——专治身热之病

此穴在足大趾和第二趾的缝纹端。"荥主身热"，行间属火，为肝经的子穴，**最善治头面之火。**如目赤肿痛，面热鼻血等，**掐此穴对眼睛胀痛尤有显效。**《类经·图翼》上说："泻行间火而热自清，木气自下。"

另外，**此穴还治心里烦热，燥咳失眠。**

因肝经环绕阴器，所以行间还善治生殖器的热症，如阴囊湿疹、小便热痛、阴部瘙痒等。

对痛风引起的膝踝肿痛，点掐行间也有很好的止痛效果。

太冲——"诸病寻它皆有效，没事常揉体自安"

此穴在行间上 2 寸，第一二跖骨接合部的凹陷中，是最令我敬畏和感动的人身大穴。

肝为"将军之官"，太冲穴所表现的功能就如一位横刀立马而又宽宏大度的将军，时时保护着我们的身体，而且有求必应。

当我们感到头昏脑涨（如高血压）时，太冲穴会让我们神清气爽；当我们觉得有气无力时（心脏供血不足），太冲穴会给我们补足气血；当我们心慌意乱时，太冲穴令我们志定神安；当我们怒气冲天时，太冲穴会让我们心平气和。

它不怒而威，能量无穷：发烧上火，太冲能去热；身体虚寒，太冲可增温；月经不调，太冲善调理；阳痿遗精，太冲能改善。慢性肝病的调理，太冲也是必选之穴。

此外还善治咳喘、感冒和各种炎症，真是：

扫一扫，即可观看太冲穴视频。

诸病寻它皆有效，没事常揉体自安。这种适合各种体质的好穴，我们要倍加珍惜才是。

中封——保养人体精血之要穴

此穴在足内踝前1寸。"中"指"中焦"（因肝在中焦位置），封指"封藏"，要封藏什么呢？当然要封藏人体精血，使之不致轻易耗伤。

肝藏血，肾藏精，许多人长年遗精，吃诸多补肾、固涩之药而无效。原因是不知补肾亦当补肝，但自古皆言"肝不受补"，补肝岂不有助火之虞，这种考虑是有道理的，但也不可胶柱鼓瑟，要知其常，也要通其变。

中封是保养人体精血之要穴，为肝经金穴，金能克木（这里的"克"是约束之意），所以此穴本身就可抑制肝火过旺。

金有肃降之性，**故此穴可通利小便**。"溺窍开则精窍闭"，正是固精之妙法。另外中封还**善治脚软无力，步履艰难之症**，配合足三**里效果更佳**。正如《医宗金鉴》上说："中封主治遗精病，三里合灸步履艰。"

曲泉——肝之虚症，可用曲泉补之

屈膝，此穴就在膝内侧横纹上方凹陷中。

"曲"指肝木（木曰曲直），"泉"指肾水。肝属木，肾属水，水能生木，肾为肝之母，根据"虚则补其母"的原则，肝之虚症，可用曲泉补之。

肝虚则易倦乏力，肝虚则阳痿早泄，肝虚则心恐善惊，肝虚则血亏不孕，肝虚则头胀眩晕，肝虚则眼花目涩。

另外肝主筋，膝为筋之府，**曲泉正位于膝关节部位，最善治膝关节疼痛**。膝痛曲泉穴必痛，所以此穴为护膝要穴，平日可多加按摩。

另外**曲泉穴也是降血压的要穴，还能治疗各种湿症，不论湿寒、湿热、风湿、湿毒均可选用此穴**。《黄帝内经》上说"肝主筋，肝者，罢极之本"。"罢极"，是耐受劳苦的意思；"本"，就是资本，本钱。

我们的肝脏最能忍辱负重，它每天都要化解血液中的毒素，时时要承受各种情绪上的压力。抑郁伤肝，过劳伤肝，发怒伤肝，喝酒伤肝，吃药伤肝……伤则伤矣，但肝仍然会默默地工作，直至筋疲力尽。

肝脏是我们消解生活压力的本钱，可别累坏了它，如果本钱没有了，您还能创造什么呢？

2 保命的万灵丹——肝经大药房

　　肝经的穴位比较少，就 14 个，有很多还根本不好找。其实，我们日常生活中也没必要用那么多，一般能使用其中四五个，就对身体非常有好处了。

　　肝经一般不太容易找准确，这里有一个很好的办法：**做个劈叉动作，用 4 根手指去摸大腿根，有一根硬筋，顺着硬筋往下走就是肝经了。**

　　肝经上的穴位，有的可以一带而过，了解一下名称即可，有的则需要每天反反复复地揣摩、深思。因为，有的穴位会像您最亲的人一样，不离不弃地伴随您一生。

～ 心火无烟日日烧，足下清静方为道
——品味脚上的肝经大药

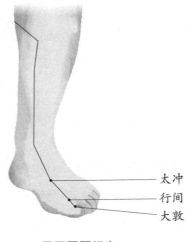

太冲
行间
大敦

足厥阴肝经穴

（1）艾灸大敦穴，治崩漏、月经过多等出血症

大敦穴是肝经的第一个穴位，它在大脚趾内侧的趾甲缝旁边。"敦"是厚的意思，"大敦"就是特别厚。大敦穴又是一个井穴，"井"是源头的意思。中医讲肝藏血，所以肝经上的大敦穴能治疗出血症，且主要是下焦出血，像崩漏、月经过多等。处理大敦穴时，经常使用的方法是艾灸。

大敦穴旁边有个隐白穴，属于脾经，也是止血的要穴，它们俩通常配合使用，止血的效果最好。火气比较旺的人，可多灸灸大敦穴；身体比较虚寒的人，可多灸灸隐白穴。灸的时候，先拿指节或指甲掐一下，哪个穴特别敏感就先灸哪个，如果两个都比较敏感就一块灸。

（2）揉行间穴，调理牙痛、腮帮子肿、口腔溃疡、鼻出血、舌尖长泡等心火旺的症状

行间穴在大脚趾和二脚趾缝上。它是一个火穴，肝属木，木生火，如果有人肝火太旺，就泻其心火，这叫"实则泻其子"。行间穴就是一个泻心火的穴位。

如果您经常两肋胀痛、嘴苦，那是肝火旺。而像牙痛、腮帮子肿、口腔溃疡、鼻出血，尤其是舌尖长泡，就是心火盛，这时火已经不在肝上，多揉行间穴就可以消火。

憋在里面的火，由肝经管；已经发出来的火，则归心经管。大家一定要记住这个。

有的人一上火就鼻出血，等于是把火从鼻子里发出去了。但鼻出血也挺吓人的，虽然通过流鼻血保护了身体其他重要的脏器免受损害，但这不是一个正常的通口。这时候就要多揉行间穴，把心火从这里散出去。

（3）太冲穴，人体消气大穴

太冲穴堪称人体第一大要穴。很多人都认为足三里穴重要，其实它是一个保健补养的大穴。您在什么情况下才需要补呢？得先把体内的浊气、脏东西排出去以后，才能把好东西补进来，如果上来就补是补不进去的。

哪个是排除体内浊物的最大穴？就是太冲穴。它为什么有此功能？因为肝是人体的解毒工厂，要把体内的毒排干净，想要血清洁，就得把这个解毒工厂建设好，而肝的原穴是太冲穴，是能从源头上解决这个问题的。

中医讲百病从气生，气从哪儿生呢？从肝那儿。气大伤肝，所以您平时一定要少生气，一生气，病就挡不住了。

有时候您不能光解决这个表面的生理症状，真正的病根还在心里结着呢！**百病从心生，要想去掉心病，就得去掉肝火，就得增强肝的解毒功能。**肝的解毒功能一旦增强了，血液就清洁了，您就不会得高血脂等病了。

好多慢性病都出在肝上，只有把肝这个解毒工厂建设好、经营好，人才不会得病。

有的人经常头晕，有气无力，心有余而力不足，到医院一查，说是心脏供血不足，但做心电图也没什么事。这其实是肝的功能弱了，肝给心脏补充的气血不足了。

中医讲木生火，而肝属木，心属火，木不足火也就不足。

当您要补肝，而肝又不受补，一补它就上火时，则说明肝需要调理，调理就是补。

肝应该怎么调理呢？别生气就行了。但现实生活中谁能保证不生气？既然生气避免不了，就要想办法消气，气刚一生出来，赶紧找个通道消出去。

这时，就该找自身的消气大穴——太冲穴。当您晚上看电视的时候，把脚抱在怀里，就可以揉太冲穴，一揉气就化于无形之中了。

本来有个烦心事，要是以前早跟家人嚷嚷起来了，可是您一揉太冲穴后，突然发现自己的脾气怎么这么好了？甚至有的时候别人存心气您，您都一笑了之。

久揉太冲穴后，您会发现自己的心态变得十分平和，看问题和解决问题都跟以前大不相同了。

好多人不会揉太冲穴，有的人皮都掐破了，一掐破气更大，把气都撒自己身上了。这就是您的方法不对，您拿指甲掐、搓，肯定会弄破皮。

正确的方法是首先把指甲剪平，然后掐进去，仔细找一找最痛的点，把它转移到行间上去，因为行间是散心火的，一旦火散到行间就基本上发出去了。需要注意的是，揉的时候要从太冲穴揉到行间，可千万别揉反了。

我们一定要抛开一个传统的观念，就是有人总是说："这个穴位治的什么病？是不是治头痛？是不是治高血压？如果治高血压我才揉，不治不揉，跟我没关系。"

那么我要告诉您，您要是老这么学，一辈子都学不会，而且越学越多、越学越糊涂。要治病，您得知道病源是什么，既然百病从气生，也肯定从气消。您把气消了，什么头痛、胃痛、高血压也就全都消了。

扫一扫，即可观看太冲穴视频。

健康有路穴为径
——品味腿上的肝经大药

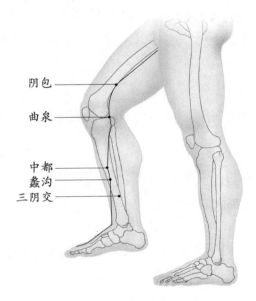

阴包

曲泉

中都
蠡沟
三阴交

足厥阴肝经穴

（1）揉三阴交穴，治慢性肝病、肝功能弱和月经不调

三阴交穴是脾经的穴，但是肝经也从这儿通过。为什么叫"三阴交"呢？因为3条阴经都从这儿通过，所以三阴交穴虽然是脾经的穴位，它也治如慢性肝炎、肝功能弱等肝病。另外，月经不调也可以揉三阴交穴。

（2）揉蠡沟穴，治瘙痒、痛经，调和肝胆上的病

蠡沟穴正好在小腿内侧的骨头上，在骨头的正面上，揉到骨头就揉对了。

"蠡"在古代是瓢虫的意思，"蠡沟"就是有个虫子老在这儿爬。

蠡沟穴是治疗瘙痒病的，凡是阴囊湿疹、阴道瘙痒等湿热病，多揉蠡沟穴特别好。月经有问题的女性，蠡沟穴肯定很痛，平常就要多揉揉，把痛点揉散，月经再来的时候就不会痛了。

络穴是专治慢性病的，蠡沟穴是肝经的络穴，与胆经相络，所以它不但能治肝经的慢性病，还可以治胆经上的慢性疾病，专门调和肝胆。

（3）按揉中都穴，治急性肋骨痛、急性肝区痛、急性眼睛胀痛

郄穴是专治急性病的。中都穴是郄穴，像急性肋骨痛、急性肝区痛、急性眼睛胀痛，一揉中都穴就会有效。

（4）揉曲泉穴（杞菊地黄丸与二妙丸的综合体），治肝肾阴虚，祛湿热

"曲"在这里代表肝的意思。有句话叫"木曰曲直"，说的就是肝。而木的本性是什么？是曲直，就是能直能弯。要是光能直不能弯，这个木头就会折；要是光能弯不能直，这个木头就没劲。

肝的习性就像木头的习性一样，是曲直，有曲的习性也有直的习性。想想看，如果光硬不软，有的人就会肝硬化；要是光软不硬，有的人就会一点脾气没有，缺乏阳刚之气。

所以，"木曰曲直"就直接把肝的习性说出来了。

"泉"是指水，肾主水，水代表肾。因此，曲泉穴是沟通肝肾的要穴。既然能沟通肝肾，曲泉穴就能治肝肾阴虚，相当于杞菊地黄丸。

曲泉穴又是祛湿热的要穴，相当于二妙丸。所以揉曲泉穴相当于吃了两味中药，既能滋阴又能祛湿。而现成的中成药里面没有一味药能同时滋阴又祛湿，曲泉穴能一穴两用，功莫大焉。

（5）揉阴包穴，疏通淤塞气血

阴包穴是肝经的一个要穴。有好多人揉了很长时间太冲穴没什么感觉，是什么原因呢？是气血在阴包穴堵住了，没到下面去。所以先要把阴包穴揉开，气血才能抵达太冲穴。

为有源头活水来
——品味躯干上的肝经大药

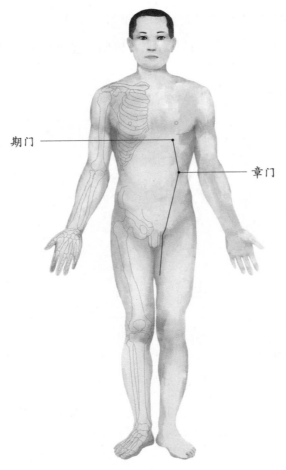

期门

章门

足厥阴肝经穴

（1）揉章门穴，总调五脏六腑

"章"是指贵重的材料，而人体的贵重材料就是五脏。"章门"是脏之会，五脏的气血在肝经章门穴会聚，所以一揉章门穴，五脏的功能都能得到调节。

当您不知道五脏该如何调节的时候，就先揉章门穴调节肝脏。把肝脏调节顺了，五脏的功能就都增强了。

（2）揉期门穴，治心里不舒服、郁闷

期门穴在乳头之下的位置。如果不好找，可以拿掌根一揉，把痛点给揉出来。如果您心里老是不舒服、郁闷，揉期门穴很快就会好。

第三章

胆经，
人体排解积虑的通道

肝是个大将军，每日运筹帷幄，制订周密的作战计划，胆则是一个刚直不阿的先锋官，随时准备采取行动。我们现代人的一大特点就是用脑过度，思虑太多，精神负担沉重，心理压力超载。

所以，那些多疑善虑、胆小易惊的人，以及那些情志异常、精神错乱的病症，都应该好好地去调节肝胆的功能。如何去改善肝胆的功能呢？最简单有效的方法就是敲胆经健身法，此法真可谓是造福大众的妙法奇方。

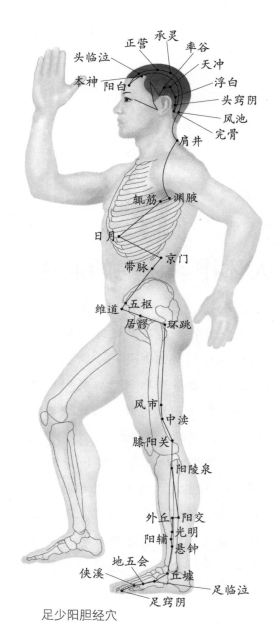

足少阳胆经穴

足少阳胆经预防和主治的疾病

肝胆病：急慢性胆囊炎、胆绞痛、各种慢性肝炎。
头面五官病：头昏、偏头痛、面神经炎、面神经麻痹、耳鸣、耳聋、近视。
其他：感冒、发热、咽喉肿痛、胁下痛、经脉所过处的肌肉痛。

1 敲胆经，缓解人体压力，提高决断能力

《黄帝内经》中说："肝者，将军之官，谋虑出焉，胆者，中正之官，决断出焉。"这句话是说，肝是个大将军，每日运筹帷幄，制订周密的作战计划，胆则是一个刚直不阿的先锋官，随时准备采取行动。

我们现代人的一大特点就是用脑过度，思虑太多，精神负担沉重，心理压力超载。心理层面的东西似乎无法用生理的功能来调节，我们似乎只能求救于心理医生。

其实不然，身心本是一体，须臾不曾相离，有哪些心理问题必产生相应的生理病变，如经常生闷气的女士就很容易发生子宫、卵巢和乳房的问题，恐惧和忧虑会造成男子长期的性功能障碍，脾气急躁的人最易患高血压、心脏病，精神紧张的人常会得胃溃疡。

竞争激烈的社会环境不会改变，每个人的精神压力难以避免，为了生存我们必须去承受这一切重负，所以需要找到舒解压力的方法。

既然身心就像是手掌的正反面，那么能不能用治疗身体的方法来调节心理状态呢？当然可以，古人早就懂得运用这种方法了。"肝主谋虑，胆主决断"，这《内经》的名言就是一把解锁的钥匙，我们怎可熟视无睹呢？为了生存，我们每天都会有很多的"谋虑"，为工作而谋，为前途而谋，为人际关系而谋，为生意而虑，为孩子而虑，为健康而虑，为情感的纠葛而虑。

如果我们谋虑的事情能够被"决断"，并得以顺利地贯彻执行，也就是心想事成，那自然会气血通畅、肝胆条达了。但是，现实生活中的诸般事情难尽如人意，多是壮志难酬、事与愿违的，所以，我们会有很多谋虑积压在肝而没有让胆去决断执行，肝胆的通道便造成了阻塞。

由于情志被压抑，肝胆的消化功能、供血功能、解毒功能都受到

严重影响，人体就会百病丛生。

中医讲"百病从气生"，而气就是所愿不遂、心里矛盾冲突的直接原因。如不喜欢自己的工作但为了生存必须坚持，不喜欢自己的老板却要加班加点为他卖命，心里是切齿咒骂表面却笑脸逢迎，明明想拒绝他的无理而言辞却纵容他的恶意，结果我们每天都会在谋虑、决断中自相拼杀，大耗气血。

所以，那些多疑善虑、胆小易惊的人，以及那些情志异常、精神错乱的病症，都应该好好地去调节肝胆的功能。

如何去改善肝胆的功能呢？最简单有效的方法就是吴清忠先生和陈玉琴老师提倡的敲胆经健身法，此法真可谓是造福大众的妙法奇方。

因肝胆是表里相通的脏腑，肝经的浊气毒素会排泄到胆经以缓解其自身的压力。胆经因为承受了大量的肝毒，很容易瘀滞堵塞，进而影响到肝脏的毒素也无路可排，所以胆经需要经常加以疏通。敲胆经是增加胆经的气血流量，及时缓解肝脏的压力，从情志上讲它也会大大提高人决断的能力，让人更加自信、更加果断。

胆经为足少阳经，为半表半里之经，与外界并无直接的通道，所以其浊气须借肠道而出。

有人敲胆经后排气多了，大便也色深味重了，便是肝胆之毒素从肠道而出了。也有些人敲完胆经后头痛脑涨、失眠多梦，这多是因胆经之浊气没能从肠道及时排出，而经手少阳三焦经上于头面所致。这时只要拨动胆经的阳陵泉，让电麻的感觉传导到脚趾，同时点揉右侧三焦经的支沟穴，不适症状都会明显改善。

说到胆经，还有许多特效的穴位：

风市可治各种皮肤痒疹，阳陵泉治两肋疼痛，光明可治老花眼，悬钟治落枕，足临泣治眩晕。

胆经的穴位都气感明显而强烈，如能善加利用，都有极为显著的效果。

一般人似乎很难从忧虑、恐惧、犹豫不决的惯性中挣脱出来，很难让身心经常保持一致。我们若能顺随肝胆的习性，该谋虑时谋虑，该决断时决断，那么，我们的肝胆必定会日益强壮而没有无谓的损耗，身心也会健康快乐。

毕竟思想的障碍很难清除，非一日可以改变，不如我们就先来按摩太冲穴，然后敲胆经，通过改善身体来修正思想，然后慢慢地觉悟，一样可以达到健康快乐的彼岸。

扫一扫，即可观看敲胆经视频。

我深知，最有效的方法必须是最简单的。

2 群英荟萃——结拜胆经上的五大英雄之穴

吴清忠先生大力倡导的"敲胆经",实在是一个简洁高效的养生妙法。敲胆经不但能增加胆汁分泌,有助消化排毒,更重要的是能够舒解肝脏的郁结,调节心理平衡,解决诸多身心病造成的亚健康问题。《素问·六节藏象论》说:"凡十一藏取决于胆。"可见胆经的重要作用。

胆经是一条穴位众多的经络,左右两侧各有44个穴位,起于眼外角旁的瞳子髎,止于脚四趾趾甲外侧的足窍阴。胆经上特效穴很多,可谓是群英荟萃,下面先选出五位精英,详解一番,以彰显一下此经的神奇妙用。

风池——让风邪没有藏身之地

"风"指风邪,"池"是浅水塘。此穴为风邪窝积之处,但它隐藏不深,容易露出水面,所以只要我们经常刺激此穴,那么风邪也就没有藏身之所了。

风邪,含义很广:感冒,我们常说成是"受了风寒";头痛头晕,中医称为"头风";身体抽搐痉挛,叫作"羊角风";突然起了疹子,俗称"风疙瘩";卒中习惯称为"中风"等。

再者,如出汗怕风,迎风流泪,凡是和风沾边的病症,都与这个穴位有关。所以常揉风池穴,便可预防和调治由风邪引起的众多疾病,如感冒头痛、小儿抽动症、帕金森症等。

但风池的功效远不止这些,头面五官的疾病,如鼻炎、眼疾、耳鸣、牙痛、面部神经麻痹都可通过刺激它得到改善,尤其是青少年的近视眼,此穴为特效穴。

风池穴之所以没能显示出其应有的功用,主要在于取穴不准,点按无力，且用力方向不对。

在摸后脑时，会摸到头发边缘有一个凹窝，挺大的，很明显，如果往里一推，就会触到脖子后面的两根硬筋，往上面就是枕骨，用大拇指往里一顶，便会摸到风池穴。点按时闭眼效果更佳。通常按此穴一分钟，马上会感到眼睛明亮，神清气爽。另外，此穴还是奇经八脉中的阳跷脉的终止穴，阳跷脉起于足跟，主管下肢运动，所以风池穴还是治疗足跟痛的要穴。

🌀 肩井——有四通八达之象

凹陷深处为井，此穴在肩膀上较深的凹陷中。右手随意搭在左肩上，右拇指贴于颈左侧，右中指尖下即为此穴。

肩井穴之"井"，从字形可以看出其"四通八达"之象，其意正是如此。此穴最善通经活络，消肿散结，善治"不通则痛"之症，对偏头痛、胃脘痛、乳房疼痛有即时缓解之效。

肩井穴善治牙痛，若与大肠经的合谷穴同时按压，通常在30秒内止痛效果就很明显。您不妨收藏此法，以备急用。

另外，拿捏肩井穴还可缓解坐骨神经痛，正所谓"下病上治"，若能同时用肘尖按揉臀部胆经的环跳穴，效果更佳。

🌀 风市——安眠的大穴

此穴最好找，直立，将手垂于两腿外侧，中指尖处即为此穴。

风市，是风邪的"市场"。此穴也善治各种风症，与风池穴有近似功效，也可治头痛眩晕，耳鸣耳聋。此穴还有安神之功效，**用按摩棒稍重一些点按此穴一分钟便会产生睡意，对改善失眠有很好的效果。**

此外，风市穴对三叉神经痛也有辅助疗效。在此穴刮痧，还有祛风止痒之功效。

中渎——中焦的排污通道

中，指中焦（包括脾胃肝胆）；渎，本来是污水沟的意思。中渎，中焦的排污通道。中焦只有一个地方常堵塞瘀滞，那就是胆囊及胆管，因此中渎是治疗胆结石、胆囊炎及胆绞痛的要穴。古人将治法隐藏于穴名之中，以传承其效验，真是用心良苦，令人赞叹。

其实敲大腿上的胆经部分，主要就是敲击风市与中渎穴。此处肌肉较厚，穴位较深，建议用四指关节尖来敲打，效果更佳。

阳陵泉——对口苦之症有特效

在膝盖下外侧，腓骨下头前下方凹陷中。此穴为胆经之合穴，**善治胆囊之病，对口苦之症有特效。**

此穴还为筋之会穴，凡与人体的筋有关的病症，皆可通过刺激阳陵泉来改善，如小儿抽动症、肋间神经痛、肩肘关节痛、急性腰扭伤等。而且此穴还有一个更重要的功能，那就是调和肝脾。阳陵泉为胆经合穴，胆经属木，气通于肝，合穴属土，血贯于脾，此穴正为调节肝脾功能之枢纽。对于妇女月经不顺，**内分泌失调**，甚至更年期综合征，**拨动刺激阳陵泉，总能解纷扰于乱世，化干戈为玉帛**。此穴最善舒肝解郁，常与著名的"消气穴"太冲合用，功效更为明显。我本人也喜欢敲胆经，并敲打得很专注，就像与身体在对话一样，身体就像我们的孩子，您关心他，他也喜欢您。

扫一扫，即可观看
阳陵泉穴视频。

3 消除疾病，立竿见影——胆经大药房

胆经的穴位不仅特别多，而且还是我们学习中医的一条重点经络，它对人的健康状态来说太重要了，使用得当就会立竿见影。而通过刺激胆经，我们也可以马上了解经络穴位的很多神奇妙用，从而增强我们"求医不如求己"的信心。说到胆经，先得说一下胆。如果胆有了问题，通常就是胆汁上溢，那早上起来一般会口苦。有的人面色看起来好像蒙有一层尘土一样，这就是胆经堵塞了；经常偏头痛、坐骨神经痛或乳腺方面有问题，都是胆经有了毛病；另外，妇科疾病都是胆经所主。有的人一会儿冷一会儿热，也是胆经不调造成的；有的人心里有愁苦的事，经常需要叹气才能缓解；还有的人经常两肋疼痛。这些都跟胆经淤堵有关。这些症状怎么去治呢？大家要记住："经脉所过，主治所及。"看胆经的循行位置，它循行到哪里，就治哪里的病。胆经可以治偏头痛、颈椎病、肩膀痛、乳腺系统疾病、两肋痛。另外，股骨头有问题、坐骨神经痛、膝关节尤其是外侧老痛、腿经常抽筋、脚外踝经常扭伤，都是胆经不通造成的。还有，耳聋、耳鸣的位置也是在胆经的循行路线上，胆经也能治。

向上一路，千圣不传
——品味头部的胆经大药

（1）治各种眼疾、祛鱼尾纹，按揉瞳子髎穴

瞳子髎穴是胆经的起始点，在眼角旁边一点儿的凹陷处。"瞳子"就是瞳孔，即黑眼珠；"髎"的意思就是骨头凹陷的地方，即骨缝。

由此可见，瞳子髎穴治疗眼睛尤其是眼珠、眼底方面的疾病非常

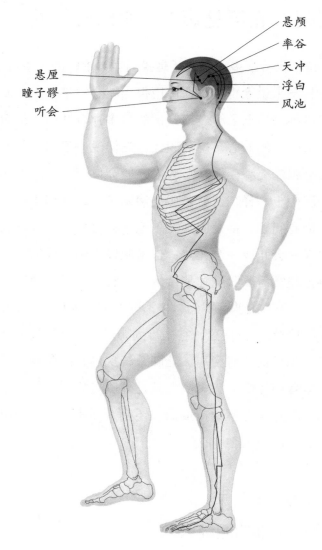

悬颅
率谷
天冲
浮白
风池

悬厘
瞳子髎
听会

足少阳胆经穴

有效，像近视、白内障等跟眼睛有关系的问题，都可以经常刺激它来得到解决。

经常刺激瞳子髎穴还可以预防鱼尾纹。鱼尾纹增多，原因是胆经气血不足，到不了瞳子髎穴，这里就容易衰老，其表现就是长鱼尾纹。

（2）治耳鸣、耳聋、面瘫，点按听会穴

听会穴在耳垂边、贴着面颊的地方。用食指一点按，这里有一个窝，张嘴时这个窝是凹进去的。"会"是聚集的意思，"听会"就是把听的注意力集中。

有的人因岁数大了，耳聋、耳鸣，这是气血聚不到这里来造成的。每天点按听会穴，气血就会重新汇集到耳朵。气血一充足，原来听不清的声音又能够听清了。

还有面瘫，中医一般讲是风证，但这种说法很笼统，我们也不知道这个"风"到底是怎么来的。其实就是人体血少了，上不来了，如果气血能过来，就不会麻痹了。中医有句话叫"血行风自灭"，说的就是这个道理。听会穴既然能把听力聚集到这里，也就是能把气血调动、聚集到穴位这块儿，那么平时多揉听会穴，就是把气血引到面部来的一个非常简单有效的方法。一旦气血充足，不光耳朵能听见，面部神经麻痹的问题也能解决。

（3）治头晕目眩，揉悬颅穴、悬厘穴

"颅"是头颅的意思，"悬颅"就是把头悬起来。什么时候头会感觉悬起来呢？就是头晕目眩的时候。悬颅穴是专门治疗此症的。

"厘"在古代是正的意思。出现头晕目眩，一揉悬厘穴就正过来了。

（4）治消化不良、酒后头痛、肚子不舒服，按揉率谷穴

率谷穴在耳朵尖上边 1.5 寸处。"率"指直率、率性，"谷"指谷物、粮食。从字面上理解，"率谷"肯定与吃喝有关，比如，吃东西多

了会撑着、恶心、呕吐；喝点儿酒很率性，但醉酒后通常会头痛，痛点就在率谷穴这里。所以，率谷穴专门治疗消化不良、喝酒后肚子不舒服和头痛等症。

（5）治情绪激动导致的头痛、惊恐、癫痫，揉天冲穴

古人把头比喻成"天"，而"冲"是冲撞、矛盾之意。当人内心矛盾过度就会产生头痛、惊恐、癫痫等问题，这些症状都跟天冲穴有直接关系。所以当内心矛盾激化、有恐惧情绪，到最后出现头痛、癫痫等不适的时候，请赶紧揉天冲穴。

（6）揉浮白穴，治熬夜、失眠造成的白发

浮白穴是专门治疗白发的穴位。人什么时候会长出白发呢？经常熬夜不睡觉或者经常失眠，导致血不养肝、肾阴（肾血）不足的时候就会肝热，肝火就会上来，也就是虚火上来了，头发就白了，这就叫"浮白"。

（7）多揉风池穴，治各种风证

"风池"的意思是蓄风的池子。像伤风感冒、头目眩晕、身体发颤、面部抽搐、抽羊角风以及经常扭脖子、眨眼睛等，都属于风证。凡是跟风有关的病症，多揉风池穴就能缓解。

想成将军，先有胆气
——品味躯干上的胆经大药

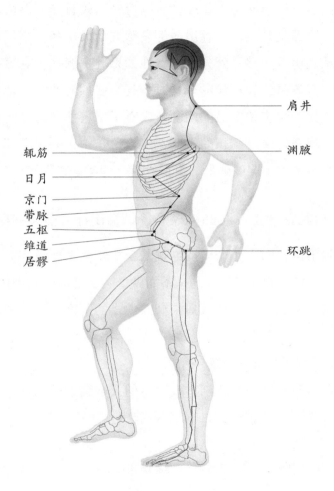

肩井

渊腋

环跳

辄筋

日月

京门

带脉

五枢

维道

居髎

足少阳胆经穴

（1）治痛证、乳腺疾病、淋巴结核，按揉肩井穴

肩井穴是好几条经循行经过的点，本属于胆经，而后背的三焦经

通过这里，胃经从这里穿过，大肠经也从这里经过，好多经都在此会聚。所以其他经有了问题，揉肩井穴也管用。

肩井穴是治疗痛证的要穴，像牙痛、头痛（尤其是属于胆经的偏头痛）都能治。而它又连着胃经，所以胃经眉棱骨痛也能治。肩井穴最能有效治疗的是乳腺炎、乳房痛等乳腺方面的疾病。胆经循行的位置，正好从乳房旁边转一圈，所以女性如果乳房胀痛、乳腺有一些增生，肩井穴应该是比较疼痛的。这时，赶紧多揉肩井穴，把它揉到不疼痛，这些让女性害怕不已的问题就没有了。肩井穴还是防治淋巴结核的要穴。现在得淋巴结核的人非常多，这是由于肝中的郁结之气顺着胆经宣泄不出去（胆经通肝，肝胆相照），堵塞在里面形成的。

（2）治乳腺增生、肋间神经痛、腋窝出汗，多揉渊腋穴

先摸到腋窝，向下 4 个横指也就是 3 寸处就是渊腋穴。可以用食指或中指来点按。如果指头没劲，不妨做个"工具"：伸出中指，将食指搁在中指的上面，然后把大拇指搁在中指的下面，这就形成了一个"按摩棒"，用此点按就会特别得劲。

渊腋穴是防治乳腺增生的一个要穴。

渊腋穴治肋间神经痛特别有效。有的人腋窝老爱出汗，而且汗特别多，那么平常多揉揉渊腋穴，就可以起到止汗的作用。

（3）养筋护肝、行气化淤，揉辄筋穴

在中医传统文化里面，有时候文字的含义就代表穴位的含义，它们是相通的。如"辄筋穴"，"辄"就是过去马车两边的挡板，您坐在马车上，怕摔着，就得扶着旁边的挡板。我国有一个成语叫动辄得咎，是说稍微动一动就犯错误了，您就在那儿待着别动，坐在马车上不能扶东西，

就算车子把您晃悠出去，您也不能扶，您稍微一扶着，就会动辄得咎。

"辄筋"就是筋的两块挡板，就是护着筋的意思。为什么要护着这条筋？中医讲肝主筋，所以辄筋穴其实就是护肝（防治肝损伤）、养肝、养筋的穴位。

有人说，不如直接起名叫"辄肝"不就完了吗？但"辄肝"太狭隘了，听起来像只管肝的事。而在中医学里，肝的外延很大，它管筋、管风证、管胆，"辄筋"能把肝的外延全包括进去。

既然过去有个成语叫动辄得咎，动一点儿都不行，我们现在也可以活用这个成语，叫"动辄得健"，即一动辄筋穴就得到健康了。

为什么肝和筋会出现问题？关键是气郁不舒。所以，为了让自己的肝好筋强，您平常就应该时时把心里的郁结之气给散掉，也就是经常推推这个穴附近有硬筋的地方，把它推散了就好。**推的时候要从渊腋穴往乳下辄筋穴的方向推，经常用 4 个手指肚捋捋。**爱生气的人、心里有委屈气郁的人，这里会很痛，您就捋吧！这里是最容易堆积浊气的地方，里面有好多硬筋，好多人一揉就会打嗝，每天坚持揉下去，您想气郁都难。

（4）有胆囊炎、胆结石，多揉日月穴

有人说太阳和月亮是互相对照的，在中医看来，肝就是日，胆就是月。日月穴上边有个期门穴，是肝经的募穴，"募"就是募集、募捐的募，汇集的意思。肝的气血在期门穴汇集，胆的气血在日月穴汇集。

胆和肝的关系，就像日和月的关系一样，是从属的。而日月穴相对于期门穴来讲，也是一个从属关系。

找日月穴时，要先找到乳头下边，心窝旁开 4 寸就是。

有人说怎么都找不着这个穴。没关系，**您用掌根揉，绝对能揉到一个特别痛的点，痛点就是日月穴。**

只要是胆经淤阻的问题，像胆囊炎、胆结石等，日月穴都会有很

明显的痛点。多揉揉它，就可以防治。

（5）胆经上的补肾大穴，京门穴

找京门穴的时候，最好用敲打法把它敲出来，用手指骨节硌侧面那个位置，如果很敏感就是此穴。但是要记住，此穴是在骨头的边缘，不在肉上，在对应着大腿两侧的高点处。

京门穴虽然在胆经上，但它是肾的募穴，肾气很容易在这里会聚。**肾虚、肾气不足的人，如腰酸、腰痛的人，平时要多揉揉这个穴。**揉的时候要用指节骨头来揉，揉之前如果怕找不准穴位，就先敲一下这个位置，一敲就能找到，然后使劲揉，把这个痛点给揉散。

扫一扫，即可观看
京门穴视频。

（6）减肥，治前列腺疾患、便秘、偏头痛、乳腺增生、妇科病，斜推腹、敲带脉

带脉、五枢、维道、居髎这几个穴位没有一个是好找的。像带脉穴在与肚脐眼相平的腰侧位置，有的肥胖者根本找不着，而且它很不敏感，按它的时候只是按在了皮上。

至于五枢穴、维道穴、居髎穴就不用找了，因为既不好找也不好揉。但有一个方法可以把它们的作用全发挥出来，这就是推腹法。要侧着推，往中间推，往大腿根部推。有前列腺病的人，从斜的方向多推是最好的。

对京门穴、带脉穴、五枢穴、维道穴、居髎穴这一块儿，还有"敲带脉"的一招可以全部搞定。晚上睡觉前平躺着放松，想象身体如烂泥一样，您就敲肋下两边，除了京门穴边上的骨头敲

扫一扫，即可观看
推腹法视频。

一敲，肋骨以下、胯骨以上有赘肉的地方（也就
是俗称"草帽圈"和"游泳圈"的地方）也要敲。
每次敲二三百下，手一酸、浑身都累了，也就想
睡了。

扫一扫，即可观看
敲带脉视频。

　　**"敲带脉"一法年轻人特别感兴趣，通常敲
两周以后就能看出有明显的减肥效果**，原来裤子
挺紧的，现在可以塞个拳头进去了。

　　对于老年人来说，**"敲带脉"可以增强大肠蠕动，治疗便秘**。因为按
解剖学来讲，带脉的位置一边是升结肠、一边是降结肠，一敲就能振动
大肠使蠕动加快，而且这几个穴位都在胆经上，敲打它们，胆汁分泌得
就多，就能够增强代谢，使大便通畅，原来两天一次大便，现在变成一
天两次大便了。

　　如果长期便秘，敲带脉穴还有一个即时的效果，就是当您因中气
不足而满头大汗、半天也解不出大便时，您就马上开始敲，头两天不
会感觉有什么效果，等敲一周以后，敲出一种条件反射来，再敲时大
便就会很通畅了。这是老年人防治大便不通的最简捷的方法。

　　敲带脉穴还可以马上缓解偏头痛。

　　带脉区上边通着乳房，把此处敲通了，上边的淤阻就化解开了，
所以敲带脉可以让人心情舒畅，防治乳腺增生。敲带脉治妇科病也非
常见效，可以改善痛经、月经不调等很多女士的难言之隐。

（7）治高血脂、水肿、静脉曲张，多敲环跳穴

　　环跳穴在臀部上。它不光是胆经的穴位，还通着膀胱经，是膀胱
经和胆经交会的穴位。膀胱经是人体最大的排毒通道，敲打时的姿势
应该是趴着。您这么一敲就把身体的下水道给弄通了，那些引起高血
脂、水肿、静脉曲张的脏东西就排出去了。

大解身心烦忧
　　——品味腿和脚上的胆经大药

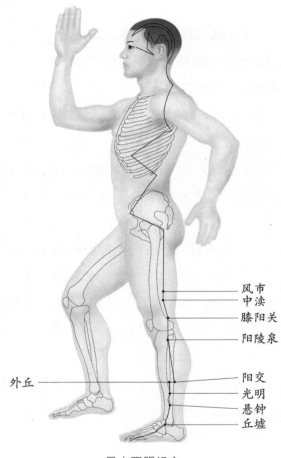

风市
中渎
膝阳关
阳陵泉

阳交
光明
悬钟
丘墟

外丘

足少阳胆经穴

　　人生在世，谁都难免一肚子浊气。生了半辈子的气都在肝那块儿
藏着呢，藏得太多发泄不出去，到胆那块儿堵住，就成了胆囊炎、胆
结石。所以我们一定要及时地把浊气排出去。而且，肝脏跟外界没有
通路，它只能借助胆经这条经络，然后顺着肠胃，通过打嗝、放屁的

形式出去。阳陵泉就是与胆经和肠胃相通的一个枢纽。

（1）治风证、失眠、腰酸、腰胀痛，敲打风市穴

风市穴跟风池穴有异曲同工之妙：风池穴是蓄积风的池子，各种风在此汇集；风市穴是风的市场，各种风也在此汇集。而且大腿正好是气血最旺、通道最宽的地方，所以**敲打风市穴对改善胆经的循环效果非常明显。**

有人说风市穴不好找。可以用一个简单的方法：取站立姿势，手自然下垂，中指尖对应的大腿外侧位置就是风市穴。

风市穴是治疗风证的大穴，诸如伤风感冒、身体抽搐、癫痫、帕金森病这些跟震颤、摇动、抽搐有关系的都是风证，还有人老眨眼睛、肌肉老跳动、高血压、身上起疹子、皮肤瘙痒，也属风证。有这种情况的人，每天坚持揉揉风市穴，效果会非常好。

老年人手没劲，那就敲打胆经，主要就是敲打风市穴和它下边的中渎穴。您可以从环跳穴以下开始敲到中渎穴，没事儿坐那儿就可以敲。

风市穴可以治疗失眠症，但不适合用敲打的方法。因为一敲，胆经的气血就开始流动起来，越敲越精神，您更睡不着了。**那用什么方法合适呢？在此处拔一个罐，所有的气血就都汇集到这里了。**因此，您要想把血引过来就拔罐，您要想让气血流通起来就敲，效果是不一样的。

腰酸时拔个罐效果也不错，因为腰酸的原因就是缺血，而拔罐能把别处的血聚过来，这样就能舒服。

如果是腰胀痛，就不能拔罐。因为本来气就郁在这里出不去，不是气少而是气多了，您再来一个罐，气都聚在这儿，更直不起腰来了，这个时候您应该给它揉散。

总之，如果在风市穴拔罐，过10分钟您也许就会犯困，打哈欠了；而如果敲一敲，精神头就来了。这就是方法的重要性。

（2）治胆经淤塞、胆结石、胆囊炎，敲打中渎穴

如果胆汁流通不畅、堵住了，就会口苦、两肋胀痛、头胀、乳房胀痛，有些人甚至出现胆结石、胆囊炎这些症状。**中渎穴就是能疏通淤阻的一个要穴。**

平常如果多敲这个穴位，您肯定不会得胆结石、胆囊炎。而胆囊有问题的人，按这个穴肯定很痛，每天坚持敲打，就可以缓解胆绞痛、胆结石、胆囊炎的症状。

有的人胆囊切除了，再敲中渎穴是不是就没用了？正相反，这时候更有用。原因是手术只是把局部有形的病灶切掉了，但不能保证不再形成淤阻，因为淤阻是肝脏里面的毒素排不出去造成的，所以您更应该疏通胆经。

还有，胆囊虽然切除了，但胆经仍然相通，经络并未受到损伤，所以不仅可以接着敲，而且还更应该多敲。

（3）治膝盖痛，敲敲膝阳关穴

膝阳关穴，顾名思义，就是专门治疗膝盖痛的。

（4）治抽筋、扭筋、月经不调、岔气、肝胆有郁气，拨动阳陵泉穴

每个人身上都有宝贝，阳陵泉穴就是其中的一个。它是胆经的合穴，合治内府，专门调节胆囊的功能，而且对整个胆经都有很好的调节效果。它又是筋之汇，所有的筋都在这里汇集。抽筋、扭筋，只要

跟筋有关系的毛病，都可以揉阳陵泉来解决。阳陵泉实际上相当于一味叫"逍遥丸"的中药。有好多女士月经不调，到医院去了，来点儿逍遥丸一吃就逍遥了、高兴了。病因就在这个名字里，因为气郁才造成月经不调，吃上几粒逍遥丸心里就愉悦，气就散了。拨动阳陵泉穴，就可以起到逍遥丸的作用。

这个穴位用按摩的方法通常效果不佳，要拨动才行。在膝盖下外侧旁边有一个高出来的小骨头，往下一摸便能摸到，阳陵泉穴就在这个骨头下缘的边上。用食指按住它，像拨动琴弦一样，此处有一根筋，反复拨动几次，就开始有麻的感觉了，一旦麻感到了脚面，这条胆经就通了。这样做效果是最好的。

举个例子，比如您的肋骨这块儿岔气了，吸一口气都不行，这时赶紧拨动阳陵泉穴，两分钟后就好了。还有抽筋，拨动阳陵泉穴马上就好。

有人早上起来老口苦，这是胆经淤阻、胆汁上溢了，那么您应该在睡觉之前拨动阳陵泉穴两分钟，第二天早上口就不苦了，这是治口苦最好的方法。

有的人经常肩膀发紧，觉得肌肉都绞在一块，甚至跟绑着似的，这时就需要多拨动阳陵泉穴。

有的人经常觉得心里不舒服、老想哭、老有委屈，这是有气结在心里，拨动阳陵泉穴会觉得情绪好很多。

有的人敲打胆经以后会睡不着觉，气都往上跑，不往下走，您赶紧拨动阳陵泉穴，胆经的浊气就会直接跑到肠胃上去，而不会顺着三焦经跑到脑袋上。这时您会发现一个情况：肚子突然胀起来。其实这是一个好现象，是肝胆里面的郁结之气跑到肠胃上来了，您这时就会

扫一扫，即可观看
阳陵泉穴视频。

有一个感觉，要放个屁才痛快。这个时候赶紧推推肚子，或者熬点儿萝卜汤喝，把屁放出来，然后再接着拨动阳陵泉，里面的浊气就都排出来了。

人生在世，谁都难免一肚子浊气。生了半辈子的气都在肝那块儿藏着呢，藏得太多发泄不出去，到胆那块儿堵住，就成了胆囊炎、胆结石，所以我们一定要及时地把浊气排出去。而且，肝脏跟外界没有通路，它只能借助胆经这条经络，然后顺着肠胃，通过打嗝、放屁的形式排出去。阳陵泉就是与胆经和肠胃相通的一个枢纽。

拨动阳陵泉穴时，如果开始拨不通、腿脚不发麻也没关系，可以先多敲打小腿部分的胆经后再接着拨动。

（5）头痛、乳腺痛等胆经循行线上的急症，点按阳交穴、外丘穴

阳交穴、外丘穴是两个并排挨着的穴位，有时候点按往往会点错。不过没关系，这两个穴位的性质、效果都一样，您觉得哪个敏感就点哪个。它们都是胆经的郄穴，专治急症，所以凡是胆经走向上的突发头痛、乳腺痛、坐骨神经痛都可以揉阳交穴或外丘穴。

（6）眼病、慢性头痛，揉光明穴

光明穴在脚外踝尖上5寸处，是治疗眼睛疾病的要穴，有关近视眼、老年白内障、青光眼、视神经的问题它都管。它还跟痛证有关系，尤其善治头痛。光明穴是胆经的络穴。"络"就是联络，光明穴是跟肝胆经相通的穴位。络穴都治慢性病，久病入络，像慢性胆囊炎、慢性肝病都跟光明穴有关系。

（7）头痛、腰痛、颈椎病、关节炎等与骨头有关的疾病，揉悬钟穴

悬钟穴在外踝前缘上3寸处。"钟"在古代有两个含义：一个是大钟，还有一个是铃铛。"悬钟"的意思就是给小孩子腿上挂了好多小铃铛，挂的位置就是悬钟穴。

悬钟穴是人体的髓之会穴。人体有好多会穴，像阳陵泉穴是筋之会，所有筋在那里汇集，而悬钟穴是髓之会，骨髓在这里汇集。人体什么地方骨髓最多？是后边的脊椎，所以脊椎痛时要揉悬钟穴。

做了腰穿检查后，要揉悬钟穴来赶紧修复一下，它可以调动、增强人体骨髓的储备。

而且胆经主骨所生病，头痛或酸胀、腰椎痛、颈椎病、关节炎等**跟骨头有关的病，胆经上的悬钟穴都管。**

其中腰痛有多种，有的是两侧痛、两边肌肉痛，有的是中间骨头痛，**悬钟穴专管中间骨头痛，尤其是痛点不在表面，好像是骨头里边的骨髓痛，这个穴就更管用。**

而腰椎方面的疼痛除了揉悬钟穴以外，还要揉肾经的太溪穴、复溜穴，如此配合起来效果才最好。

（8）治嗓子红肿、咽喉肿痛、牙痛、眼睛发红等上火之症，揉丘墟穴

丘墟穴在外踝骨的前缘，它是胆经的原穴。

丘墟穴专门治疗各种上火之症，也就是西医所说的发炎症状，比如嗓子发炎、咽喉肿痛、牙痛发炎、眼睛红肿发炎等。在足底反射区，丘墟穴相当于上身淋巴反射点。如果是头痛和乳房痛的炎症，跟它就更有关系了。以上这些穴位都掌握了，胆经的功能基本上就可以熟练运用了。

第四章

肾经，
关乎一个人终身幸福的经络

　　肾经，这是一条关乎一个人一生幸福的经络，若想提高生活质量，在身体上从温饱进入小康，那就必须把肾经锻炼强壮。肾是先天之本，也就是一个人生命的本钱，大多来自父母的遗传，也就是祖上的"遗产"。如果没有先天的厚赠，那就真的太需要后天的培补了，否则，人过中年便注定要每况愈下，衰老之态势不可挡。

　　只要是肾经上的穴位，您就没有必要记住它是专管什么的，只要把经络打通，这些穴位自然就起作用了。整个经络通了，那它的每个穴位都是通畅的。

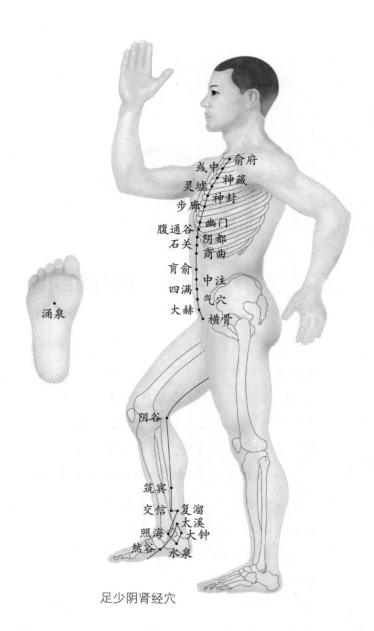

足少阴肾经穴

足少阴肾经预防和主治的疾病

泌尿生殖系统：急慢性前列腺炎、阳痿、早泄、遗精、术后尿潴留、睾丸炎、痛经、月经不调、盆腔炎、附件炎、胎位不正、各种肾炎、水肿。

头面疾病：头痛、牙痛。

其他：消化不良、泄泻、耳鸣耳聋、腰痛、卒中、休克、经脉所过的各种关节肌肉软组织病。

1 肾经——主管人一生幸福的经络

肾经，这是一条关乎一个人一生幸福的经络，若想提高生活质量，在身体上从温饱进入小康，那就必须把肾经锻炼强壮。

肾是先天之本，也就是一个人生命的本钱，大多来自父母的遗传，也就是祖上的"遗产"。如果没有先天的厚赠，那就真的太需要后天的培补了，否则，人过中年便注定要每况愈下，衰老之态势不可挡。

身体需要运动，经络更需要锻炼，经络是修复身体器官损伤的无形触手和忠实保镖。我们人体的器官就像天天运转的机器，是很容易磨损的，但是只要经常保养它，时时除垢润滑，那么我们仍然能够历久弥新，甚至脱胎换骨。因为我们改变了遗传留给身体发展的惯性轨道，激发了每个人身心固有的巨大潜能。大自然赐予了每个人强大的自愈能力，就看我们有没有这个机缘去挖掘和把握了。

前几日，邻居刘姐叫我过去给她家大哥把把脉，说近日他总发低烧，咽喉肿痛，左肋胀痛，感觉饿却不想吃饭，心里老是七上八下，烦躁不安，头昏昏的总想睡觉。去医院做了化验，指标都正常，中医给开的小柴胡颗粒，吃了两盒，却不见好。

我搭了下脉，脉象较为平和，并没觉出有什么异常，问了一下大小便，也都正常。正在低头思忖之际，大姐的一句话提醒了我："他白天一天都没事儿，但只要一过下午 5 点钟，马上开始发烧。"

下午 5 点到 7 点，乃肾经流注时间，莫非是肾出了问题？看看他肋骨痛的位置，正是京门穴（肾的募穴）。结合他说的症状，我建议大哥去医院照个 B 超。第二天，B 超结果出来了，说是肾上长了个肿瘤，大哥当时就住院了。

《灵枢·经脉》描述肾经的病状："饥不欲食……气不足则善恐，心惕惕如人将捕……口热，舌干，咽肿止气，嗌干及痛，烦心……嗜卧，足下热而痛。"邻家大哥的许多症状都与此说较为符合，只是发现得太晚，恐是凶多吉少。

作为日常保健，肾经是不容忽视的。肾是先天之本，是身体的根基。我们要及早培补它，时时加以呵护，千万别让根基动摇倾倒。下面讲几个肾经大穴，只要经常刺激它们，让它们常葆活力，您自己就会觉得活力四射。

太溪——专补先天不足的大穴

在内踝高点与跟腱之间的凹陷中。此穴是俞土穴，阴经以俞代原，所以也是肾经的原穴。

太溪穴治疗范围极广，是个大补穴，很多人觉得自己肾虚，如感觉腰酸膝软，头晕眼花，按按太溪，当时就会见效，比吃补肾药快得多。

具体地说，太溪穴可以治疗足跟痛、失眠、耳聋、耳鸣、支气管哮喘、小儿抽动症、经期牙痛、牙齿松动、肾虚脱发、内耳眩晕症、高血压、遗精、遗尿、假性近视，还有男人们最担心的性功能减退，以及妇女们的习惯性流产。

总之，按揉这个穴，能够改善体质，是治本强身之穴。

我认识的一个女性朋友，才三十出头，却患了难言之隐，总是憋不住尿，不敢跑，不敢大笑，甚至不敢咳嗽，因为只要稍有大的身体活动就会发生状况。

她是一家外企公司的职员，人也长得漂亮，但就是这个病患使她非常自卑，同事们的聚会她从不参加，甚至不敢交男朋友。人们觉得她性情孤傲，也都对她敬而远之。她断断续续吃了3年的汤药，竟无效果。

我看了她曾用过的那些方子，都对症，都是固涩缩尿补肾的方子，只是因为她脾胃虚寒，药物在脾胃被阻隔，无法真正被吸收，所以不能收到补肾缩尿的功效。

后来她按照我的建议在后背肾俞位置左右各拔一个真空罐，同时按揉左右的太溪穴 10 分钟，每天如此。

10 天后她来电话说，肾俞穴在拔到第八天时出了大水疱，就没敢再拔，而且太溪穴已经揉得痛不可摸了。

这一切证明她肾脏的功能已经得到了很大的加强，可以暂时休息，让身体自己去调节。

又过了一周，她兴高采烈地来到我家，告诉我她的遗尿已经彻底好了。

扫一扫，即可观看太溪穴视频。

其实，用肾俞配太溪来治疗各种原因引起的肾虚都是最佳的配伍，尤其对于肾虚腰痛可以马上见效。用穴位补肾，躲过了胃肠吸收这道关，所以不会有虚不受补的情况，而且补得直接、迅速。

照海——治眼疾、咽喉痛、安神镇定的要穴

照海穴在足内侧，内踝尖下方凹陷处，您贴着内踝一按就行。

"照"，为光明所及。**此穴是治疗眼疾的要穴**。照海，是说刺激此穴，能够让您的目光明亮，照见大海的广阔，这个场景还是很让人神往的。

照海是治疗咽喉痛的要穴，不论是急慢性扁桃体炎，还是咽炎、鼻咽管炎，都有很好的疗效。

此穴还有很好的安神镇定之功，配合膀胱经的申脉穴，治疗失眠

和神经衰弱效果极佳。

还可用于治疗卒中偏瘫的足内翻。

此外，此穴还是利尿消肿的要穴。经常点按，可以增强肾的泌尿功能。

❧ 复溜——让身体的"死水"重新流动起来

复溜穴在太溪穴直上2寸。"溜"，水迂回缓流的样子；复溜，就是让死水重新流动起来的意思。

此穴专能通经活络，利水消肿，去腐生肌。所以可以治疗气血瘀阻的慢性腰痛、膝关节肿痛、水肿少尿、月经不下、流产留下的后遗症、泌尿系统感染、阴道炎、前列腺炎、溃疡伤口不愈诸症。

复溜穴属金，肾经属水，复溜穴为本经的母穴，既能生肾水（金生水），又能平抑肝火（金克木），相当于六味地黄丸的效果，所以还可以治疗夜间烦热失眠、咳喘盗汗、口干尿频，与肺经的尺泽穴同用，疗效更佳。此外，复溜穴还能治疗手脚麻木、眼皮下垂、眼痛散光等等。它的功效太多了，真是随身药囊中不可或缺的宝贝。

扫一扫，即可观看
复溜穴视频。

2 激活先天之本，何惧疾病衰老——肾经大药房

补肾之峻猛，强身之迅捷，无出其右
——品味脚上的肾经大药

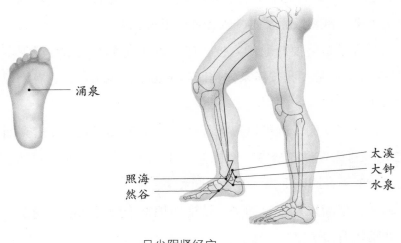

足少阴肾经穴

（1）肾经第一神药——涌泉穴

涌泉穴是肾经的第一个穴位。找的时候揾住脚趾肚，把余下的脚底分为 3 部分，涌泉穴就在上 1/3 处有个窝的位置。

涌泉穴是一个井穴，即源头。把气血引到脚上，实际就是引到涌泉穴去，这叫引血归源。引血归源有什么好处呢？它使人不容易衰老，这是最大的好处。

练金鸡独立、坠足功等，主要目标就是要把气血引到涌泉穴去。但有时做的时候会发现，好像气血总不能集中到想要去的地方，这就需要额外地刺激一下它。

刺激涌泉穴时，先把大拇指的指甲剪平，然后用力点按。如果很痛，这个穴位就适合每天按摩。一定要坚持，因为补肾是需要用一辈子来完成的任务，肾气强壮就不会衰老。

但有的人用力点按后没感觉，穴位还被按下了一个坑，这就是典型的肾气虚弱、气血不足。这样的人即便每天揉，再加大力量，对身体来讲也是一种白白的消耗。这个时候要先做跪膝法、金鸡独立，把气血引下来，再刺激涌泉穴，或者直接用药敷法。

涌泉穴是最终要打通的穴位，但在人体气血不足的情况下不要去刺激它。有人说："我按涌泉穴也凹陷下去了，也很痛，这种情况我能不能再按呢？"

能！它只要痛，就可以每天按摩，这说明气血能够冲击到涌泉穴这儿来。每天按摩3分钟，坚持1个月，您会发现脚底有弹性了，再按的时候就不会凹陷下去，肾气就归源了。

其实，**把涌泉穴按摩通了，就证明把整个肾经都给打通了，这是一个非常省力和快捷的方法**。

还有人说："我天天都按摩涌泉穴，非常痛，按了差不多1个月，痛老也不减。"这肯定是气血在流经肾经的其他穴位时，中途被堵塞住了，而且还堵得比较厉害。

这时，我们要先在肾经上找其他的痛点按，依次把这些堵塞的地方按通了，然后再去按涌泉穴，就会逐渐不痛了。当按到非常有弹性而且又不是很痛，只有一种酸胀感觉的时候，您将会发现身体和整个精神状态有了一个显著的变化。这就是引火归源的巨大好处。

一旦您把涌泉穴揉通了，就会对这个穴位充满深深的感激：原来经络穴位有这么神奇，可以让人产生一种源源不断的汹涌动力。

涌泉穴可以治疗足寒症。如果您身上怕冷，脚心老是冰凉，而且按的时候凹陷不起，这时候最好用艾灸法。但如果火气比较大，这种

方法就不适合应用。

有的人不足寒，但脚心总发热，这样的人最需要揉涌泉穴。因为他们的体质是肝火过旺，但受到了抑制，火气没有宣发出去，而肾阴又不足，就会脚心发热。这时，需要向肾要点水，来浇灭体内的火。

涌泉穴是肾经的井穴，井穴是属木的，通着肝，水又生木，所以可以从这里挖掘能量补肝。当脚心发热的时候，就是肝在向肾求救了，要求肾给一点肾阴（水）来降低肝的火气。这时候一定要揉涌泉穴，几天后脚心发热的问题就会缓解。

涌泉穴的作用和功效非常强大，但使用它时有一些禁忌，需要看好时机再用才会有好的效果，否则容易适得其反。

使用涌泉穴时一定要知道它的原理，才能游刃有余，因为它的功效是随着疾病的变化而变化的。

涌泉穴可以治呃逆（打嗝不止）。如果肾气不足，气就不往下走，不能归源，而往上走就会产生呃逆。您只有把气弄顺了，它才不会往上走，这就是灵活使用涌泉穴的原理所在。

涌泉穴可以治疗虚寒性呕吐。虚寒性呕吐就是吃点儿凉东西就反胃呕吐，这也是肾气不足造成的。

肾经的循行是从脚底开始的，一直通向肠胃，最后通到俞府。中医讲，经络循行到哪里就治哪里的病。它循行到胸口，像胸闷什么的问题它就治。

它挨着支气管，正好管辖着这一块儿，那么咳嗽、哮喘的问题它也能治。

它还通着肠胃，所以也能治肠胃不舒服等毛病。

涌泉穴可以治疗耳鸣、耳聋。因为肾开窍于耳，肾气不足耳朵就会出现问题。

每天搓脚心100次，也是为了引火归源。

还有如果鼻出血了，赶紧拿一瓣大蒜，捣碎糊在脚心上。左鼻孔出血糊右脚心，右鼻孔出血糊左脚心，两侧同时出血就一边糊一个。糊的时间别超过 10 分钟，因为时间长了脚底下容易起泡。有人就是因为糊了一宿，第二天没法走道了。古人说此法是敷上以后立马就好，如果不好，则说明身体可能有别的病。

只要是肾经上的穴位，您就没有必要记住它是专管什么的，只要把经络打通，这些穴位自然就起作用了。整个经络通了，那它的每个穴位都是通畅的。

如果每个穴位反反复复地刺激，可整条经络还是堵着，这些穴位也一点儿用都没有。

（2）按揉然谷穴，治糖尿病、烦躁口干、咽喉肿痛、遗尿、遗精

找然谷穴时，可以先摸一下脚的内踝骨，往前斜下方有个高骨头，然谷穴就在高骨的下缘。

这个穴非常实用，尤其对糖尿病很有效。古人称糖尿病为消渴，其实消渴和糖尿病有一定的区别，只是类似。然谷穴便是专门治消渴症的。

然谷穴是肾经的荥穴。荥穴属火，肾经属水，然谷穴的作用就是平衡水火。如果心火太大，就拿这个水给浇一浇，使身体不致太热也不致太冷。**如果总想喝水，心老起急，就是心火比较旺，一揉然谷穴就可以用肾水把心火降下来。**

如果夜里心烦睡不着觉，伴口干，然谷穴就派上用场了。在睡觉之前揉揉然谷穴，不一会儿就会感觉嘴里有了好多唾液，不那么想喝水，也没那么烦躁了，自然也就能睡得踏实了。所以然谷穴相当于一味专治阴虚火旺的中成药大补阴丸。其实，中成药大补阴丸的补阴效

果不是特别强，只是去火的效果还行。不过，**人岁数越大，越不能去火，因为他就仗着这点儿火气，他这个火全是虚火，所以用穴位来灭虚火就可以了。**

心烦的时候，人容易上火，有时候会咽喉肿痛、发炎、不能咽唾液，这时您按然谷穴同样有效。 肾经是通着咽喉的，虽然经络图上到俞府穴就结束了，但肾经"上咽喉辖舌本"，所以咽喉、舌头的问题它全管。当您突然失音，说不出话来，有两种情况：一种是咽喉特别干燥，另一种是有气无力。然谷穴适合第一种情况。

然谷穴还能治疗男科的专病——遗尿、遗精。对小便短赤（即尿少、很热、颜色发黄）等症状治疗效果也特别好。

（3）按揉大钟穴，专治"心有余而力不足""胆小怕事"等情志病

大钟穴在脚内踝后缘的凹陷往下约 0.5 寸处，肾气不足的时候按下去肯定很痛。

大钟穴有益肾平喘、通调二便的功效。 由于肾经连着支气管，所以大钟穴能治疗支气管哮喘方面的疾病。

此穴还有强腰壮骨、清脑安神的功效。

大钟穴是肾经的络穴，络膀胱经，主要的功效是排毒和御寒。

络穴都是治慢性病的，而恐惧这种病就是肾上的慢性病之一。 恐惧不是一天两天形成的，它可能会伴随人一生。有人从小就胆小怕事，到老了也如此，而且因为肾虚、气不足，比原来还胆小。所以，一旦意识到自己有这种情绪上的病，要赶紧多揉大钟穴。

如果总想睡觉，整天没精神，本来晚上睡了 8 个小时，但白天不到 10 点钟又困了，而且吃完饭后总觉得没精打采的，这肯定是肾虚不足了。另外，虽然脾经不通、脾湿，也会容易困倦，但脾虚引起的这

种症状和肾虚不一样。

脾虚导致的困倦是有阶段性的。比如,早上起来后,到了九、十点钟脾经所主的时候气血不足,就想睡觉;而肾虚则是早上起来也想睡觉,下午还想睡觉,整天有气无力的样子。

肾是藏精的。没有精,就没有气,更谈不上神了。因此要想精气神好,就得先从补肾开始。中医说"久病入络",生病久了,自然会在络穴上产生一种虚弱的感觉。要想补肾,平常就要多揉大钟穴。

还有一种"心有余而力不足"的人,心里想得都挺好,可老没劲干,没有动力,更没有持续力,这也是因为肾气不足。有这种情况,就不要老想着是不是意志力不强,因为这不是意志力的事。就算您意志力再强,而身体不行,那您也干不好事情,所谓坚强的意志力也维持不了多长时间。身心是连在一起的,身体强壮了,您自然就干劲十足。

大钟穴还是治疗足跟痛的一个要穴。

当嗓子老说不出话来,也是肾气不足或肾阴不足的表现。大钟穴,古人起这个名绝不是瞎起的,为什么叫"大钟"?钟不敲不鸣,它是专门治疗失声的,一失声就鸣不了,敲敲大钟又能出声了。我曾经讲过一个案例,是说一个人说不出话了,我就叫他按大钟穴,他当时说了一句"好痛啊"。可见穴位这个东西只要让它通,马上就起效;它要不通,也许一辈子都没用。这就跟我们家里的灯泡一样,如果没有接通电,把它插到哪儿也不会亮,而一旦接通电则瞬间即亮。

所以经络穴位起效不是很慢,中医也不是很慢,相反它的调养方法是最快的,关键是您要让它通上。有人说身体的问题都3年了。您甭说3年,如果10年您没接通,这个问题也还会搁在那儿。

（4）按揉水泉穴，治膀胱炎、小便不利、前列腺疾病、月经不调

水泉穴在足内侧，内踝后下方，太溪直下1寸，跟骨结节的内侧凹陷处。

水泉穴是肾经的郄穴。郄穴都治急性病。

什么是肾经上的急性病呢？比如泌尿系统感染，就是突然有膀胱炎等方面的问题了，就需要赶紧去揉水泉穴。"水泉"的意思就是让尿流通畅，一通畅，体内的毒素就能排出去。**水泉穴是专门消水肿，治小便不利的。**小便不利就是刚上完厕所，还没两分钟又想上，每次就撒一点。这是典型的肾气不足，医院通常诊断为泌尿系统感染。老年男性一般都有前列腺的问题，每天也要坚持多揉水泉穴。

水泉穴还有活血通经的作用。它通月经的效果很好，尤其是女性月经量特少、肚子胀得特别难受，但经血就是下不来，这时要赶紧揉水泉穴。

水泉穴可以治疗足跟痛，特别是对突发的足跟痛疗效好，一揉就能缓解。如果长期足跟痛，那就需要改揉大钟穴或太溪穴。

水泉穴还能缓解脚踝酸痛。比如刚爬完山发生脚踝酸痛，赶紧揉水泉穴。

（5）按揉照海穴，治咽喉痛、慢性咽炎

从古至今，照海穴治疗咽喉方面的疾病如咽喉痛、慢性咽炎等最有效。实际上，肾经上的穴位都能治咽喉疾患，因为肾经本身就是通咽喉的。打个比喻，这些穴位都是治咽喉病的能工巧匠，它们一般没有侧重，但照海穴偏重于专门治疗咽喉疾患，且效果极佳。

（6）太溪穴，全身第一大补药

揉太溪穴时，很多人根本没反应，尤其是身体虚弱的人，什么反应都没有，而且一按就凹陷下去了。这时，不痛的一定要把它揉痛，痛的要把它揉得不痛。归根结底，就是要把气血引到脚底的涌泉穴去。

太溪是肾经的原穴。原穴能够激发、调动身体的原动力，但调动起来后一定要把它储藏起来，即储藏到涌泉穴，这样您就有健康的根基了。

所以像每天搓脚心、做金鸡独立、泡脚之类的保健方法，其目的就是为了打通肾经，引火归源。

有人经常足跟痛，这就是肾虚。您应多揉太溪穴，顺着太溪穴把肾经的气血引过去。只要太溪穴被激活了，新鲜血液就会把瘀血冲散吸收，然后再循环带走。

为什么会痛？痛就是有瘀血，停在那里不动了，造成局部不通，不通则痛。您把好血引过去，把瘀血冲散，自然就不痛了。揉太溪穴就是帮助冲散瘀血。

有人经常咽喉干，喝水也不管用，没有唾液，这是肾阴不足。揉太溪穴就能补上肾阴。**太溪穴是原穴，原穴的意思是既补肾阴，又补肾阳。**

有很多女性朋友来月经的时候肚子痛，这时揉太溪穴很管用。

有的人肾绞痛，尤其是体内有肾结石的时候肾绞痛，那么平常多揉太溪穴就能防治这种症状。

有人痛风、尿酸过高，这是尿里毒素太多了，每天揉太溪穴能从源头把这个问题解决。有人得了肾炎，排不出尿来，揉太溪穴也能帮助排解尿毒。太溪穴还可以治先天性抽搐。如果大脑受伤，它还有辅助调养的功效。因为脑髓是肾所主，跟肾经有极大关系，所以要想调养后天受伤的大脑，就要好好刺激太溪穴。

有个人因家属出了车祸老是哭，哭了一段时间，眼睛越来越看不见东西了，还有个人经常想起点什么事就哭一鼻子，这时我都劝他们要多揉太溪穴。

有的人患有厌食症。古人管厌食症叫饥不欲食，看到吃的东西虽然饿，可就是吃不下去，这也是肾虚造成的。因为肾经的循行路线是从喉咙直接通着肠胃，所以太溪穴还能治疗厌食症。

还有像胸闷、支气管炎、哮喘等，太溪穴都可以治。因为肾经都经过这些病所发的位置。

阿尔茨海默症也是肾虚的一种表现，而打通肾经就可以防治包括阿尔茨海默症在内的各种老化症状。

其实，我们不要光想着什么穴位能治阿尔茨海默症，治耳鸣，治牙齿松动，只要把肾经打通，这些症状就全没了。

肾经上的很多穴位都能治这些病，我们一定要灵活运用。虽说太溪穴治这个，然谷穴治那个，涌泉穴也可以治什么，但用的时候一定要灵活。您不能说书上写着太溪穴是治咽喉痛、咽喉干的，但没说然谷穴治，您就不揉然谷穴，这样就麻烦了。

所以，当您有这些症状的时候，哪些穴位最敏感，您就赶紧多揉它。如果今天管用的这个穴位到第二天揉的时候不痛了，您就换那个最敏感的去揉。记住这一点。

比如说您今天咽喉痛，有几个穴都治——太溪穴治，然谷穴治，涌泉穴也治。可是您揉涌泉穴的时候不痛，那就别揉涌泉穴；揉然谷穴还不痛，也不要去揉了；再揉太溪穴痛了，就揉太溪穴，这时候太溪穴就管咽喉痛。

太溪穴不但是肾经的大补穴，还是全身的大补穴。大家都知道足三里穴是强身大穴，但与太

扫一扫，即可观看太溪穴视频。

溪穴相比，足三里穴偏重于补后天，太溪穴偏重于补先天。因此，要
补先天之本就得从太溪穴开始。

指下有乾坤
——品味小腿上的肾经大药

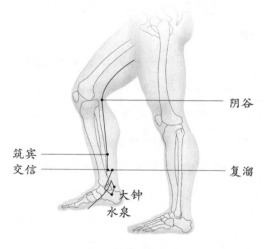

阴谷

筑宾
交信

复溜

大钟
水泉

足少阴肾经穴

（1）复溜穴，调节肾经的杠杆之药

当人体内有瘀血时，尿液、汗液和痰湿这些脏东西就会停留在体
内不流动了。人体的某一部分肿起来了，比如说膝盖肿，就跟复溜穴
有关系。实际上，**身体凡是有肿的地方都跟复溜穴有关系**。因为肿的
意思就是有水液在那里停滞不流，淤住了，而刺激复溜穴就能让它重
新循环起来。

静脉曲张就是血液长期淤在那里没有回流造成的。如果是在刚淤
的时候刺激复溜穴，效果会很明显；如果静脉曲张已经形成了大疙瘩，

揉几天复溜穴是不会好的，必须从整个身体来慢慢调节。因此当疾病刚有苗头的时候就要给它消除掉，等到严重时就不好弄了，一定要防患于未然。

复溜穴的功效是补肾滋阴、利水消肿，改善整个肾功能，解除肾功能失常所产生的各种症状。

肾功能失常会造成人体水液代谢失常，而**复溜穴专门治疗水液代谢失常**。水液代谢失常会出现水肿腹胀，不但是腿上有水、肚子里有水，而且腰脊强痛，这看起来是膀胱经的问题，但揉膀胱经却没什么效果，此时一定要揉肾经。首先揉复溜穴，让瘀血重新流动起来。

另外，为什么会腿肿？那是有积液不流动了。如果排尿很通畅，尿路就不会感染，更不会水肿。其实，只要知道一个症状，这些相应症状的原因您自己都可以想象出来。

复溜穴能治疗自汗、盗汗之症。自汗就是待着的时候就出汗。盗汗是睡觉的时候在不知不觉中出汗，一睁眼就不出了。出汗不出汗都属于代谢的问题。

说到这里您会发现，人的身体不是功利的，它不会让您光出汗或者不出汗，它总要达到一个平衡，即该出多少汗就出多少汗，该不出汗就不出汗。为了健康，身体总是任劳任怨地在朝着平衡状态努力。

复溜穴能治疗腹泻腹痛。腹泻是因为膀胱受堵，水液不走膀胱，而是走大肠的结果。中医有句话叫"水液别走大肠"，走错地方就造成了水泻。当您揉复溜穴之后，尿道一通，腹泻自然就好了。

肾还有一个"司二便"的大功能。**大便无力跟肾有关，小便无力也跟肾有关。有好多人尤其是老年人，半天解不出小便来，这就是肾气不足，气血不往下走。**为什么说最后气血得重新归到脚上去？因为只有到脚上去才证明您的气血可以进行全身的大循环，但现在气血不循环，半路上又回来了，所以撒尿就没有劲了。尿失禁也是这个问题。

　　一个是撒不出来，一个是尿失禁，都是肾气不足的表现。这些问题都可以通过揉复溜穴得以解决。复溜穴和肺经的尺泽穴配合使用是最补肾的。常吃中药的人都知道，中药需要配补，就是把一些同类型的药搁在一起用，效果才更好。经络也一样，经络穴位要想产生最好的效果，也要配合使用。

　　复溜穴有降高血压的功效。但是您得先揉尺泽穴，再揉复溜穴，降压的功能才更确切。这是最好的降压方法。

　　揉尺泽穴是为了把上面的气降下来，揉复溜穴是为了把降下来的气给接收住，让它固定下来。最后再揉太溪穴，才能真正把肾给补上。这是一步一步逐渐起效的。

　　如果您一天到晚总是腿脚酸胀，甚至需要别人给踩踩腿，或者脚老得抬高放在桌上才舒服，这是气血下不去了，这个时候您每天要多揉揉复溜穴。

　　复溜穴是治眼疾的要穴。当您有白内障、青光眼、飞蚊症、眼睛胀痛、上眼皮无力（扒拉开合还得使劲睁开，睁开一会儿又耷拉下来）等问题，揉复溜穴都管用。

　　如果您手指端或脚趾端总是麻木，就是气血过不去，原动力不足，每天要多揉复溜穴。

　　复溜穴能治疗哮喘。偏于虚寒的就去灸复溜穴，偏于实热证的揉揉即可，最好也配上尺泽穴。两个穴一降一补才能最好地达到平衡身体的效果。但身体特别没劲、有气无力的人，本来气就上不来，使用尺泽穴就不适合。

　　复溜穴是调节肾经的一个杠杆，它是一个枢纽。当您想补肾的时候，如果有脏东西堵着，真正的气血生成不了，那就补不上。这时您需要先揉复溜穴，让它通一下之后再补，最好是

扫一扫，即可观看复溜穴视频。

揉完复溜穴后马上再揉太溪穴，把好血赶紧引过来，打好这个基础。

（2）交信穴，专为调理女子月经准备的一个大穴

交信穴在内踝上 2 寸（相当于两个半横指）的位置。"交"是指跟脾经的三阴交穴相交，"信"是指月信（月经），交信穴是专为调理女子月经准备的一个大穴。当女性出现月经到期不来或者有崩漏、淋漓不止等情况时，揉交信穴可以得到很大改善。

（3）按揉筑宾穴，治痛风、结石、抑郁、癫痫

筑宾穴在内踝上 5 寸，是补肾不可或缺的穴位。

当揉太溪穴和复溜穴不敏感的时候，通常是筑宾穴处有淤堵，您一定要先把筑宾穴给揉通。

这里的"筑"是建筑房屋的意思，在古义里跟"杵"相通。杵是生活中捣蒜、捣米用的工具，相当于现在砸夯时用的大木墩子。"宾"字加上月字旁是通假字，专指膝盖骨。"筑宾"就是在膝盖骨旁边再搭个柱子，给这块儿补上劲，即强腰健骨的意思。**当膝盖发软、没劲儿，心里有恐惧的时候，按揉筑宾穴就可以给人增加底气。**

筑宾穴的主要功效是清热利湿、化痰安神、理气止痛。在人体内，毒素最喜欢生长在有湿、瘀血、痰浊多的地方，而筑宾穴就是一个去毒的要穴。它既然可以排毒，就证明它可以祛湿、化痰、活血，只有这三个方面都成功了，毒才能排出去。**筑宾穴最能排除人们平常最担心、最常见的那些毒，像烟毒及油漆味等污染空气的气毒，还可以解吃药后淤积在身体内的毒。对于那些长期吃西药的朋友，平时一定要多揉筑宾穴。**

太冲穴也是一个解毒的穴位，但它是从肝上解毒，即把肝毒给排到肾脏了，所以需要再排毒。**揉筑宾穴就是再解一遍毒，把体内的毒**

素统统都给排出去，不让毒素损伤肝肾。损伤肝的时候可以用太冲穴解毒，损伤肾的时候可以用筑宾穴解毒。

筑宾穴还可解尿酸过高。尿酸过高会产生痛风、结石症，揉筑宾穴可以治疗这些病。

人体内的毒素很多时候还会伤害到神经，让人产生神智上的错乱，比如抑郁症、癫痫等，常揉筑宾穴可以有效地防治。

当您把种种毒素排走了，脏血被过滤了，新鲜血液才能产生，这样才叫真正打通肾经，才是真正的补肾。

（4）按揉阴谷穴，治颈椎病、生殖系统疾病、腹痛、腹泻

阴谷穴在膝窝处、委中穴的内侧。和委中穴距外侧委阳穴的距离差不多，只不过一个在外，一个在内。

阴谷穴是治疗颈椎病的一个好穴位。中医常说"肾主骨"，颈椎和椎体都是骨头的一部分，所以揉阴谷穴可以治疗颈椎病。

阴谷穴还能治疗生殖系统疾病。

阴谷穴治肚脐周围的腹痛效果也很好。如果跟胃经上的下巨虚穴配合起来使用，祛腹痛的效果会更快。

《难经》中说："合治逆气而泻。"就是说浊气逆流而上会造成腹泻。阴谷穴是肾经的合穴，能阻止逆气上行，治腹泻。如果再加上排浊气的推腹法，疗效既快又好。

🌀 鸟因迁徙而羽丰，兽恃蛰伏而体壮
——品味胸腹部的肾经大药

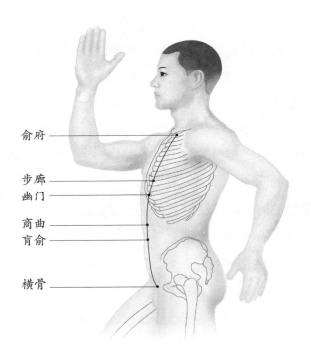

俞府

步廊
幽门

商曲
肓俞

横骨

足少阴肾经穴

（1）推揉胸腹部肾经，治心脏、肠胃、生殖系统、泌尿系统、情志等疾病

推揉胸腹部肾经，心脏、肠胃、生殖系统、泌尿系统的众多疾病会迎刃而解。

肾经从大腿根一直往上走，分两条线：第一条是从人体正面的中线旁开0.5寸处从横骨到俞府，第二条线是顺着脊椎上去。因此，脊椎

和肚腹上面的所有毛病都跟肾经息息相关。

先看第一条线。从横骨一直往上走，经大赫、气穴、四满、中注，最后到肓俞，而肓俞正好在神阙穴（肚脐眼）旁边。从横骨到肓俞之间的穴位都是治疗生殖系统、泌尿系统方面问题的，包括妇科、男科的很多疾病。所以推腹的时候，如果能推到肚脐眼以下的耻骨（也就是相当于横骨旁边的曲骨穴处），这些问题将统统迎刃而解。

从肓俞再往上走，就是商曲、石关、阴都、腹通谷、幽门。这块区域正好都在心窝以下，所以推这块正好可以治肠胃方面的问题。

再往上走，是步廊、神封、灵墟、神藏、或中、俞府。这条线上的穴位专治支气管、乳腺、心脏等方面的毛病，包括咳嗽、胸闷、憋气、恐惧等方面的问题。

因此在推腹的时候，肾经可分为三个部分来推：

第一部分从俞府推到步廊。

在这一段，您会推到痛点，特别是您心里有恐惧的时候，而且恐惧的时间越长，这些痛点就越敏感。把这些痛点都给揉散了，您就会觉得心里非常舒服，恐惧不知不觉就消失了。而且诸如心里郁闷、胸闷、咳嗽等毛病，都可以在这里找到原因并得以解决。

第二部分从中线旁开 0.5 寸的幽门穴开始，一直推到肚脐眼旁边的肓俞穴。

推这块是为了达到排出腹中浊气、调节肠胃功能的目的。

第三部分从肓俞往下推到横骨。能防治生殖系统方面的疾病。

打通身体正面的肾经，可以通过以上介绍的推腹法来办到。如果您觉得身体哪方面问题最严重，就着重从管哪块区域的经络开始推就可以了。

第五章

膀胱经，
人体最大的排毒通道

　　膀胱经乃人体最大的排毒通道，病之轻重深浅皆可在此经查找到端倪。也就是说，病之由浅入深，此为入径之门户；病之由内而发，此为出径之通路，可谓邪毒出入之关隘。知此一经，则排毒之法思过半矣。

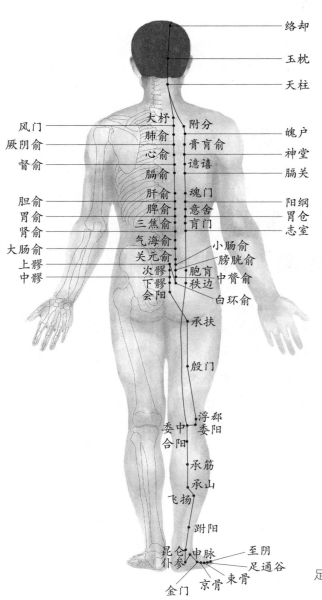

足太阳膀胱经穴

足太阳膀胱经预防和主治的疾病

呼吸系统：感冒、发热、各种急慢性支气管炎、哮喘、肺炎。
消化系统：消化不良、腹痛、痢疾、胃及十二指肠溃疡、胃下垂、急慢性胃肠炎、肝炎、胆囊炎。
泌尿生殖系统：肾炎、阳痿、睾丸炎、闭经、月经不调、痛经、盆腔炎、附件炎、宫颈糜烂。
其他疾病：失眠、腰背痛、坐骨神经痛、卒中后遗症、关节炎、经脉所过的肌肉痛。

1 膀胱经——病从此入，也从此出

经络是连接五脏六腑和四肢百骸的网线和桥梁，也是我们通过体表来医治内脏的长臂触手。但是人体穴位众多，如何选取？穴有五行，如何搭配？穴有补泻，如何操作？这些皆是繁杂不清的事情。古人已众说纷纭，今人又各抒己见。若要刻意求根寻源，幽门未入，已堕迷雾之中。所以不如削繁就简，去精取粗，反而容易掌握其要旨。治病无外乎两条途径：驱其宿毒，培其正气。

治病途径之一——驱其宿毒

膀胱经乃人体最大的排毒通道，病之轻重深浅皆可在此经查找到端倪。也就是说，病之由浅入深，此为入径之门户；病之由内而发，此为出径之通路，可谓邪毒出入之关隘。知此一经，则排毒之法思过半矣。

有人或问，大肠之排便、毛孔之发汗、脚气之湿毒、气管之痰浊，以及涕泪、痘疹、呕秽，皆为排毒之法，为何略而不谈，独言膀胱经？是因膀胱经为总的排毒通路，无时不在传输邪毒，而其他排毒通路皆是局部分段进行，且最后也要并归膀胱经。因此欲驱体内之毒，膀胱经必须畅通无阻。

膀胱经有个要穴叫"委中"，可泄而不可补，可针而不可灸，何故？此乃泄毒之出口。此穴通常为刺血首选，正是此因。

治病途径之二——培其正气

"上工治未病而不治已病"，是说好的医生不等到疾病已经形成才

去医治，而是防病于未然。

如何防患？需随时培补正气，正气充沛则百脉俱通，气血旺盛则邪毒难以在经络中停滞淤积。"经穴本调何须刺，气血充盈邪无踪。"

现在的人往往只知排毒而不知培补。或毒去而复生；或毒邪未去，身体已衰；或正邪僵持难下，旷日难愈。故而祛邪和扶正须协同进行。

人之内力须由脏腑而生，经络而传，故脏腑培补法、经络锻炼法最为切要，而精通一经一穴之用法倒似是舍本逐末了。

臀下殷门穴至委中穴这段膀胱经至关重要。因为此处是查看体内淤积毒素程度的重要途径，有两条膀胱经通路在此经过，**此处聚毒最多。**

若聚毒难散，体内必生淤积肿物；若此处常通，则恶疾难成。所以此处实安身立命之所，不可不知。

2 强壮膀胱经——我们的身体可以固若金汤

人体有一个"马其诺防线"，固若金汤，那就是我们的膀胱经。有人说，马其诺防线不是没放一枪一炮就被攻破了吗？有什么坚固可言呢？是呀，您说得对，它是那么不堪一击，但它不会被来自外面的敌人所攻破，而是从里面被瓦解的。**我们的身体也是一样，如果我们不是被自己的不良情绪与生活习惯打倒，那么任何外界的疾病也别想战胜我们。**膀胱经就是我们抵挡外来风邪侵入的屏障，我们只要经常加固它，把住几处保命的要塞关口，那我们还有什么可害怕的呢？

膀胱经从头走到足，起穴为眼内眦的睛明穴，止穴为足外小趾处的至阴穴，从头到脚，贯穿整个后背，左右各67个穴位，把守着我们的身体，是人体中投入兵力最多的经络。

可是防御体系再坚固，也架不住我们对自己身体的恣意挥霍。若您总是在透支，总是在消耗，而不去保养，那样即使是钢铁也要生锈，即使是水泥也要断裂。

膀胱经穴位那么多，我们要记住哪些呢？这个您大可不必烦恼，我们只要记住几个大穴就足够了。然后您再找一两个与自己关系密切的，着重关注一下就可以了。

膀胱经有许多俞穴，非常重要，如肺俞、肝俞、肾俞等。俞就是通道的意思，俞穴可以直接与相关的脏腑相通。

如果胃痛，只要在后背胃俞点按一下，疼痛马上就可以缓解。

如果觉得心血管有问题，那就多关注一下厥阴俞。

膀胱经在脊椎左右各两条，一条在脊椎旁开1.5寸，一条旁开3寸，这两条同样重要。当我们咳嗽时，除了要点按肺俞，还要把它旁边的魄户穴也同时点按了，这样止咳的效果才最佳。

同样，胃痛除了点按胃俞，也要把胃仓穴一道按了才好。

心血管的问题，除了要关注厥阴俞，更要关注它旁边的膏肓穴。古人把严重的冠心病叫作"病入膏肓"，所以还是早点防治为好。其实，当我们的心血管有了问题的时候，通常厥阴俞和膏肓穴这两个地方就会经常疼痛或感觉沉重，身体是会提前给您发出信号的，这时您就要多加关注了。

您也许会问，你光让我关注有什么用，我得治疗才行呀。那是当然了，早期轻浅的问题，拔拔罐，刮刮痧，按摩几下就会好；虚寒体质的，用艾灸更佳。如果情况没有改善，还是要及早去医院检查才是明智之举。

膀胱经的穴位因为都在背后，自己不好寻找和操作，所以不用记得太多，经常敲打臀部和大腿后侧（承扶穴到委中穴）就是最好的膀胱经锻炼法，最有利于排出体内湿毒。有的人臀部及腿后侧极为僵硬，更需要经常敲打，敲得松软、有弹性就可以了。

膀胱经的委中穴，就在膝后窝正中，最好找，这是治疗腰背痛的要穴。

昆仑穴在脚后跟外踝骨后凹陷中，这个穴很深，要把指甲剪平用力掐才行，可以治头痛、腰痛、足跟痛。因为点按昆仑穴有催产之功，所以孕妇禁用。此穴还能降血压，您做"金鸡独立"时，可以在两脚的昆仑穴同时拔上小罐，降压效果最佳。拔罐若总是拔不住，则说明气血下行不足，可用些软膏将昆仑穴附近涂抹后再拔。当逐渐越拔越有力时，血压也会稳定地降下来了。

此外，小腿上的承山穴可治疗痛经和痔疮。

脚上的京骨穴可治疗后头痛和眉棱骨痛。

通谷穴据说对颈椎病效果显著。

还有就是至阴穴，最神奇之处就是它有催产的功效。只要用艾条在至阴穴上灸一灸，就能使胎位转正，真是不可思议！

其实方法不用太多，一招好用就行。

3 腰痛就去找膀胱经治

大家学习经络，或者说是学习中医，如果按惯常逻辑思维模式来深入，常常事倍功半，徒增迷惑。我们不是说逻辑思维本身有什么问题，而是因为中医很多东西不是按照三段论原理来进行的，它往往更贴近于模糊哲学的意味，就像是恋爱中的情人，说不清到底爱对方什么，只是爱。

因此，我在下面讲的许多概念，若仔细分析起来似乎有很大的疏漏，甚至不合逻辑，但站在让您尽快了解中医的角度来说，却大有裨益。

膀胱经是人体最大的排毒通道，如果经常在外面做保健的人可能比较熟悉，按摩师给您拔罐、按摩选择最多的部位就是后背——在后背拔满了罐，或者在后背按摩、刮痧、捏脊、踩背。

为什么都愿意选择后背进行治疗呢？因为后背是膀胱经主要循行的部位，治疗的范围极其广泛，**可以说身体内任何疾病都和膀胱经有着直接或间接的关系。它就像您家的污水管道，如果不通，整个日常生活都会被破坏。**

曾经有朋友向我介绍一家拔罐中心，说是曾调治了许多疑难杂症，很神奇，我便到这家中心去看了看。这家中心的调治方法就是在后背的膀胱经拔满了罐，然后在拔出颜色紫黑的地方用梅花针点刺出血，最后再在出血的地方拔罐。

很多有慢性病的人都感觉效果立竿见影。但也有不少人私下聊天说，头几次治疗效果很好，几次之后就没什么进展了，有的人调了 3 个疗程，反而觉得效果越来越差了，却不知何故。

我对朋友说："如果您要做这种调理，最好就来 3 次，以后隔一个月再来调一次就可以了。"

朋友问我为什么？我说膀胱经是最好的排毒通道，有慢性病的人大多在体内血管中堆积了不少的毒素，通过拔罐将体内堆积多年的瘀血排出一些，身体的血液循环得以重新被激活。但是体内的瘀血通过俞穴被拔出后，继之而来的却是好血了，再反复地放血吸拔，是白白浪费了好血，于身体无益，这时需及时培补气血，将内力养足，为冲击更深层的瘀毒做好准备。隔一个月来一次就是给身体养精蓄锐的喘息时间。

朋友又问我，除了后背，腿脚上的膀胱经有什么可以自己独立操作的穴位？我说那太多了，先说委中穴，经穴歌诀里有"腰背委中求"，是说后背、腰部的病痛都可以用膝后窝正中的委中穴来解决。实际上是不是这样呢？根据本人的经验，只要是腰痛，按摩委中穴通常能减轻 30% 的疼痛，这是一个不错的穴位。

委中穴最独特的作用是能让鼻子通气。有的人长年是"一窍不通"，按摩委中穴有即时通气的作用。但是要有正确的方法：取侧卧位，鼻子不通气的一侧身体在上位，屈腿用大拇指点按委中穴，需稍用力。

如果有人说，试过这个穴位了，当时真管用，却不长久，**鼻子又堵了，有没有可达到长通不堵的治疗穴位？我告诉您，还真有，就是臀部上的膀胱俞。**这个穴针灸最佳，如用点穴法必须找准穴位，且用力要大，感觉点揉时和鼻子相通了才会有效，且疗效持久。

再说两个穴位，都是治腰痛的。

一个是治疗慢性腰痛病的（一个月以上），选取小腿肚子上的飞扬穴。只这一穴，点按 5 分钟就够了，比按摩整个后背一小时效果还好。

还有就是位于外脚背的金门穴，是治疗急性腰痛（两周以内）的。此穴位置较深，按摩时可用食指关节点按较为有力。

但是要提醒您的是，这两个穴位治疗的腰痛主要是针对腰脊两旁肌肉的，对于腰椎本身的病痛（那是需要选取肾经和胆经的穴位来治疗，这里只说膀胱经），则效果较差。

此外，点按昆仑穴、仆参穴、申脉穴对腰痛都有很好的疗效。有这么多治腰痛的穴位可选，您还用担心腰痛吗？

4 让排毒通道畅通无阻——膀胱经大药房

膀胱经上的穴位最多，有 67 个，而且，膀胱经的主要部分都在人体的后部——后背和腿后侧。

古人把膀胱经比喻成人身体的藩篱，说它是抵御外界风寒的一个天然屏障。而风寒之邪通常从后背侵入人体，膀胱经就是人体在后背的一个大栅栏，能防止病魔入侵。

同时，膀胱经又是人体最大的一个排毒通道，也就是说我们通过刺激膀胱经，就可以加强全身的血液循环和新陈代谢，把人体的废物从尿液中排出去。

人体有三条排毒通道：

第一条是通过输尿管把尿液排出的通道，这是排出体内毒素的最大一条通道。

第二条是通过大便把体内脏东西排出去的通道。其实毒素从尿中排出去对人体来讲更为重要，因为，人就是 10 天不大便，对生命也没有什么影响，但若 3 天不小便，那这人就比较危险了。

第三条排毒通道是毛孔，通过发汗把体内的毒素排出去。

人体的主要排毒通道就这 3 条，当然通过咳嗽、流鼻涕、流眼泪也能排出一些毒素，但排毒主要还是依靠这三大通道。

膀胱经是掌控尿液和汗液这两条通道的，因此膀胱经一定不能被堵塞住；另外，膀胱经是直接连接脏腑的，能够把脏腑的毒通过膀胱经后背的俞穴及时排出来，因此膀胱经还是排毒最简单、有效的一个通道。

知道膀胱经是人体抵御外邪的一个天然栅栏后，我们就要把它加固完善，什么时候风寒进来了，就证明这个栅栏不坚固了，也说明这条经络流动的气血少了，而要让它充沛起来就要多刺激它，打通它，这样膀胱经才能固若金汤,外御寒邪,内疏体毒。

膀胱经上的67个穴位没必要都记住,咱们只掌握那些使用很方便、确实有效的东西就够了。

一阳高照,有凤来仪
——品味头部的膀胱经大药

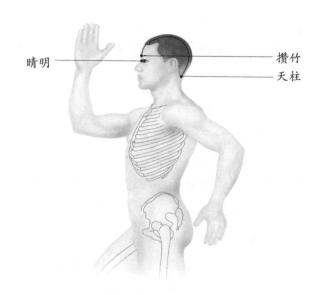

睛明　　　　　　　　　　　　　　攒竹
　　　　　　　　　　　　　　　　天柱

足太阳膀胱经穴

(1)治包括近视在内的任何眼疾,按揉睛明穴

膀胱经的走向是从头开始的,然后沿着头后边一直到脚外侧小趾边缘的至阴穴,睛明是它的第一个穴。

过去很多人都做过眼保健操,而此操的第一个动作就是揉睛明穴。睛明穴是防治眼睛疾病的第一大要穴,但它一直被人们忽略,因为大家按这个穴的时候,并没有真正感觉到它有这么神奇的效果。原因就是这个穴大家没有按对，作用也就没有发挥出来。

按此穴时，咱们要把所有的指甲剪平了，先用两手大拇指指肚夹住鼻根，不要特别使劲，然后垂直地往眼睛深部按，按的时候把眼睛闭上（凡是明目的穴，按的时候都要把眼睛闭上），按一下松一下，再按一下再松一下，如是做9次，这个穴就能真正起作用了。

为什么我们先要用拇指把鼻根夹住呢？因为这个穴特别小，如果您很随意地去揉，很容易就杵到眼睛，而且还可能把旁边的皮也杵破了，只有这样按起来才非常安全，而且对眼睛的诸多疾病都有效果。揉睛明穴对眼睛昏花、胀痛、青光眼、白内障、角膜炎、结膜炎等诸多眼疾都有效果，尤其对近视的孩子**效果特别好**。但通常孩子揉的时候一般不太认真，这时我们一定要告诉他怎么揉才行。

（2）治眼睛方面的疾病和热证，揉攒竹穴

攒竹穴在眉毛边上。为什么叫攒竹呢？因为这个穴是在描述人的一种表情，我们如果经常有什么愁事，眉头就会攒在一起，眉头上就有好多纵纹，就像竹子立起来了一样。

攒竹也是治疗眼睛方面疾病的要穴，而且它治疗热证的效果比其他穴位更好，比如眼睛这块儿红肿了、肿痛了，赶紧揉这个攒竹。

揉攒竹有一个更简单的方法，那就是用指节来轮刮眼眶。不要轻轻一划就过去了，也不能跟画眉毛似的，要很有力量，这样不但能把您心里的淤积之气给疏散开了，又能舒眉展目，而且连眉毛中间的鱼腰穴也一块刺激了（鱼腰是经外奇穴，不但能够治疗头痛、眼睛胀痛、慢性鼻炎，还能明目）。

所以，我觉得发明眼保健操的这个人真是一个高人，太高了，人家就这么随便一轮刮眼眶，攒竹、鱼腰、三焦经的丝竹空、胆经的瞳子髎和胃经的承泣穴、四白穴就全都刮进去了。您看，就这么一个小

动作，眼袋、黑眼圈、鱼尾纹、黄褐斑等症状都可以得到改善。

我上学那会儿，做眼保健操的时候，很多人都是马马虎虎完事，等于把这个宝贝给忽略了。脚踩着钻石，却当小石头给踢了。现在，我们一定要把这些宝贝重新拾起来。

（3）通鼻窍，治眼疾、头痛、癫痫，用10个手指肚每天梳头上的膀胱经50次

膀胱经在头部的穴位有眉冲、曲差、五处、承光、通天、络却等，这些穴位都在头部中点旁开1.5寸的一条线上，拿10个手指肚顺着这条线使点儿劲一梳头，梳到后脖颈子这块儿，就能把头上膀胱经的这些穴位全给调理了。

梳的时候，哪儿的痛感明显就要多梳揉，因为头上这些穴都非常重要，有的是通鼻窍的，有的是治眼睛的，有的是治头痛的，还有的是治癫痫的。

找不准穴位没关系，只要每天用10个手指肚梳50次头，就能达到很好的效果。

（4）明目醒神，降血压，防治颈椎病、感冒，揉天柱穴

天柱穴在后脖颈子这块儿入发际0.5寸处，揉的时候不用多想，揉到酸痛点就行了。

天柱穴，第一是有明目醒神、防治感冒的效果；第二还有降血压、预防颈椎病的功效。

不让外邪前进半步
——品味背部的膀胱经大药

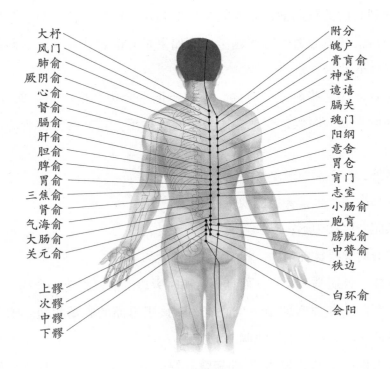

大杼
风门
肺俞
厥阴俞
心俞
督俞
膈俞
肝俞
胆俞
脾俞
胃俞
三焦俞
肾俞
气海俞
大肠俞
关元俞

上髎
次髎
中髎
下髎

附分
魄户
膏肓俞
神堂
谚谚
膈关
魂门
阳纲
意舍
胃仓
肓门
志室
小肠俞
胞肓
膀胱俞
中膂俞
秩边

白环俞
会阳

足太阳膀胱经穴

（1）治咳嗽老不好，心里发憋，心血管问题，胃痛、肝、胆问题，腰酸腰痛，按后背膀胱经上的相应位置

往背上走，有大抒、风门、肺俞、厥阴俞、心俞、肝俞、胆俞、脾俞、胃俞、三焦俞、肾俞、大肠俞、小肠俞、膀胱俞等众多穴位，它们都在后背中线旁开 1.5 寸和旁开 3 寸的地方。

后背这些俞穴太多，我们用不着去仔细地区分，先找最痛的点多揉就行了。举例来说，您最近老咳嗽，老不好，后背上的某块儿一揉会很痛，这时，您对照图一看，痛处就是肺俞。

另外，心血管有问题，心里发憋，有冠心病、心绞痛的，通常厥阴俞这块儿会痛，即使您不按它，疼痛有时候也会反射过来，有时候会反射到右侧的厥阴俞，有时候又反射到左边的厥阴俞。只要您揉时觉得痛，就知道心血管有问题了；而如果是心俞这块儿痛，一般就是心脏供血不足。

还有，揉这些俞穴的时候，一定要把它旁边的俞穴也一起揉了，比如揉厥阴俞的时候，要把旁边膏肓穴也揉了，它们两个都管心血管的事。

另外，揉心俞时就把旁边这个神堂也揉了；

揉肺俞呢，也揉旁边的魄户；

揉胆俞要揉阳纲；

揉肝俞呢要揉魂门。

这样，就能举一反三，而且，有病时旁边的俞穴肯定也会痛。

后背的这些俞穴就是一个通道，直接跟里面的脏腑相通。咱们一揉这些俞穴，就可以很好地调节脏腑。

有人说："我现在胃痛。"那您就看腰这块儿胃俞在什么地方，如果您还找不着，没关系，您只要在后背正中间旁开 1.5 寸这条线上去点，最明显的痛点就是胃俞。如果您长期有这慢性胃病，您就把胃俞当作灵丹。

另外，平常肝有问题的，比如脂肪肝什么的，按肝俞肯定会痛；胆囊有问题的，在胆俞这块儿就会很痛。

犯病的时候您找这些穴位最容易。正常的时候您去找，哪个穴位都差不多，您也不知道到底是哪个穴位有问题。而当您有问题的时候，它就表现出来了。

当您知道了脏腑毛病出在哪里，就要去找相应的俞穴按揉，或者在相应的这个痛点刮痧，很快瘀血（痧）就会出来。

很多人经常会腰酸背痛，酸的地方往往就是肾俞那儿，这时，把手握成空拳往后敲打，每天坚持，会收到很好的效果。还有，在肾俞处拔罐对腰酸腰痛最管用，还能补肾，直接就补进去了，还不上火。

拔罐还有一个好处，一拔好几个穴位都拔到了。为了方便起见，我建议大家用真空罐，因为火罐稍微麻烦点儿，拿下来后，还得重新点火才能拔第二个，而真空罐随时拔随时都可起下来。

另外，在后背上艾灸肾俞，也是补肾的；把手搓热了在肾俞上捂一捂也能补肾；还可以从肾俞开始往中间脊椎骨揉或推按，把我们的气血多补到肾俞这个位置，存储起来就是补肾了。

后背督脉向两边分开各1厘米处是一个夹脊，这叫华佗夹脊，就是把脊椎夹在中间的意思，平常我们可以多按揉夹脊，这是真正的补肾大法。

由此可见，平常我们一定要多做腰部的运动，比如有一个叫"两手扳足固肾腰"的动作，就是坐在那把腿伸平了，然后拿手扳着两脚，有点抻筋的感觉，这个动作就能固腰肾。

（2）治疗生殖系统方面的疾病，按揉八髎穴

腰部往下还有好多穴位，上、次、中、下，左边4个，右边4个，共8个，通常叫八髎。主要在裤腰的下缘和尾骨尖中间这一段旁开2～3厘米处。

八髎是专门治疗生殖系统方面疾病的，各种男科、妇科疾病都归它那儿管。如果有痛经、子宫肌瘤、前列腺方面毛病的人在八髎这几个穴位上肯定痛点很多。您在这附近找到痛点按揉，就能起到很好的疗效。

神通广大，一叩百应
——品味腿上的膀胱经大药

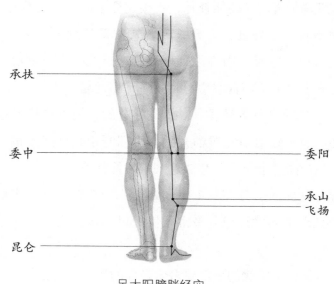

承扶

委中　　　　　　　　　　　　委阳

　　　　　　　　　　　　　　承山
　　　　　　　　　　　　　　飞扬

昆仑

足太阳膀胱经穴

（1）排毒减肥，拉抻或敲打承扶穴到委中穴一段

这个地方的穴位不太好按揉，肉太多，所以，我们要用一个抻筋的方法，就是在床上把腿伸直了，腰往下弯一弯，抻完后，再多敲打一下大腿后边，尤其是承扶到委中这一段，把痛点都敲得不痛了，膀胱经这块儿就疏通了。因为这块儿最容易积攒毒素。

有人敲这里的时候觉得很松软，没什么感觉，这是因为毒素都积攒在臀部了，所以您要多敲打，多用空拳循序渐进地打，根据身体的感受量力而行。有人一打就痛，这证明脏腑里面有些地方已经生病了。

经常敲打臀部和大腿后侧，不但可以减肥，而且还能排除体内的寒气，对身体是一个非常好的保健方法。

（2）降血压，治腰背痛、脑后头痛、足跟痛，压委中、委阳穴

委中穴在膝盖窝里这块儿。中医有一句俗语叫"腰背委中求"，说凡是腰背痛都要去求委中来解决。

帮别人揉委中穴时，要用大拇指点到穴上去，另一只手攥住脚腕往下压它，不用使劲揉，点住它就行了。我们平常只要有腰痛，压委中效果就会特别明显。

还有一种腰胀痛的，您千万不要用拔罐的方法，会越拔越痛。因为胀是表明有浊气在冲撞，而这时您得把气给疏导出来，也就是不要揉委中，揉委中感觉不明显，要揉旁边的委阳穴。委阳是三焦经的下合穴，而三焦经是主一身之气的，所以揉它能够把气给疏散。有气结时，委阳穴最管用。

这两个穴位，大家可以参照着用。

委中是一个大穴，过去通常都是用点刺放血的方法把体内毒素从这个排毒口排出去，但对于一般人来讲，就别用这个方法了，这方法还是找专业的医师来做才安全有效。

委中穴还能降血压，治脑后头痛和足跟痛。

（3）治腰痛、坐骨神经痛、痔疮，揉承山穴

腿肚子上还有合阳、承筋、承山三个穴位，功能都差不多，咱们说一个承山穴就行了。

承山穴在小腿肚子下缘，找的时候，要把脚后跟跷起来，这样小腿肚子那就形成一个窝儿，这个穴位就在窝儿里。

咱们平常谁经常有腰痛、坐骨神经痛、痔疮方面问题的，一定要多揉这个穴位。

（4）治慢性腰痛立竿见影，揉飞扬穴

飞扬穴在承山穴斜下 1 寸的位置，它是治疗慢性腰痛（慢性腰肌劳损）的首选穴，比承山穴效果还明显，是可以立竿见影的。

另外，此穴和通治慢性腰病的委中穴配合着用，效果更好。

（5）治感冒、膝盖发凉、血压高、眼睛酸涩、老花眼、腰腿痛、足跟裂、足跟痛，从飞扬穴一直推到昆仑穴

昆仑穴在外踝骨后缘这块儿，是一个非常好用的穴位，对于老年人来讲，效果就更明显了。它和手上的养老穴有着几乎一样的效果，而且更为强大。像老年方面的问题，比如血压高、眼睛酸涩、老花眼、腰腿痛、足跟裂、足跟痛，昆仑穴全管了。

昆仑穴是引血下行的一个重要穴位，而血压为什么能降下来？就是因为昆仑穴能把上边的血引到脚底去。由于昆仑穴有这个引血下行的作用，所以像头胀痛、哮喘它都能治。

揉昆仑穴时，有时感觉不明显，觉得里边有好多筋，这时可以用拨动的方法，会很有效。

另外，如果想要长久地把血压降下去，可以在昆仑穴这块儿拔两个小罐。如果刚一拔，这罐自己就掉了，说明这块儿没劲，气血不足。此时，除了敲打昆仑穴上边的经络把气血引下来以外，还可以在拔罐的地方抹点儿油，或者和一块面把罐边封严再拔，当罐越撮越紧的时候，血压就降低了。

还有个最简单的方法，就是把小腿上的膀胱经全部推完，从飞扬穴一直推到昆仑穴。用大拇指肚来推，别用指节推，否则容易推破皮肤。

浊气入地，清气长存
——品味脚上的膀胱经大药

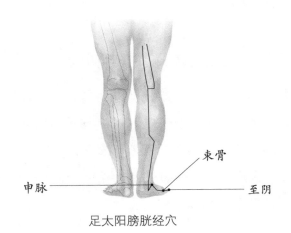

足太阳膀胱经穴

（1）治腿抽筋、癫痫、身上老发紧，揉申脉穴

申脉穴在脚外踝下缘，不太好揉，但用食指指节硌的方法一下就容易找到。

申脉，顾名思义就是让您身体伸展、伸开的意思，比如腿抽筋、癫痫，腿、腰都老发紧的时候人就蜷缩了，这时揉申脉就可以起到防治的作用。

（2）治脑鸣、头痛，防感冒，通鼻窍，防止脚寒凉，揉金门到足通谷这一段膀胱经

其实膀胱经在脚这块儿挨着一大堆穴位——金门、京门、束骨、足通谷和至阴。

束骨治疗什么呢？对脑鸣是最管用的。不过，束骨虽然最管用，

但在脚上这块儿不好找，我们干脆用大拇指顺着脚外侧的骨头这么一推，就把这几个穴全用上了。哪块儿敏感，就多揉哪块儿，您也甭管它是束骨、京骨还是足通谷，只要一推这几个穴，就可以治感冒，通鼻窍，防止脚寒凉。

（3）正胎位（古籍记载），艾灸至阴穴

至阴穴在小脚趾旁边，是膀胱经上的最后一个穴位，平常一般也用不到。古籍记载，如果胎位不正，灸这个至阴穴就能正胎。

膀胱经上的穴位，说到这儿就差不多了，大家一定要记住，按揉的时候，心情放松极为重要，如果您心情老处于一种非常放松的状态，这经络您就是不揉它，它都是通的；要是处于紧张状态，身体就会气滞而血淤。

按摩身体上的穴位，也是为了调治咱们精神上的情感，这两个东西是一体的，是须臾不能分开的，就像手心和手背一样。您身体上有一个不好的症状，心理上肯定就有一种不好的情绪相对应；而您心理上有一种不好的情绪，身体上也会同时产生一个不适的症状。

心理方面的因素一般不好消除，已经形成一种习惯了，但生理上的东西比如经络穴位却很好找，咱们通过调节经络，也就调节了脏腑，最终就调节了咱们的心理状态。

就像您心里有愁事，这眉头肯定是皱的；您不可能在舒开眉头的同时心里还想着这愁事，它们两个是不能同时存在的，所以把这边舒开了，心里边的淤结也就解散了。

第六章

脾经，
调理我们后天之本的经络

在中医理论中，脾的功能非常巨大，被称为"后天之本"和"气血生化之源"。运用健脾的方法，可以迅速增长人体的气血，为防病治病储备能量。脾具备了生成气血和运送气血两大功效。此外，脾属土，土能克水，从而可以调控人体水液的代谢。如果人体水液代谢失常，体内就会有湿浊生成，而湿浊正是许多疾病滋生的土壤。所以说，治疗一切慢性病的关键，就是让脾强壮起来。

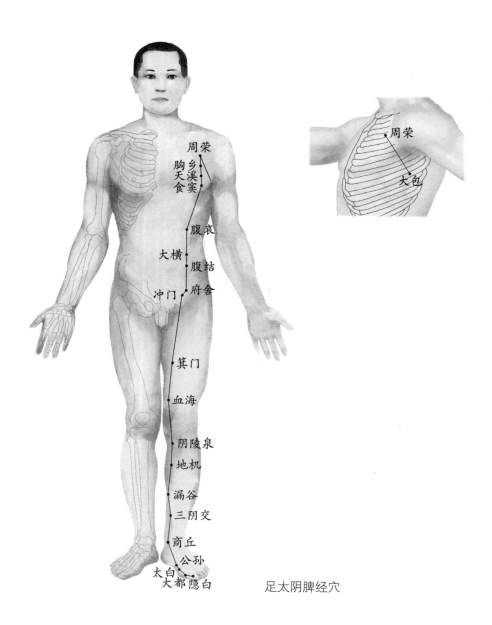

周荣
乡
胸溪
天窦
食

腹哀
大横
腹结
冲门 府舍

箕门

血海

阴陵泉
地机
漏谷
三阴交
商丘
公孙
太白
大都 隐白

周荣

大包

足太阴脾经穴

足太阴脾经预防和主治的疾病

消化系统疾病：消化不良、泄泻、痢疾、便秘。
妇科病：痛经、月经不调、闭经、月经提前或错后、盆腔炎、附件炎。
男科：急慢性前列腺炎、水肿。
其他：周身不明原因疼痛、关节炎、经脉所过的肌肉软组织疾病。

1 调治一切慢性病的关键就是健脾

在中医理论中，脾的功能非常巨大，被称为"后天之本"和"气血生化之源"。运用健脾的方法，可以迅速增长人体的气血，为防病治病储备能量。

当新鲜的血液源源不断地生成，并供应到全身各处，疾病便无藏身之地。因为治愈疾病的过程，就是把新鲜血液引到病灶的过程，而脾具备了生成气血和运送气血两大功效。

此外，脾属土，土能克水，从而可以调控人体水液的代谢。如果人体水液代谢失常，体内就会有湿浊生成，而湿浊正是许多疾病滋生的土壤。

所以说，治疗一切慢性病的关键，就是让脾强壮起来。在饮食上，我们已经知道了山药薏米芡实粥能够健脾。当然我们还可选中成药参苓白术丸、补中益气丸、人参健脾丸。

此外，还可以随时随地按摩我们的脾经，这条经有许多非常有用的穴位，有的增长气血，有的善祛湿浊，有的专除腹胀，有的开胃消食，有的调经止痛，有的祛风止痒。

脾经起于大脚趾端隐白穴，止于腋下侧肋大包穴，左右各 21 个穴。下面咱们就把主要的穴位一一道来。

❧ 隐白——最善止血

在足大趾趾甲根的内侧角。脾经属土，木穴通肝。脾统血，肝藏血，**此穴最善止血**。像子宫出血、月经过多、崩漏等，都可选用此穴。通常可用艾条灸一灸，在穴位上距皮肤 1～2 厘米处，灸至皮肤发红为度。

此法还可治疗小儿因肚子不舒服引起的夜啼不止，但要注意灸的时间要短些，以免起泡。

常揉此处还可防止流鼻血，对过敏性鼻炎也有辅助疗效。

大都——善治腰腿疼、腿抽筋

在足大趾本节后内侧陷中。脾经属土，火能生土，所以此穴为本经母穴。

善治脾虚大便无力，心中有火不欲食，以及缺钙引起的腰痛、腿抽筋等。

太白——健脾大穴

"太白"为古代星宿之名，传说此星有平定战乱、利国安邦之能。太白是土经之土穴，阴经以俞代原，故而又是脾经的原穴。

此穴为健脾要穴，能治各种原因引起的脾虚如先天脾虚、肝旺脾虚、心脾两虚、脾肺气虚、病后脾虚等等。并有双向调节作用，如揉此穴腹泻可止，便秘可通。另外点揉太白穴还可调控血糖指数，高者可降，低者可升。

公孙——善治高血压、手麻、腰痛

"公孙"的含义为"脾居中土，灌溉四旁，有中央黄帝，位临四方的意义，黄帝姓公孙，故以此为名"（《中医杂志》1962 年第 11 期《概述腧穴的命名》）。这个命名言简意赅，正道出了公孙穴运通十二经，将脏腑气血灌注四肢末端的微言大义。

此穴为八脉交会穴，通于冲脉。冲脉为妇科主脉，所以公孙是治疗妇科诸症的要穴，如痛经，不孕，崩漏。此穴是脾经络穴，脾胃相表里，所以一穴可治脾胃两经之病，胃痛、胃胀、胃下垂，都可按公孙取效。就连胃经头痛（眉棱骨痛），揉此穴也有很好的效果——真要感谢"公孙黄帝"对子孙的厚爱。

此穴还能治高血压、手麻、腰痛，真是无微不至。若配以心包经内关穴同时使用，效果更佳。

❧ 血海——调治贫血等血症、专能止痒

屈膝，在髌骨内上缘2寸。男子以气为根，女子以血为本，血海穴是妇科最常用穴位之一，能通治各种与血有关的疾病。不管是出血，瘀血，还是贫血，血不下行，都可选用此穴。此穴还有一特殊功效，专能止痒。

脾经其他的穴位，也都身怀绝技。

三阴交是生殖病专穴，地机穴是糖尿病必选，阴陵泉专祛湿毒，商丘穴最善消炎。我们身上，真是百药俱全。

如果我们没有优越的先天遗传，我们也无须抱怨，毕竟大自然还同时给了我们"五彩娲石"以补天。也许这正是我们的生命历程。不经历风雨，怎能见彩虹？

2 化掉任何慢性病——脾经大药房

在中医理论当中，脾的功能非常强大，被称为后天之本、气血生化之源。因此，运用经络健脾法就可以迅速增强人体的气血，为防病治病储备最大的能量。

要想祛除疾病，永葆身体健康，就得随时把新鲜气血输送到身体的各个部位，让血液总是保持一种快速周流的状态。没有瘀血的堆积，身体就不会生病。

其实，任何疾病，都是在人体内有瘀血的情况下生成的，而脾正好具备了生成和运输新鲜气血这两大功能。只要把脾养好了，就可以百病不生，即使有病也会很快痊愈。

那么，如何健脾呢？除了采用平日喝山药薏米粥、冬天吃大枣等食疗方法，或吃些参苓白术丸、人参健脾丸、补中益气丸等常用健脾中成药，有没有一劳永逸的好方法呢？

通过饮食来健脾，的确是不错的方法，但是好多人不适应或不吸收，怎么办呢？其实，最安全有效且持久的方法就是揉脾经。

气血充盈邪无踪——品味脚上的脾经大药

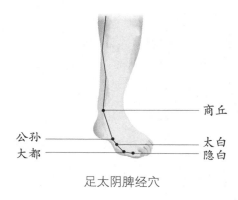

足太阴脾经穴

（1）治各种出血症、慢性鼻炎，艾灸或点掐隐白穴

脾经的循行是从脚到胸，隐白穴是其第一个穴位。**隐白穴最主要的功效是止血，对各种出血症状都能有效地缓解。**

隐白穴还有一个功效，就是通鼻窍，治疗慢性鼻炎、鼻出血。治疗鼻炎的时候可以点按。这个穴不太好找，因为它特别小，通常要用指甲掐一掐才能掐到这个穴。用指节尖点它，或者找个细一点的按摩棒来点按，效果都很好。

（2）治缺钙引起的肌肉萎缩、骨质疏松、腰腿痛以及颈椎病、糖尿病、消化能力弱，按揉大都穴

从隐白穴往上，大脚趾根的位置就是大都穴。

大都穴对于老年人来讲特别重要，因为这是一个补钙的要穴。

可能有朋友会说，要补钙，吃点钙片不就完了吗？不错，吃钙片是会有些效果，但是您知道为什么会缺钙吗？不是因为补得少，而是因为体内不吸收，这才是缺钙的真正原因。

而您只要揉一揉大都穴，就能帮您吸收钙了。有些朋友喜欢做足底按摩，其实大都穴就相当于足底反射区上的甲状旁腺，而甲状旁腺正是吸收钙的。

大都穴除了可以补钙之外，还能治疗肌肉萎缩、骨质疏松、腰腿痛。当然，这些症状也都是缺钙引起的，所以您只要记住大都穴是一个补钙的要穴就行了。

另外，**有颈椎病的人也要经常揉一揉大都穴**，再在这个穴的旁边找一找最痛的点去揉，这样珠联璧合地配合起来治疗，效果就会更好。

（3）治睡觉流口水、舌两边有齿痕、消化不良、手脚冰凉、月经淋漓不尽、头晕、糖尿病等脾虚引发的病，用拇指内侧多硌太白穴

太白穴是脾经的原穴，健脾补脾的效果比其他穴位都强。

很多朋友都存在脾虚的症状，比如，夜里睡觉老流口水（这叫脾不摄津，就是脾不能收摄这些津液，它自己流出来了）；舌头两边有齿痕；吃完东西不一会儿就腹胀，消化不良；手脚冰凉，血液循环不到末梢；女性崩漏，月经淋漓不尽，不能收摄；因气血上不到头部而头晕，等等。这些症状都是脾的运化能力差造成的。

尽管脾虚的症状有很多，但多揉太白穴全都可以防治。因为它是原穴，是主管脾经上各个问题的。揉太白穴有个方法，就是用大拇指的内侧多硌它，这样健脾的效果才好。

（4）治消化不良、胃反酸、妇科病，揉公孙穴

从太白穴往上1寸就是公孙穴。公孙穴的功能非常强大，既可以调动脾脏、脾经的运血能力，把血液输送到全身去，是一个疏散点、一个枢纽；又可以帮助调节身体由于气血瘀滞造成的各种症状。综合起来，就是通气、活血、解瘀。

如果您有妇科方面的问题，请每天揉揉公孙穴。另外，公孙穴可以抑制胃酸，如果您出现吐酸水的情况，赶紧揉一下公孙穴，很快就会好转。

公孙穴还可以增强小肠蠕动，增强消化能力，如果吃完东西不消化，也要赶紧揉揉它，很快就会往下运化了。

（5）人体自有的消炎大药——商丘穴

在内踝骨的前缘偏下一点，就是商丘穴。

此穴正好对应于足底反射区中的下身淋巴反射区，因此可以治疗各种炎症。同时它又揭示了一个医理：炎症一般是由细菌感染引起的。但为什么揉这个穴还能消除炎症呢？这是因为脾是管运血的，它能把新鲜血液运到病灶上去，脏东西被清走后，炎症自然也就消除了。

脾经上的穴位都是帮助血液循环的，都能把新鲜血液引到病灶去，因此商丘穴可以消除下身的各种炎症，如膀胱炎、尿道炎、盆腔炎等。我们一定要多揉揉商丘穴，把气血引下来。同时还可以做跪膝法，效果会更好。

为先天之本添砖加瓦
——品味腿上的脾经大药

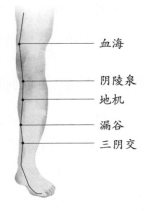

足太阴脾经穴

（1）治肝、肾、脾上的病症及妇科病，刺激三阴交穴

三阴交穴在脚内踝上 3 寸，也就是四横指的地方。"三阴交"就是

肝、肾、脾 3 条阴经交会的点，因此这一个穴位就可以治 3 条经上的病症，真可谓一穴多用。

三阴交穴还是妇科病的通治要穴。无论妇科问题是发生在附件、子宫、卵巢还是乳腺，都可以用三阴交穴来治，而且有病时按揉该穴会非常痛、非常敏感。每天多揉揉三阴交穴，就可以解决这些问题。

按三阴交穴还可以缓解痛经。

（2）治不消化、男性前列腺问题、腿肚子酸痛，点揉漏谷穴

从三阴交穴贴着脚骨内侧下缘往上 3 寸，就是漏谷穴。

"漏谷"是谷子漏出来的意思，也就是吃下肚的东西，没能得到很好的消化，营养没吸收，又排出来了，这叫作"完谷不化"。而多揉漏谷穴就可以治疗。

漏谷穴还可以治疗小便不利，对男性前列腺问题很有疗效。

很多朋友每天上完班回到家，觉得腿肚子酸麻胀痛，放到哪儿都不合适，这时您就需要多揉漏谷穴，在白天的时候就点揉，尤其是在上午 9 点到 11 点脾经气血最旺的时候揉。这样晚上回到家时，腿就不酸了。

（3）治慢性胰腺炎、糖尿病，揉地机穴

贴着胫骨往上走，与腿肚子上的最高点正对着的地方就是地机穴。"地机"就是大地充满生机的意思。因为脾属土，土属大地，而且人体的后天之本都靠脾胃来供应，所以揉地机穴可以增强整个肠胃的运化功能。

地机穴对胰腺很有帮助，像慢性胰腺炎、糖尿病都可以通过揉地机穴来防治。

（4）祛湿，治各种炎症、水肿，揉阴陵泉穴

顺着胫骨一直往上，捋到膝窝下卡住了、捋不动了，那个地方就

是阴陵泉。此穴是一个祛湿的要穴，而人体湿气
大就容易滋生细菌，引起水肿以及各种炎症，包
括皮炎、皮疹等。另外，脾是生痰之源，是管湿
气的，如果湿气多了运化不出去，就会变成痰
饮。因此，要从根本上解决生痰的问题就要健
脾，而每天坚持多揉阴陵泉穴就好。

扫一扫，即可观看
阴陵泉穴视频。

（5）揉血海穴，专治瘙痒，调节血液循环

血海穴又称百虫窝，意思是有一百个虫子在那儿扎窝。它是专门治痒痒的穴。老年人身上经常瘙痒，用艾条灸一灸血海穴就能很快止住。这个方法效果最好，而且很方便。

"男子主气，女子主血。"女子以血为先，所以她们身体里的血一定要充足。血海穴可以调配人体的血液，把多余的血分配到少的地方去，把瘀滞的地方给疏散开，其功效相当于足三里穴。只不过一个是补气的，一个是调血的，但都是增强人体免疫力的治本大穴。

（6）胖人减肥、瘦人增肥，揉小腿脾经

如果在推小腿的过程中发现痛点正好压在脾经上，那一定要多揉小腿脾经才真正管用，也就是找到小腿脾经上的阴陵泉穴、地机穴、漏谷穴、三阴交穴这 4 个穴位去推。如果找不准，也不想记得那么详细，您就索性顺着胫骨内侧边缘上下推。哪个穴敏感，哪个穴痛，您就多揉哪个穴。

有人不爱吃饭，特瘦，还能揉小腿脾经吗？我说，怎么不能！实际上，揉脾经既管胖也管瘦。揉它可让瘦的人长胖、胖的人减肥。总之，揉完后任何人都会感到欢喜。

扫一扫，即可观看
揉小腿脾经视频。

不给疾病任何藏身之地
——品味胸腹部的脾经大药

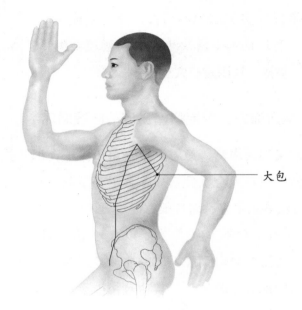

大包

足太阴脾经穴

（1）推腹法：腹部的脾经穴位一把推

脾经还有好多穴位都在肚子上，一推腹就全给推了。它们通常都在人体中线旁开 4 寸的位置上，如果这个位置上有痛点，您就知道是脾经上的问题了。

（2）治急性扭伤等，按揉大包穴

大包穴是脾经的最后一个穴，在肋骨这块儿腋窝直下 6 寸处。"大包"就是大包大揽的意思，比如急性腰扭伤、急性脖子扭伤、急性肋间神经痛，大包穴都能治。

第七章

胃经，
人体气血最容易汇聚的地方

胃经是多气多血之经，也是我们获得后天营养的主干道。它上行头面，令我们脸色红润；下行膝足，让我们步履矫健。激活这条能量的供给线，让它时时保持充足旺盛，那样，我们就可以永远昂首挺胸，精力无穷。

当您不想只是凑合着活着，还想追求精彩人生的话，别忘了还有一条捷径，那就是打通您的胃经。

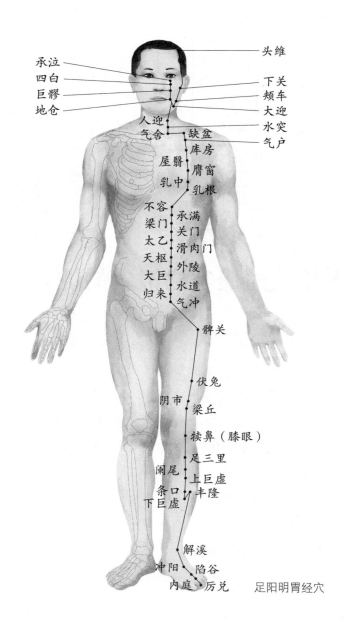

足阳明胃经穴

足阳明胃经预防和主治的疾病

胃肠道疾病：小儿腹泻、胃胀、胃痛、胃下垂、急性胃痉挛、胃炎、胃神经官能症、胃及十二指肠溃疡、消化不良、食欲不振、便秘、泄泻、痢疾、胃肠蠕动过慢。

头面疾患：痤疮、黄褐斑、头痛、眼痛、牙痛、面神经麻痹、腮腺炎、咽炎。

其他：卒中偏瘫后遗症、慢性阑尾炎、乳腺增生、白细胞减少症、经脉所过的关节肌肉病。

1 胃经——多气多血的勇士

俗话说"人吃五谷杂粮，没有不生病的"，其实我们身体的很多病都是吃出来的。真羡慕有些人，见什么都有胃口，吃什么都能消化，相声里说这种人——吃秤砣能拉出铁丝来。而且，胃口和心情关系很密切，通常吃了一顿可口的饭菜，精神也会为之一爽。

爱吃，能吃，还能消化，这是一种难得的福气，通常叫作有"口福"，也是身体健康的一个指征。但有的人是光能吃不能消化，结果长了一身赘肉；还有的人，一点胃口也没有，每顿只能勉强吃下一点点；再有的人就是胃里总不舒服，吃点儿东西就胃痛；另外还有人胃极为敏感，怕冷怕硬，怕辣怕酸。

胃一有病，整个身体都会觉得虚弱，心情也好不起来，而且"胃不和则寝不安"，也会直接影响睡眠质量，所以我们要及早调治才行。调治胃还是用胃经最为便利和迅捷。

下面就说说胃经的几个要穴。如果您能坚持去认真操作，我想要不了多久就会见到切实的变化。

❧ 足三里——长寿第一要穴

这是一个被历代医家赞誉最多的人体大穴，被奉为长寿第一要穴。据说日本人还有一句谚语："不和'不灸足三里'的人同行。"因为他们认为，灸足三里可以增强人的免疫力，是爱惜生命的表现。

足三里，在膝眼下3寸向外旁开1横指。此穴功用太多，这里选几个常用的说说吧！

足三里为胃经的合穴属土，为土经土穴，是治疗各种胃病的首选。

若能同时配上中脘穴拔罐，再点揉脾经公孙穴，会有即时缓解胃病之效。慢性胃病可在足三里刺血拔罐（找专业针灸医师），效果更加显著。

足三里也是个"消气穴"，但与太冲消的"肝胆怒气"不同，足三里消的是胃肠的浊气。**有许多人整天肚子都是胀胀的，那就常揉揉足三里吧！**

对糖尿病患者来说，刺激足三里可以降低血糖。

对胃下垂的患者，足三里也有升提之效。

另外，肌肉萎缩、痛风、高血脂、醉酒等等，都是它的适应证。

当您操作时记住几个要点就行了：

第一，足三里为强壮穴，能增强体质，所以对所有疾病都会有效；

第二，足三里是胃经的合土穴，通治一切与肠胃有关的病症；

第三，足三里可以延缓衰老，中老年人艾灸足三里，疗效往往更佳（小儿不灸此穴）。

扫一扫，即可观看足三里穴视频。

🌀 丰隆——化痰穴

此穴疗效显著，是我最喜欢的穴位之一。我把它叫作"化痰穴"，**凡是嗓子有痰咳不出的，点按此穴，当时喉咙就会清爽**。只是此穴位置不太好找，在小腿前外侧，外踝尖上 8 寸，胫骨外侧两横指。

丰隆，就是丰满隆起的意思，所以此穴肉厚而硬，**点揉时可用按摩棒，或用食指节重按才行**。找穴要耐心些，可在经穴四周上下左右点按试探，取最敏感的点就对了。当您有痰吐不出的时候，丰隆穴会变得比平时敏感许多，自己就会浮出水面，不用担心找不到。

胃经是多气多血之经，也是我们获得后天营养的主干道。它上行头面，令我们脸色红润；下行膝足，让我们步履矫健。激活这条能量的供给线，让它时时保持充足旺盛，那样，我们就可以永远昂首挺胸，精力无穷。

2 强大气血的捷径——打通胃经

从治病到养生，仿佛是一个从温饱步入小康的过程。要治病，就要知道什么是病。"病"在中医里的含义是"心火"的意思，心里有火就生了病。而心火是从肝上来的，肝的不平之气就是心火的源头。因此，治病从调肝入手，才是治本之法。

养生是一个较高的层面，养生就是保养生命。生命是身体和精神的统一体，因此，养生不但要养护身体，更要调适精神，也就是要修炼"精、气、神"。精气神正是养生的目标，也是养生的基本要素。而先天之本——肾脏的强壮，正是精气神充沛的源泉。简而言之，治病从调肝入手，养生以强肾为功。

肾为先天之本，是人体健康长寿的根基。很多人都知道肾脏功能的重要，想尽各种办法来补肾，以益寿延年、永葆青春。

但是人们也发现，肾脏易衰而难补。于是，道家有打坐、意守丹田，还精补脑之法；中医有艾灸关元、肾俞、太溪之方，同时还有许多滋阴壮阳的药疗食补。这些方法使用得当，都会有不错的效果。

只是一般人很难分清体质的寒热，把握不好养生的火候，所以通常不敢去尝试和坚持。那么，除此之外，有没有更简单安全的方法可以达到补肾强身的目的呢？

其实，所谓补肾，就是要增强肾的功能。

简而言之，肾的功能有两个：一个是生殖的功能，一个是排毒的功能。其中，生殖的功能通常在40岁以后就会渐渐减弱。但如果能将生殖的功能保持旺盛不衰，那么人就不容易衰老。如何保持这种精力呢？我们可以借助自身一条不易枯竭的经络——胃经来实现。

脾胃为人体的后天之本，后天的营养给人以气血持续的供应。我们每天都要吃饭，所以胃是人体最活跃的器官，也是人体气血最容易汇聚的地方。但气血总是随进随出，并没有真正地保存下来。如果您要想健壮，想长寿不衰，那就需要有足够的气血储备才能实现。

肾脏之所以为先天之本，是因为它能够调动激发出人体的原动力，这种原动力就是生殖的力量。这种生殖力量，也是万物得以繁衍的动力。

男性在青少年的时候，通常会有一种"精满自溢"的现象，这也是气血充足的表现。但是过了中年，尤其是在结婚生子以后，这种现象就会日益减少，渐渐地表现为精力不足。这时采用寻常的健身方法，往往只是满足于维持身体不至于衰老过快，并不能让身体长久地保持活力。

其实，身体的潜能是无限的，就像大自然的神力，只是需要您去发现和挖掘。而保持肾精的充足，就是点燃天然神力大药库的火种。

肾精就像银行里的存款，生活在温饱水平的人都是随挣随花，没有多余的储备。而没有存款，日常生活也可以维持，只是无法进入小康。人的身体如果没有多余的能量储备，也可以活得很正常，只是不能达到强壮和长寿。

如果只是活得长而不健康，也不是什么快乐的事情。所以想要强壮，就一定要培补肾精。肾精就是人体气血的储备。

《黄帝内经》中说，肾为"作强之官，伎巧出焉"。这就告诉人们，想要使身体强于常人，想要将体能转化为智慧，就要学会开发肾这个人体天然的能量库。道家有意守丹田，就是在积聚肾精，精足后"还精补脑"，就是要把体能转化为智能。

但是积聚肾精谈何容易，因为肾精不是光靠集中意念于一点就可以生成的。而且，集中意念这件事，本身很多人就无法做到。通常一打坐，就会杂念纷飞。这样何时才能补足肾精呢？

其实，我们可以循阶上梯，借假修真。那就是**尽全力打通后天之**

本的胃经，来补足先天之本的"肾精"。

《黄帝内经》中还有一句至关重要的话，也是在告诉我们这条胃经的重要性，那就是"痿症独取阳明"。阳明在这里指胃经。后人对"独取"多有歧义，有人认为应该泻胃火，有人认为应该补脾胃。

实际上，只要打通胃经，补泻的事情身体自会处理得很完美，无须外力画蛇添足。

那什么是"痿症"呢？就像花枯萎了一样，人的气血不足了，血液流不到它该流的地方，脏腑、肢体、肌肉、筋脉自然就萎缩了。所以，要想保持青春常驻，我们一定要在胃经上多费些工夫。我以前写过一篇关于美容的文章，就是让女性朋友们每天敲打一下胃经，以保持气血对面部的供应。很多人对美容之道的认识有误区，更认为胃经与己无关。

其实，世上并没有单纯的美容方，美容的目的首先是要保持年轻，而要保持年轻必须身体健康，要身体健康气血自然要充足，气血要充足就非得让胃经通畅不可。

那如何让胃经通畅呢？知道了原理，方法完全可以自己创造，比如推按腹部胃经（尤其是腹直肌部分），敲打大小腿上的胃经，在胃经路线上拔罐刮痧，以及练武术的基本动作——骑马蹲裆式、跪膝后仰头着地等，都是打通胃经的方便之法。

当您不想只是凑合着活着，还想追求精彩人生的话，别忘了还有一条捷径，那就是打通您的胃经。

3 天天培育我们的后天之本——胃经大药房

胃经，顾名思义，是管理胃肠功能的。胃肠功能一旦失调，整个人就会虚弱下来。在日常生活中，如果某个人爱吃、能吃，而且消化特别好，大家就会说他有口福。

而有的人虽然能吃，吃下去的东西却停在肚子里不消化；有的人吃一点儿就肚子胀；还有的人不论对酸的、辣的、凉的、硬的都非常敏感，沾一点儿肚子就不舒服。这些不仅是肠胃问题，还会影响睡眠，并且最终影响整个人的心情和精神状态。

胃经这条经络很长，它从头到胸、腹、大腿、膝盖、小腿，最后直达双脚。如果它畅通无阻，不但能让人睡得香，胃口好，脸色红润，还能让人减缓衰老。

胃经上的穴位共有45个，其中22个暂时不用去记，只用剩下的23个，就够我们养护后天之本了。

❧ 饮半盏当知江河滋味——品味头部的胃经大药

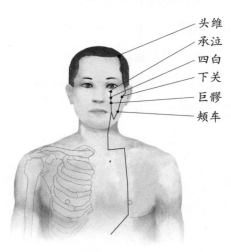

头维
承泣
四白
下关
巨髎
颊车

足阳明胃经穴

（1）治迎风流泪、流泪控制不住、青光眼等，按揉承泣穴

承泣穴是胃经的第一个穴位，离眼睛非常近，就在眼眶处。"承"是承接、承载的意思，"泣"就是哭泣。当您眼睛累了、迎风流泪、流泪控制不住、有青光眼等毛病，承泣穴就可以向您伸出救援之手。

有人眼睛老眨巴，眼皮平白无故地跳。对这种情况，有的人比较迷信，说眼皮跳是有讲究的，"左眼跳财，右眼跳灾"，眼皮一跳，心里就嘀咕。如果是左眼皮跳还好，右眼一跳，心里就慌了，总觉得有灾祸要发生。

现在知道了这个承泣穴，您就有办法了：如果左眼皮跳，咱甭管它，发财嘛，巴不得呢；如果右眼皮跳，您心里慌，那赶紧揉右眼下边的承泣穴，您一揉，眼皮就不跳了，这灾也就过去了。

揉穴位不仅能防病治病，还能消灾，挺好！

（2）治黑眼圈、老花眼、眼睛痒或胀痛、三叉神经痛，每天按揉四白穴

看东西特别清楚，在成语里叫作"一清二白"。"白"是看得清楚，"二白"是看得很清楚，那"四白"就是看得更清楚了，所以四白穴是一个明目穴。

记得上小学的时候，课间大家都要做眼保健操，其中一节就是按揉四白穴。

四白穴对防治近视效果非常好。因为近视是眼部气血不足造成的，而胃经本身又是多气多血之经，气血非常旺盛，四白穴又在胃经的上部，所以刺激它能最快捷地调节眼睛周围的气血运行。

另外，脸色不好、头部气血不足等症状，都可以通过按揉四白穴来改善。

黑眼圈就是胃经气血不足，眼睛周围的陈血没有被及时疏通走，好血没有及时过来造成的，这时候点揉四白穴，把气血引到眼眶四周，黑眼圈就没了。

归纳起来，上学的孩子可以用四白穴来治疗近视，成年人可以用来防治黑眼圈，老年人可以用来防治老花眼。如果眼睛老发痒或者胀痛，揉四白穴效果十分好。还有，四白穴正处在三叉神经上，对三叉神经痛有一定的疗效。

（3）治面部神经麻痹、三叉神经痛、卒中、嘴肿、嘴破，按揉巨髎穴

顺着四白穴往下走，到鼻翼，也就是鼻孔旁边，有一个穴位叫巨髎穴。巨髎穴主要治疗面部神经麻痹，而通常的面部神经麻痹就在此处发生。有卒中先兆的中老年朋友要常揉这个穴位。

按揉巨髎穴还能预防三叉神经痛。有些朋友嘴唇爱肿，还容易破，多揉揉巨髎穴也可以预防。

（4）治牙痛、口眼歪斜（面部神经麻痹）、睡觉爱咬牙、磨牙，按摩颊车穴

使劲咬一下牙，面部会有一块地方凸出来一个包，那是咬肌，咬肌上有个窝儿就是颊车穴。颊车穴与嘴角处在一条平行线上，上边垂直于鬓角。一般人按颊车穴时，都会比较酸痛。

"颊车"的意思是面颊处停着一辆车，即古代的那种小推车，而下颌骨侧面的形状就像这个小推车，所以叫作颊车穴。

颊车穴可以治疗口眼歪斜，即面部神经麻痹，还能治疗牙痛。如果在治疗牙痛时，再配合手上虎口处的合谷穴，效果会更好。

有些朋友夜里爱咬牙、磨牙，那么睡觉前可以先揉揉颊车穴，能很好地缓解"咬牙切齿"的状况。

（5）治耳鸣、耳聋、三叉神经痛及胃经、胆经疾患，按摩下关穴

沿着颊车穴往上，走到耳朵前边，用手摸有一个凹陷，一张嘴这个凹陷里面就有一个包被顶出来，这个包就是下关穴。

由于离耳朵比较近，又是胃经和胆经的交会穴，所以下关穴可以通治胃经和胆经两条经上的病，像胆经上最常见的问题——耳鸣、耳聋，按揉它都会有很好的疗效。

下关穴还可以治疗三叉神经痛以及牙痛。

（6）快速缓解头痛、头胀、发懵、眉棱骨痛、太阳穴痛，按摩头维穴

头维穴在额头上，距额头角拇指一横指处。"维"是思维的维，在古代意为大绳子。"头维"就是形容头痛的时候，好像有绳子或者布把脑袋裹上了一样，因此这个穴位专门治疗这种头痛如裹的病。很多朋友都有类似这样头痛、发胀、发懵的时候，遇到这种情况，一定要多按一按头维穴，症状会缓解很多。有的人眉棱骨或者太阳穴总是莫名其妙地痛，按头维穴也马上有很好的效果。

无病第一利
——品味颈胸部的胃经大药

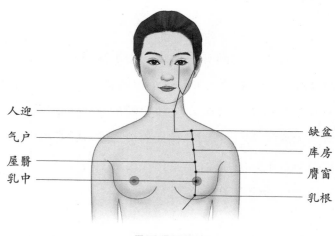

足阳明胃经穴

（1）缓解心理压力、降高血压、祛斑、祛黑眼圈，抚摸人迎穴

人迎穴在喉结旁开两横指处。在喉结旁边一摸，有动脉在跳，这个地方就是人迎穴。

脖子上的穴位我一般不建议大家去按揉，因为脖子比较稚嫩，而且血管都从这里经过，按摩时压迫它，很容易引起咳嗽，反而会不舒服。

那么，真需要在脖子上按摩的时候，应采用什么方法呢？我建议大家用抚摸法。脖子是人体气血流动比较旺盛的地方，它一般不会有经络不通的情况，所以没必要强刺激它，平常只要抚摸它、捋顺它，帮助它疏通就行了。

疏通人迎穴时，不要使劲去点，否则容易咳嗽。要用手轻轻地往下抚摸，抚摸的时候心情要非常放松。然后吸两口气，吐一下，吸一下，再吐一下，一定要保持很放松的状态。人迎穴是缓解心理压力的一个最好的穴位。

人迎穴还是防治高血压的一个要穴。每天按摩它几分钟，对中老年人降血压效果非常好。

此穴更是一个美容的要穴。如果有人脸上红润光洁，不长斑、没有黑眼圈，是什么原因呢？就是此人胃经的气血比较旺盛，能上行到脸上去，而人迎穴正好是胃经上很重要的一个通路。经常捋捋这块儿，捋的时候深吸气，非常放松地去做，捋完后眼睛就会感觉明亮。这就是气血循胃经上行补到眼睛这块儿来了。

（2）开胸顺气，防治乳腺增生，在缺盆、气户、库房、屋翳、膺窗、乳中等穴位上一推而过

在胃经胸腹这块儿的循行路线上，穴位非常多，密密麻麻的。如果单就某个具体的穴位来按摩，根本就不好找。因为有这个麻烦，好多人就知难而退了。当然，我们确实也没有必要给自己找麻烦，最简单的方法就是一带而过。因为这几个穴位都在一条线上，而且都紧挨着。

缺盆穴往下就是气户穴、库房穴、屋翳穴、膺窗穴、乳中穴，用大拇指从上往下一推就行了。这一推，不仅有开胸顺气的功效，而且还可以防治乳腺增生。

甚爱必大费，多藏必厚亡
——品味腹部的胃经大药

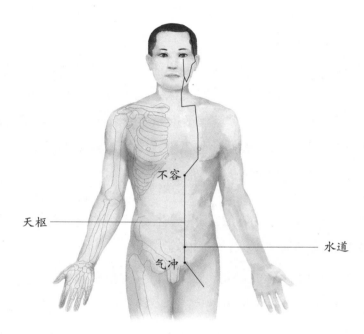

足阳明胃经穴

（1）无浊一身轻，推揉腹部胃经

从缺盆穴到乳根穴的这段胃经，距离人体正中线是 4 寸；而从不容穴到气冲穴这段胃经，距离中线是 2 寸。

为什么叫"不容"呢？就是有人吃完饭以后下不去了。从不容穴开始，到肚脐眼下面的气冲穴，这条线上的众多穴位我们都不用去按揉，因为它们都特别软，按摩不好使劲，不容易按摩在点上，尤其是身体比较胖的人更难。那怎么办呢？可以用另一个方法——推腹。

推腹可以把经过肚子的好几条经络都推了，而其中最主要的一条就是胃经。胃经上的问题最多，推腹时推到的阻滞点通常都压在胃经上。肚子上的胃经怎么推呢？用两个大拇指从心窝下正中线分开2寸往下推。

有人说推不准，没关系，只要您这么一推，阻滞点都能找到。有的地方会很痛，有的地方会很胀，有的地方是一个硬结，还有的地方是一个水槽或者气团，您一推就能感觉到，不用特别用力。

以上这些对人体有害的东西，一定都要推散。

推了胃经以后通常会很容易打嗝、放屁，尤其是在晚上睡觉之前。

有时候您想打嗝、放屁，但身体没有这个劲，只是觉得肚子胀，气又出不来。这时您不妨躺下，先从心窝下开始推。

因为体内的郁结之气一般都集结在心窝下，这里的气不出去，时间长了侵袭到胃就是胃溃疡，侵袭到肺就是咳嗽，而且平常睡觉的时候肯定不踏实，夜里还会做噩梦。所以一定要把浊气给排出去。

（2）治胃肠炎、腹泻、便秘，艾灸或按揉天枢穴

推腹法能够一次性打通胃经在腹部的所有穴位，因此，我在这里没有一个穴位一个穴位地去介绍。不过，其中还是有几个特别值得我详细说明的，比如天枢穴和水道穴。

天枢穴在肚脐眼（神阙穴）旁边2寸的地方。"枢"是枢纽的意思。《黄帝内经》说："天枢之上天气主之，天枢之下地气主之。"它告诉您这个穴位是一个升清降浊的地方。也就是说，您吸收到肠胃里面的营养物质，就在这里开始分成清与浊，营养的精微物质在这里变成血液被吸收了，糟粕则从此处向大肠排去。此穴就是一个中转站。

另外，它还可以过滤血液，让新鲜血液重新循环，把剩下的脏东西变成尿液排出去。所以说天枢穴有两个枢纽的功能：一个是排泄大便，一个是通利小便。

说具体点，首先，天枢穴是治胃肠炎的一个要穴，而通常有胃肠

炎的人最容易腹泻，遇到这种情况，就去找一根艾条来熏熏天枢，如果没有艾条，拿一根香烟也行。其次，这个穴治便秘十分有效，有便秘的朋友只要每天多按揉或多推一推这个穴位，效果就出来了。

（3）治膀胱炎、前列腺炎、肾炎、小腹胀痛、小便不通，推揉或点揉水道穴

水道穴在天枢穴下3寸、关元穴旁开2寸的位置。顾名思义，此穴就是排泄水液的通道，也就是利尿的一个穴位。既然能利尿，这个穴位就跟膀胱炎、前列腺炎、肾炎、小腹胀痛、小便不通有很大关系。

哪些朋友有这方面的问题，每天一定要多多推揉或点揉水道穴，疗效很明显。

祛病只需除湿寒
——品味大腿和膝盖上的胃经大药

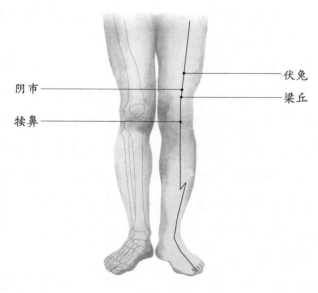

足阳明胃经穴

（1）治心动过速、心慌及调节心脏功能，用掌根轻揉伏兔穴

伏兔穴是腿上的穴位，在膝盖上 6 寸处。在古人眼里，大腿的肌肉特别多。当人走路和跑步的时候，这里的肌肉就像一只趴着的小兔子。不过古人这么解释意义不是很大。

我这儿另有一种记忆的方法，就是平时形容心动过速、心里慌时，老爱说就像怀里揣着个兔子似的。伏兔穴就是治疗心慌、脉快、脉搏"咚咚咚"猛跳这些症状的。

有些朋友有时会莫名地心慌，甚至没碰见什么事或者是稍微遇到一点刺激，心里马上就慌了、乱了，这个时候要好好按揉伏兔穴。

按揉时不要点揉和强刺激它，要用掌跟仔细按揉。可以顺时针揉，有重有轻，揉完后便会觉得心里非常踏实，而且对心脏也有一种补血的效果。实际上，正是因为心脏补足了气血，心里才会觉得踏实。

（2）治血糖过高，每天揉阴市穴

把腿伸直，膝盖处会出现一个窝，这就是阴市穴了，它在膝关节上面 3 寸的地方。阴市穴对于老年人尤为重要，它有一个大家都关心的功能——降血糖。血糖高的朋友每天要多揉揉它。

（3）治急性病、胃酸，按揉梁丘穴

阴市穴向下 1 寸的位置，贴着骨头边缘的一个比较敏感的地方就是梁丘穴。

梁丘穴治疗急性病效果是最好的。比如急性胃炎、肠胃炎，或者突然肚子痛。

再比如急性乳腺炎引发的突然乳房痛，或者突然膝盖痛（这种膝盖痛不是陈旧性的，只是偶尔扭了一下，或者是因爬山等造成劳累而

起），这时赶紧揉一下梁丘穴，马上就会缓解。

梁丘穴的功效很强，除了上面说的那些病症以外，腿痛、脚痛等，它全都管。而且它还能够止胃酸，如果突然胃犯酸了，赶紧揉梁丘穴，很快就会好转。

（4）治膝盖受损、疼痛、膝关节积水、走路不稳、脚冷，以及补脾胃、壮腰肾、瘦腿，每天跪膝走一走，揉犊鼻穴

很多人都知道，膝盖下面内侧和外侧各有一个窝，称作膝眼。其中外侧的窝，就是胃经上的一个穴位——犊鼻穴。

"犊鼻"，是说这个穴特别像一个小牛犊的鼻子。

其实，古人给穴位起名就是想把好多的含义都灌注进去，他们希望后人把隐藏在里面的深意给挖掘出来。

"犊鼻"的深意就是最有力量的，也是气血最盛的，所以犊鼻穴是一个强壮身体的穴位。

对于老年人来说，我不是特别赞成做下蹲运动。为什么呢？年轻人做做倒无妨，老年人因为气血不容易下到腿和脚上去，做下蹲运动等于是在气血很少的情况下去磨膝盖这个轴。

老年人的膝盖本来就容易受到损伤，再有意识地去磨磨它，那就等于是在生锈的地方进一步地磨损。所以，我建议老年朋友平时多练练跪膝法，这种方法特别能打通犊鼻穴。

有一些老年朋友喜欢爬山，虽然爬山是个很好的运动，但对于老年人的膝盖来说也是一种磨损。我建议这些朋友回家后，赶紧做做跪膝，在软床上跪着来回走一走。这样体内的气血很容易就流注到膝盖上去了，这些新鲜的气血就相当于膝盖这个轴上的润滑油。

当新鲜气血多了以后，膝盖就不会产生积液之类的东西，因为它被带走了。但如果没有好的气血过来，膝盖就会经常受到磨损。

　　膝盖是筋之府，人体的筋都在这儿汇集。人常说，小孩子长个儿的时候老是膝盖先痛，那是因为有筋在抻拉它。而小孩子跪着爬，也是有利于生长的。因为膝盖是人体的一个动力源，所以，我们一定要打通犊鼻穴，让膝盖保持强壮，这样人就不会衰老。

　　要知道，一个没有强壮膝盖的人看起来是老态龙钟的。也就是说，如果一个人显老态了，那么他的膝盖肯定是磨损得很厉害。

　　有的老年朋友走路不稳，容易摔跟头，为什么呢？就是因为气血下不到脚上去。这时候我不建议您上来就练金鸡独立，而应该在床上先跪跪膝，把血液引到膝盖上，一步一步往下引。

　　我写过一篇献给老年人的"引血下行三部曲"：第一步是推腹，把新鲜血液先引到腹上去；第二步是跪膝，把气血引到膝盖上去；第三步才是做金鸡独立，把气血引到脚上去。

　　照此三部曲做下去，气血就全引下去了，全身的血液循环就通畅了。

长寿三宝，多气多血
——品味小腿上的胃经大药

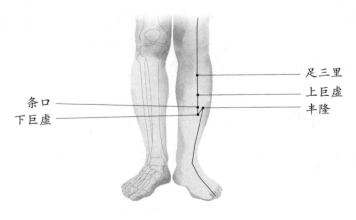

足阳明胃经穴

（1）强壮身体的大穴——足三里

足三里是一个让您身体强壮的穴位，而身体只要强壮一分，疾病就会减少两分。

现在，很多人都习惯将目光盯在身体的具体病症上，希望今天把这个症状祛除，明天又把那个症状祛除。可是体质没改善，这些症状还会伴随着您。

如果体质改善了，任何症状都会自己慢慢消失。所以说，关注疾病不如关注健康。只要把身体弄强壮了，任何疾病最终都会远离您。

我本人接触足三里穴的时间很长，在我的脑子中，足三里穴就是一个德高望重的大慈善家。有时候您需要精神上的支持，有时候您需要物质上的帮助。足三里就是您身体的"恩人"，您有什么困难他都会出手相助，有他在身边您特别踏实。

如果您的肠胃功能有了问题，肚子中有浊气，老是有腹胀、腹痛等症状，这时足三里肯定会拔刀相助。

足三里这个穴老年人不太好按，因为这里肌肉特别多。有时您按上去不是很敏感，除非正闹胃病，胃正痛着。平时这个穴也很不好找，所以我建议老年人要找个适合自己的工具，比如按摩棒等，在这个穴位上敲一敲、顶一顶都可以。

扫一扫，即可观看足三里穴视频。

总之，只要刺激到足三里穴就行了。

（2）治肚子痛、便秘、痔疮，揉上巨虚穴

从足三里往下4横指的地方有个穴位，叫上巨虚。上巨虚穴的主要作用是治疗大肠的毛病。

此处所说的大肠包括升结肠、横结肠、降结肠、乙状结肠、直肠，就连痔疮都包含在大肠范围之内。

一些朋友经常便秘，这也是大肠的问题，可以揉上巨虚穴，效果很不错。

（3）治肚脐眼边上痛，按摩下巨虚穴

从上巨虚穴往下4横指的地方，就是下巨虚穴。

此穴主要是解决小肠方面问题的。您有时候肚子痛，感觉位置在肚脐眼附近，不是胃而是小肠，这时您揉足三里穴效果就略差，而揉下巨虚穴效果会非常明显，也会非常敏感。

有时候本来是胃痛，通过按摩，胃痛的那个点会自己下移，或者是有气往下走，之后变成小肠这个位置痛了，其实就是一股浊气在运行，最后必须通过放屁排出去才算彻底解决。

您按揉的过程也就是排气的过程，这时候您揉巨虚穴，小肠会蠕动，咕咕直叫，慢慢气就排出去了，肚子也就不痛了。

（4）治肩膀发沉、肩周炎、肩膀痛、食指痛、高血压、心血管疾病，用指关节按揉条口穴

从下巨虚穴往膝盖方向，即向上1寸的位置有一个穴位，就是条口穴。"条"是好多条胡同的意思，"条口"就是胡同口。把脚往前伸直，迎面骨处正好有一块肌肉，其下缘的点就是条口穴。

条口穴又称肩凝穴。当肩膀凝住了，肩膀发沉，或是有肩周炎、肩膀痛，揉条口穴会非常见效。

条口穴可以防治卒中。它通经活络的能力是非常强的，如果您有手麻、胳膊麻、胳膊肘痛等症状，那一定要多揉一揉条口穴。此穴连食指痛都能管。

揉这个穴位时，用手指或指关节点着肌肉条口那个位置，脚上下伸动就可以了。有些朋友按揉这个穴位时会感觉痛、胀或者是酸、麻，

这时候我们应该仔细区分：

麻表明气能过来而血过不来。麻得厉害了就是木，是气和血都过不来了。所以要赶紧把这里打通，才能让气血重新过来。

酸表明经络是通的，但是气血不足。把气血多引点儿过来，就不会酸了。比如经常不爬山的人，一爬山腿就酸，就是气血不足。相对而言，酸是一件比较不错的事情，证明经络已经通了，就是暂时缺点儿血，需要补一补。而酸痛是缺血的同时还沉积了一点瘀血，这时拔拔罐最好。

胀表明气很足。此类人是爱生气的那种体质，若体内的气出不去就会胀。胀的时候最好别拔罐，否则会更胀，平时应该多揉一揉才好。而产生胀痛的人一般都是火力比较壮的，爱生气、脾气大，表明体内气有余但是血不足，等于血分配得不好。过多的能量变成气出来了，身上就会出现胀痛。

如果只是单纯的痛，则是因为有血淤，这种情况也适合拔罐。

另有一种情况是痒，比如有人拔完罐以后，罐底下的皮肤发痒。这其实是一种非常好的情况，它表明气血正在过来。伤口愈合的时候都会发痒，就是气血过来了。而拔完罐的时候发痒，可以拿刮痧板轻轻一刮，马上会出好多痧，这是被体内的气血顶出来的瘀血。所以，刮痧一定不要生刮，如果气血很足，不刮痧也会被顶出来，就是长疙瘩，疙瘩就是痧。

其实，我们不应该让过多的毒素通过皮肤来排，从尿液或粪便排出去才是正常的途径。但是身体对内脏有一种保护功能，它为了保护内脏，索性就从皮肤排毒，这样做的结果是内脏受益了，美容遭了殃。

条口穴的功能非常多，再细分一下就是它还可以防治高血压、心血管硬化，很多老年人怕这些病，条口穴就管这些。

（5）化痰强穴——丰隆穴

从条口穴往外侧旁开1横指，是丰隆穴，它与条口穴并排。

其实，许多穴位无所谓按对按错，您觉得哪个敏感就多按哪个。有时候，您虽然找的是条口穴，但按在这个很敏感的丰隆穴上了，那就证明您应该先按丰隆穴，因为它们都是一条经上的穴。找穴有一个原则，就是离穴不离经，只要经对了，就能起到相同的作用。

丰隆穴的主要功能是化痰。当出现哮喘、咳嗽、痰多时，一定要多揉丰隆穴，先从里面把痰化掉。

揉完丰隆穴后会有什么感觉呢？有两种情况：一种是痰散了，不知道哪儿去了；另一种是老吐痰，而且很容易把痰吐出来。

揉丰隆穴出现的这两种情况，是体质不同造成的，但都对身体有好处。而且中医里的这个"痰"，包括的范围很广，不光是指从肺里出来的痰，还包括脂肪瘤、痰核、血痰（即血脂高）和扁平疣等。一般来说，痰都跟气有关，气郁则生痰。您一生气，气就停留在某处，气滞则血淤，血就会流通缓慢，代谢出好多废料堆积，这些东西慢慢就生成了痰。

知足才知福
——品味脚上的胃经大药

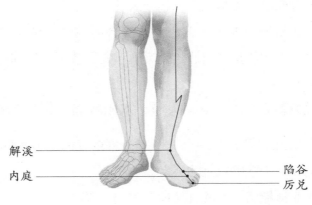

足阳明胃经穴

（1）放松身心、改善脑供血不足，按揉解溪穴或者转脚腕

解溪穴在脚腕上。"溪"是溪流之意，人体里的溪流就是血流。"解溪"就是把腿上的血解运到脚上去，打开一个通道。

解溪穴就在平时系鞋带的那个位置，也就是脚腕和脚背交接的地方。您先用大拇指按这儿，然后一抬脚尖，马上有个硬筋把您的手弹开了，硬筋旁边的窝就是解溪穴。

解溪穴是一个让人全身放松的要穴。

有人说解溪穴这个窝太深，揉的时候挺费劲，不好着力。这里，我有两个偷懒的方法，一是脚跷一下，二是转脚腕，两个方法都可以活动到解溪穴，而且转脚腕本身就会让人非常放松。

解溪穴对老年人尤为重要，它除了能让人放松之外，还是一个治疗脑供血不足的要穴。

凡是气血下不到脚上去，也就上不到脑上去。这是什么原理呢？因为人体所需要的大循环是气血先下到脚上然后再上到脑部，反复循环。有人说我脑子经常很胀，脚上却无力，这是不是血都奔脑上去了？不是，这是浊气上去了，真正的血并没有循环，还在里面压着呢！要想血液重新循环，血液就得先到脚，然后才到脑上，它有规定的路线，不可能没先到脚就直奔脑部去了。

因此，改善脑供血不足首先要改变脚部供血，只有脚上的供血足了，脑上的供血才能足。而通过刺激解溪穴，就可以得到改善。

（2）治鼻炎、胃下垂、头痛、太阳穴痛，按揉陷谷穴

脚上第二趾和第三趾间有一个缝，从接缝的地方往脚背方向上走有一个凹陷，这个凹陷就是陷谷穴。

陷谷穴非常敏感，能够直接通到鼻窍，所以它是一个治疗鼻炎的要

穴。当鼻子不通气时，揉揉陷谷穴很快就会通。

这个穴位名称里面有个"陷"字，就是下垂的意思。它对治疗胃下垂很有效果，能够帮助提升人体阳气。

另外，它还有一些辅助功能，比如治疗头痛，尤其是对太阳穴痛疗效非常明显。

（3）治牙痛、咽喉痛、鼻出血，祛胃火，按揉内庭穴

内庭穴在第二脚趾和第三脚趾之间的一条缝上。它可以祛胃火，相当于人体自生的牛黄解毒丸。另外，有一味中药叫生石膏，也是祛胃火的，内庭穴的作用与之接近。还有，凡是胃火引起的牙痛、咽喉痛、鼻出血都可以揉内庭穴，它的祛热、祛胃火作用非常好。

（4）如果爱做噩梦，掐厉兑穴

厉兑穴是胃经的最后一个穴位。"厉"是噩梦的意思，"兑"是八卦中的一卦，代表沼泽，"厉兑"的意思就是掉进了噩梦的沼泽中。

这个穴对爱做噩梦的人来说特别有意义。另外，对于有神经错乱症状的人来说，厉兑穴能够静心安神。

怎么揉厉兑穴才有好的效果呢？有个简单的办法：

每天晚上睡觉之前，攥一攥第二个脚趾，这么一攥，厉兑穴就攥住了，再扭扭这个脚趾肚，最后用指甲掐掐脚趾肚。如果索性把10个脚趾肚都掐一掐，对于安眠特别有好处，这样晚上就不爱做噩梦，就该做好梦了。

其实，没有人愿意做噩梦，而如果天天做美梦，我想大家都会乐意的。

第八章

肺经，
人体里最容易受伤的经

　　《内经》上说肺为"相傅之官"，就是
宰相大人，可见其地位之重要与尊贵。肺
经的功效何其巨大，上可疏解肝经之郁结，
中可运化脘腹之湿浊，下可补肾中之亏虚。
肺本是娇脏，最怕攻伐，所以"调诸脏即
是治肺"实乃真知灼见。"诸气者，皆属于
肺。"《内经》的话句句都是金玉良言，须
仔细体悟才行。所以，气虚的培补、气逆
的顺调、浊气的排放、清气的灌溉，都可
以通过调节肺的功能来实现。

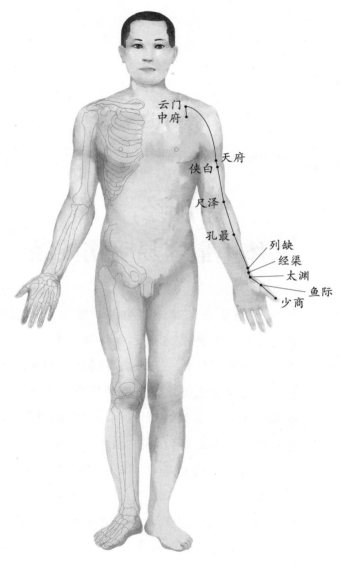

手太阴肺经穴

手太阴肺经预防和主治的疾病

呼吸系统疾病：各种急慢性气管炎、支气管炎、哮喘、咳嗽、咯血、胸痛。
五官病：急慢性扁桃体炎、急慢性咽炎、咽痛、鼻炎、流鼻血。
其他：经脉所过的关节屈伸障碍、肌肉疼。

1 肺，在志为忧悲，在液为涕，在体合皮毛，在窍为鼻

学习中医经络，第一条要讲的总是手太阴肺经。人的气血在凌晨3点到5点（也就是寅时）开始冲击肺经，所以此时若出现症状，我们通常要考虑到肺是不是有问题。

有一位妇女，每到冬季总是在凌晨4点钟左右燥热出汗，白天则畏寒怕冷。中医诊断她为风寒束表，心火内盛，典型的"冰包火"。但其发病的根源是肺气不足，无力助心火以驱散风寒，必借寅时肺经气盛才能发汗解表。所以给其开了补中益气汤补肺而助其宣发之力，顺势而为，一剂而愈。

《内经》上说肺为"相傅之官"，就是宰相大人，可见其地位之重要与尊贵。可是在实际治疗应用方面，很少有人对肺经格外地重视，治疗范围通常局限在感冒、咳喘上面。如果初学者都是这么学习的话，恐怕终是管中窥豹，难见真貌了。

其实肺经的功效何其巨大，上可疏解肝经之郁结，中可运化脘腹之湿浊，下可补肾中之亏虚。岂是一个咳喘可以涵盖？即使是咳喘症，也很少由肺经直接引起，多是他脏波及。

由肝火引起的叫"木火刑金"，祛肝火就好；由肾虚引起的叫"肾不纳气"，补肾气辄效；由脾虚引起的叫"痰湿蕴肺"，健脾祛湿最佳。

还有外感咳嗽，多由风寒引起，那就赶走膀胱经之风寒好了。

通常咳喘的病总会迁延不愈，古时便有"内医不治喘"之说，其实多是因见肺治肺，有痰化痰，宣来降去，不治根本，才成痼疾。肺本是娇脏，最怕攻伐，所以"调诸脏即是治肺"实乃真知灼见。

"诸气者，皆属于肺。"《内经》的话句句都是金玉良言，须仔细体悟才行。**所以，气虚的培补、气逆的顺调、浊气的排放、清气的灌溉，**

都可以通过调节肺的功能来实现。《内经》中说："**肺主宣发肃降，肺是水上之源，肺开窍于鼻，肺主皮毛，诸气愤郁，皆属于肺，在志为忧悲，在液为涕，在体合皮毛，在窍为鼻。**"

在这里，不但给我们讲述了肺的功效，还告诉了我们具体的治疗办法。有一个70多岁的老翁，他与老伴生气吵嘴，又遭遇风寒，造成胁肋疼痛，我建议他用取嚏法，他用后连打了十来个喷嚏，头部微微出了些汗，胁肋的疼痛当时减轻。我说，既然有了咳嗽症状，就吃点儿通宣理肺丸将痰排出才好。于是他先后吃了4颗丸通宣理肺丸。咳嗽胁痛只一天的工夫就都治愈了。这里用的全是《内经》中的方法——肺主宣发，开窍于鼻，在液为涕。

如果您能从"在志为忧悲"想起林黛玉，从"在体合皮毛"想到青春痘，那真是一个很好的开始。学习总要从文字之外用功才行，要知道好东西都在书中的空白处呢！本应说肺经的，却扯远了，还好，带来几只小鱼一并送给大家。

肺经的鱼际穴定喘的效果很好，只需按揉即可。

有人总觉得气不够使，有吸不上气的感觉，就点揉太渊穴，此穴为肺经原穴，补气效果极佳。

尺泽穴是最好的补肾穴，通过降肺气而补肾，最适合上实下虚的人，高血压患者多是这种体质。经渠治疗各种咳嗽都有效，使用方便，无须辨证。

孔最穴对风寒感冒引起的咳嗽和扁桃体炎效果不错，还能治痔疮。

还有个特效穴——少商，是专治咽喉肿痛的，三棱针点刺出血马上见效。

"吾生也有涯，而学也无涯"，学习不是积铢累寸，而是学一达百。饮半盏当知江河滋味，拾一叶尽晓人间秋凉。

2 肺经，主治各类咳嗽

咳嗽是日常生活中最常见的症状之一，有时还经久不愈，让人烦恼不已。因为咳嗽不单源于肺，"五脏六腑皆令人咳"，常常难除病根，所以有"内医不治喘"之说。

咳嗽本身并非坏事，它是身体的一种自然保护反应。通过咳，排出肺中痰浊，以宣畅气机；但久咳伤肺，会破坏肺脏的正常生理结构。这时，我们需要及时去修补受损的肺脏，而刺激肺经就是最便捷的方法。

肺经的穴位不多，左右两侧各 11 个穴位，经脉从胸走手，起于中府，止于少商。这些穴位都善治咳嗽。

云门——止咳平喘效果很好

在中线任脉旁开 6 寸，锁骨下缘处。云门穴止咳平喘效果很好，还善治肩臂痛麻、颈淋巴结炎等。

中府——调治支气管炎的大穴

在云门下 1 寸，为治疗支气管炎及哮喘的要穴，又是肺脾两经的会穴，所以同时可以治疗脾虚腹胀、气逆痰多、食欲不振诸症。若与后背肺俞穴同时点按，可有即时止咳之效。

天府——专治鼻炎

在腋下 3 寸，肱二头肌桡侧。此穴可以用一种特殊的方法来找到。

两臂张开，掌心相对平伸，在鼻尖上涂上一点墨水，用鼻尖点臂上，点到处就是此穴。

此穴最大的效用，就是善治鼻炎，不论过敏性鼻炎，还是慢性鼻炎，经常按摩或敲打此穴，鼻塞流涕、不辨气味的症状都会明显改善。

尺泽——降血压，补肾，清肺热

肺经上还有一个穴位对老人特别有帮助，叫尺泽穴。此穴在肘横纹桡侧凹陷中。当我们一合肘的时候，它就在肘窝里面。此穴作用极多，且疗效迅速，诸位一定要多加用心。

尺泽穴有几大功效，第一个就是降血压，功效特别明显。很多人有高血压，一按这个地方肯定会非常痛。痛就说明您按对穴位了，以后就每天揉按这个地方。

有一位老太太已经73岁了。有一天，她特意从外地赶到北京来感谢我。她说："你讲的这个方法效果太好了。我揉这个穴位揉了3个月，二十多年的高血压就降下来了。原先，我的血压老是160、170，现在是130、140了。有时候再吃一点儿降压药，血压就变成95了。"我便问她："您还用其他方法了吗？"她说："我就揉这一个穴，就数这儿疼，别的穴我也找不着。"末了，她问我还要不要吃降压药。我笑道："您的血压都降到95了，已经不是高血压了。等血压稳定了，您就可以不吃了。"

尺泽穴还是一个补肾的大穴，保健效果非常好。不过，光揉这一个穴位还不够，最好跟肾经上的复溜穴配合着使用。

一般说来，一个人上气不接下气，不光是肺有问题，肾也有问题。其中，肾是管吸气的，气

扫一扫，即可观看
尺泽穴视频。

吸不到肚子这一块，就是肾气不足；一个人吐气吐不出来，就会在肺那里憋着。比如，哮喘就是肺肾两虚引起的，光调理肺的话很难祛根。

原来，肾经与支气管相通，支气管两侧分布的全是肾经。一个人要是有咳嗽、哮喘方面的问题了，除了按揉肺经，还可以找一找肾经。至于高血压、耳鸣之类的症状，也跟肾有关，按揉肺经上的尺泽穴和肾经，就能收到良好的效果。

此穴善清肺热，不但治热性咳嗽，还对咽喉炎和扁桃体炎有特效。尺泽为肺经合穴，"合治逆气而泄"，所以此穴不但是治疗气喘要穴，对因饮食不洁引起的吐泻之症也有卓效。另外此穴还有治疗鼻衄、遗尿、腰扭伤等诸般功用。

孔最——治痔疮的要穴

"孔"为孔窍，"最"为第一。此穴有统领人体诸窍之义。

凡窍之病，皆可用此穴调治，如耳痛、耳鸣、鼻塞、鼻衄。此穴还是治疗痔疮的要穴。另外，孔最还善调毛孔的开合，"为热病汗不出"之第一要穴。孔最为肺经郄穴，郄治急症，所以此穴也可治急性咽炎、咳嗽、扁桃体炎。

太渊——可治一切肺虚之症

土生金，此穴为肺经母穴。"虚则补其母"，所以此穴可治一切肺虚之症，补气效果极佳，对虚寒咳嗽、脾虚咳嗽，特别是表现为咳声无力、遇寒即咳、口吐清稀白痰者，最为对症。太渊还是脉之总会，可治疗各种心脏虚弱病症及各种与动静脉有关之症。

扫一扫，即可观看
太渊穴视频。

鱼际——专治小儿消化不良

在大拇指下肉肚最高点。此穴为肺经荥穴，"荥主身热"，所以此穴清肺热，利咽喉，滋阴凉血，适合治疗热症，对咽喉疼痛、咳嗽痰少者效果最好。鱼际还是治疗哮喘的要穴，经常按压此穴，对哮喘有很好的预防功效。鱼际穴在《幼科推拿秘书》中叫"板门穴"，每次点揉5分钟，专治小儿消化不良。

此外，从太渊穴到孔最穴之间，这一段为"止咳点"，大家在咳嗽时，可以找此处最敏感的地方多揉一揉，症状马上就会减轻。

当疾病来临的时候，我们多掌握了一个要穴，便多了一份自信和勇气。而这份自信和勇气更让我们在疾病面前占尽先机。如果心中早有应对之策，谁还会惧怕疾病呢？凡事"预则立，不预则废"，早点儿防患于未然，便不会疲于应对和补救，我们也就会时时淡定从容。

3 气顺病自消——肺经大药房

　　肺经有 11 个穴位，而且都在胳膊和手上，非常好找。而且，它们都能治疗与肺相关的疾病。肺开窍于鼻，所以鼻子的毛病与肺经有关；还有，肺经与喉咙有关，所以嗓子的问题能从肺经上得到解决；另外，肺经与感冒有关、与皮肤有关……

　　下面我就为大家详细地介绍一下肺经。

会当凌绝顶
——品味肘部以上的肺经大药

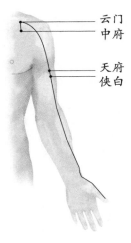

手太阴肺经穴

（1）揉云门穴，排出体内浊气

　　云门穴是肺经的第二个穴位。为什么先讲云门穴呢？因为它是一个很好的标志，找到这个标志，其他穴位就好找了。

　　找云门穴有个非常简单的方法，就是只穿背心，两手叉腰，对着镜子，就能看见肩膀的锁骨旁边有个窝，窝的中心点就是云门穴。

　　"云"是流动的气体，"云门"的意思就是这里是一个气体宣发的地方。很多人爱生气，气完就憋在那里了，宣发不出去，于是循着肺经走到四肢，就会造成四肢烦热、特别燥、心里堵闷、掌心热等症状。这时，使劲点揉云门穴，一般就会打嗝，气就发出去了。

　　其实，打通经络，其中的一个主要目的就是排除浊气。好多人一揉这个肺经就老打嗝，这是非常好的现象。

（2）揉中府穴，调治中气不足、预防心绞痛、咳喘

　　中府穴，"中"指中气，就是脾肺之气，脾和肺合起来的气叫中气。如果经常觉得气不够使，喘不上气来，或者大便的时候无力，以及吃一点儿东西肚子就胀，这就是中气不足了。中府穴就是专门调治中气不足的。

　　中府穴是肺经的一个募穴，也是脾肺两经交会的一个穴，这个穴调气最好。如果人体的气乱了，就爱咳嗽、哮喘、堵闷，会经常觉得上气不接下气，这时一定要多揉中府穴。

　　中府穴可以防治心绞痛。有心绞痛的人按中府穴肯定很敏感，因为这里有淤阻，所以要经常通通中府穴。

　　中府穴还是治疗咳喘的要穴。

　　另外，有心血管方面疾病的人，有个非常简单有效的方法可以调理，就是同时推云门穴和中府穴。那些长期爱咳嗽（很有力量的那种咳嗽）的人，觉得堵闷后马上要咳出来的那种实咳实喘，平常更要多推中府穴和云门穴。

　　推的时候，大拇指按着中府穴，然后向上推云门穴，一般这里会很痛。把痛的地方给推开，浊气就会散掉，您就会觉得胸里面非常舒服。

（3）揉天府穴，治过敏性鼻炎、慢性鼻炎、经常流鼻血等鼻部炎症和皮肤过敏

中医讲鼻窍通于天，天府穴暗含着这个意思，就是能治鼻子的各种疾患。像过敏性鼻炎、慢性鼻炎、经常流鼻血等鼻子的疾病，揉天府穴效果非常好。

天府穴还有消炎抗过敏的功能，比如皮肤经常容易过敏，也可以揉天府穴。

（4）揉侠白穴，治肺气不足造成的经常恐惧、心跳过速、肋间神经痛

天府穴往下一大拇指宽度的地方就是侠白穴。"侠"是侠客，"白"是白色。肺属金，金在五行的颜色为白，因此，这里"白"代表肺的意思。而"侠白"就是有个侠客在保护肺，给我们补足肺气，让我们无所畏惧。**所以它可以治疗肺气不足造成的经常恐惧、心跳过速。**

为什么人会恐惧呢？就是先有忧虑，忧虑解不开了就会恐惧。而且一忧虑就会气郁，常常气串两肋，所以按揉侠白穴还可以治疗肋间神经痛，即两肋痛。

造化钟神秀
——品味小臂上的肺经大药

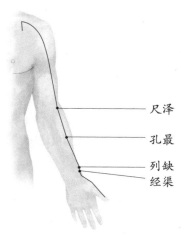

尺泽

孔最

列缺
经渠

手太阴肺经穴

（1）揉尺泽穴，交通肺和肾，调节身体虚实，补肾

胳膊肘处有个窝，就是尺泽穴。

中医号脉时，三个手指分别摸在腕关节寸、关、尺的位置。尺的位置是在号什么呢？是在号肾功能。所以，"尺"代表肾。"尺泽"是给肾以恩泽，给肾以浇灌，尺泽穴就是补肾的要穴。

尺泽穴能补肾，这跟五行有很大关系。在中医里，肺属金，肾属水，而金能生水，就是肺气足了可以补肾。

所以，揉尺泽穴就能把肺经多余的能量补到肾经上去。

尺泽穴又是合穴，属水，因此这种补肾方法

扫一扫，即可观看
尺泽穴视频。

叫作泻肺补肾法。其实，泻只是能量的一种转化，是把肺经多余的能量转换到肾经上去了，因为上焦的能量过多、淤积住了，反而让人觉得不舒服，老有火气，老想吃点儿凉的或者祛火的东西，而同时却两脚冰凉。这是火气都用到上边去了，没有留些到下面来，形成了上实下虚之证。

此时，不能盲目地泻火。而去医院，一般会让您吃点儿苦寒的药祛火，往往用通便的方法。可一吃祛火的药，一通便，上边的火没祛，下边却更虚了。因此我们需要的是把这种能量转化，不要白白地浪费掉。

要知道，即使是"火"，也是人体里的一种能量，也是靠气血制造出来的，不要把它泻掉，泻掉就等于是把刚生出来的气血又给浪费了。我们要把它转化，而揉尺泽穴就是很好的方法。

（2）治感冒引起的嗓子痛、发烧不出汗、痔疮，揉孔最穴

孔最穴在尺泽穴下5寸处。孔最穴的意思就是身体里所有跟孔有关的问题都归它来管理。上至鼻窍，下至肛门，都跟孔有关，所以孔最穴管的地方特别多，因而不好把握。什么都管好像什么都不管，我们需要具体落实它到底管什么。

我有个同事小杨，她过去感冒的时候老有一个症状——嗓子痛，必须吃几天消炎药才会好，但自从她知道孔最穴是管嗓子痛以后，每次犯病她就揉孔最穴，只需要两三分钟，嗓子就不痛了。

孔最穴治疗感冒引起的嗓子痛最有效，但话说多后引起的嗓子痛它不管。有的人发烧不出汗，赶紧揉孔最穴可以帮助发汗。

孔最穴还是历代医家治疗痔疮的要穴。有痔疮的人此处痛感明显，平常可以多揉揉孔最穴。

（3）治偏头痛、落枕、小儿尿床、成人前列腺疾病，按揉列缺穴

在我们手腕上拇指这侧的掌根下有个高的骨头叫桡骨，用大拇指一按有个凹陷（或者将两手虎口交叉，食指所点的窝），这就是列缺。

列缺穴可以治疗偏头痛。"头项寻列缺"，脖子落枕、感冒引起的头痛，都跟风寒有关，平时您可要多揉列缺穴。

列缺还是一个交会穴，它跟肾经交会，所以还有补肾的作用。还可以治疗遗尿，每天坚持揉就会改善。

揉列缺穴还可以通利小便，治疗成人前列腺疾病。

（4）按揉经渠穴，每天都能补充一点精力

"经"是经络，"渠"是水渠。"经渠"的意思是经络到此就水到渠成了。

按这个穴位的时候不要按到骨头上，而要按到骨头内侧缘。不要往下按，要往外按，揉着按就能找到这个穴了。

经渠穴是治疗气不顺的。好多虚弱体质的人就是因为气乱了，而这个穴是一个慢慢调养的穴，它可以使肺气逐渐增强，最后达到水到渠成的目的。也就是说，每天都能给您补充一点点精力，而且对实证、虚证都管用。

实证就是呛咳，有肺热的那种咳嗽；而遇点儿风寒、喉咙一痒就咳嗽的属于虚证。经渠穴对这两种症状都管。

大家只要记住经渠穴是一个调气的要穴就够了。平常可以经常揉一揉它，觉得气有点儿不太顺或者气接不上来都可以揉，而且无论是热性还是寒性咳嗽都可以揉，它是一剂保人生平安的药。

荡胸生层云
——品味手掌上的肺经大药

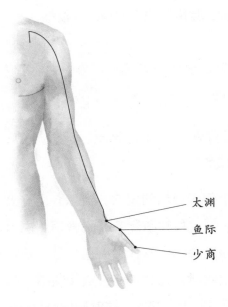

太渊
鱼际
少商

手太阴肺经穴

（1）心脏跳动异常、早搏、房颤、静脉曲张、脉管炎等血管疾病，按揉太渊穴

太渊穴正好在腕横纹上，很深。在揉它的时候，一定要把指甲剪平，也可以用大拇指内侧硌它。

太渊穴补气效果极佳，如果您总是觉得气不足、气虚，揉太渊穴就能给您补气。什么人需要补气呢? 喘气费劲（吸入氧气不够），爬一会儿山甚至动一动就一头汗或者气不足，大便时老觉得没劲或使不上劲，这样的人就要补气。

太渊穴是脉之会，就是体内所有脉都归它控制。心脏跳动异常、早搏、房颤，只要跟心血管有关系的，都是太渊穴的适应范围。静脉曲张、脉管炎这些跟血管、脉络有关系的病症，按揉太渊穴都有效果。

扫一扫，即可观看
太渊穴视频。

对于太渊穴只要记住两点就行：第一它总管人体各种血管脉络，第二它是一个补气的要穴。

（2）治心里有火、夜间爱咳嗽、比较烦热、睡不着觉、小儿肠胃不好，揉鱼际穴

鱼际穴是一个善于退热的要穴。当您心里有火、夜间爱咳嗽、比较烦热、睡不着觉时，按揉鱼际穴特别管用。说到这里，好多朋友可能会担心：夜里咳嗽会不会有什么大病？是不是肺有什么问题？其实您不用担心。**夜里咳嗽，尤其是两三点钟咳嗽、睡不着觉，这种现象非常普遍，通常都是肝火引起的。这时候按摩鱼际穴就会缓解。**

按摩鱼际穴还可以调节小孩的肠胃功能。在中医院小儿科，鱼际穴又叫板门穴。"板门"就是木板的房门，此穴是专门调理小孩不爱吃东西、肠胃功能不好的，一揉"板门"，胃口的门就打开了。

很多人包括一些专业人士都有一个误区，他们认为经络、穴位必须强刺激才会有效。实际上不是这样。因为，即使不刺激经络、穴位，但气血很充足，经络、穴位也会处于一种活跃的状态。不是刺激完以后它们才起效，而是它们随时随刻都在起效。如果要刺激它才起效，那就完了，那我们天天都得扎针灸去，要不然就百病丛生了。

有的人按摩某个穴位不敏感。那么，就不要去按摩，您就找这条经上最敏感的那个穴，把它由疼痛按摩到不痛，症状就减轻了。就这么简单。

（3）治急性咽喉肿痛，用三棱针点刺少商穴

少商穴在指甲旁边。"商"是五音之一，属金，这里指肺。**少商穴治嗓子痛效果最佳，尤其是对急性咽喉肿痛有特效。**但是这个穴必须得强刺激才行，过去这些井穴（末梢的穴都叫井穴）通常都需要用三棱针来点刺，放一滴血，当时就会见效，但好多人就怕放血，这时不妨用指甲使劲掐一掐。

第九章

大肠经，
增强人体免疫力

大肠经是一个"无名英雄"，好像没有什么广大而显赫的功效，但有些特殊的疾病，真得它亲自出马才行。

大肠经为多气多血之经，阳气最盛，用刮痧和刺络的方法，最善祛体内热毒。若平日常常敲打，可清洁血液通道，预防青春痘。大肠经对现代医学所讲的淋巴系统有自然保护功能，经常刺激可增强人体免疫力，防止淋巴结核病的生成。

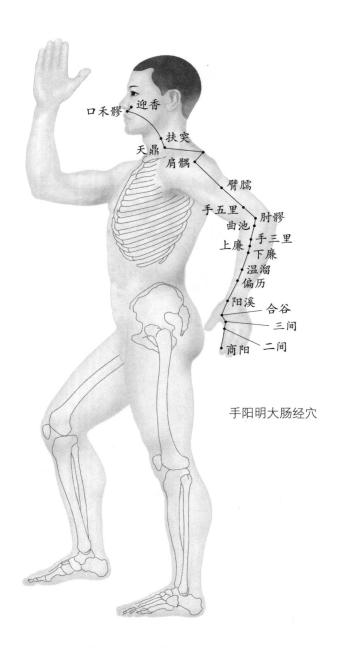

口禾髎　迎香
扶突
天鼎
肩髃
臂臑
手五里　肘髎
曲池　手三里
上廉　下廉
温溜
偏历
阳溪　合谷
三间
商阳　二间

手阳明大肠经穴

手阳明大肠经预防和主治的疾病

呼吸道疾病：感冒、支气管炎、发热、头痛、咳嗽。
头面疾病：头痛、面神经炎、面肌痉挛、面瘫、牙痛、麦粒肿、结膜炎、角膜炎、耳鸣、耳聋、三叉神经痛、鼻炎、鼻塞。
其他：颈椎病、皮肤瘙痒、神经性皮炎、荨麻疹、经脉所过的关节活动障碍。

1 大肠经——值得敬重的人体血液清道夫

一个团体总有被忽视的成员，他们总是在那里默默无闻地工作，很少有出头露面的机会。看起来他们似乎无足轻重，位卑言轻，但他们的作用，却是不可或缺，有时甚至是无可替代。大肠经就是这样一个"无名英雄"，好像没有什么广大而显赫的功效，但有些特殊的疾病，真得它亲自出马才行。

皮肤病可以说是最让人心烦意乱的疾病了，荨麻疹、神经性皮炎、日光性皮炎、牛皮癣、疔疮、丹毒、疖肿、皮肤瘙痒症……都让人痛苦不堪。在百治无效之际，取大肠经刮痧，通常都会得到不同程度的缓解。

大肠经为多气多血之经，阳气最盛，用刮痧和刺络的方法，最善祛体内热毒。若平日常常敲打，可清洁血液通道，预防青春痘。

大肠经对现代医学所讲的淋巴系统有自然保护功能，经常刺激可增强人体免疫力，防止淋巴结核病的生成。

下面说说这条经络里面的几位"隐士高人"。

～ 三间——上治牙疼、下治便秘

三间（输木穴），位于食指近拇指侧根部，第二掌指关节后。此穴最大的特点就是穴位好找，按摩方便，随时都可以操作。

三间穴，最善通经行气，上可通达头面，治疗三叉神经痛、齿痛、目痛、喉肿痛和肩膀痛；下能通腹行气，泻泄可止，便秘可通。

另外，有研究指出此穴有消炎、止痛、抗过敏的功效。三间可作为日常的保健穴，常揉多按。本人常用大拇指内侧指节横向硌揉此穴，效果甚佳。

阳溪——最善缓解头痛及眼痛酸胀

跷起拇指，拇指根与背腕之间有一凹陷，凹陷处即为此穴。

此穴最善缓解头痛及眼痛酸胀，但若用按摩法，一定要闭目，掐按一分钟，才能有效。**此穴最善通经活络，经常按摩，并配合金鸡独立，可以有效防止卒中和高热不退等症。**

手三里——善治胃肠病，与足三里并用，效果更佳

曲肘取穴，在肘横纹头下 2 寸。

提起足三里，向来声名显赫，而手三里却默默无闻。其实经络歌诀中"肚腹三里留"，这个三里，也包括手三里在内的。

此穴也善治胃肠病，与足三里并用，效果更佳。

此穴还善治腰膝痛，不论是急性慢性，都可点按此穴，可即时缓解症状。

手三里善消肿止痛，对于头面肿、牙龈肿、肩臂肿都有疗效。

此外手三里还是治疗鼻炎的要穴。

手三里可增强体质，是人体的强壮穴，所以平日也可多揉以健身。

大肠经似乎每个穴都有其独特的撒手锏：

曲池是治痒奇侠，通治各种皮肤病，还能降血压；偏历善消水肿；

肩髃最散风寒；臂臑能除眼疾，常点揉此穴

可预防白内障，还能治疗麦粒肿。

不被重视的经络也依然是光彩夺目，看来这世间没有什么能隐藏的宝贝，我只是草草地选了几个，匆匆地向大家展示了一下。您若觉得好，就要自己亲手去挑，找您想要的带回去。

扫一扫，即可观看
手三里穴视频。

2 肺和皮肤的保护神——大肠经大药房

　　肺与大肠相表里，所以肺脏上面有什么疾患，都可以通过大肠经来调理。它主治皮肤病，也管便秘、腹泻等肠道疾病。

　　当然，它也有一些别的神奇功效，我会在谈到某些具体症状的时候特别说明。但总体来讲，大肠经就是这些功能。大家不要把这些功能记得太复杂，只记对您有帮助的东西就行了，要记得越简单越好，剩下的全给忽略。

　　大肠经的走向是从手走头，起始于商阳穴，结束于迎香穴。它上边有 20 个穴，这里只讲其中 16 个，因为有几个穴位的功能和其他穴位一样。

按之得喜，不按不得
——品味手上的大肠经大药

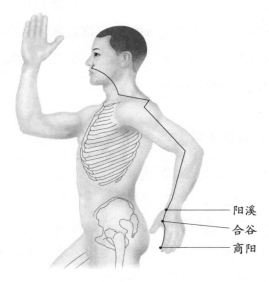

阳溪
合谷
商阳

手阳明大肠经穴

（1）人体自有"开塞露"——商阳穴

商阳穴需要用指甲掐才有效果。它是专门治疗便秘的一个要穴，但是它不治疗气虚这种便秘（就是觉得肚子胀却拉不出来）。

那它治哪种便秘呢？就是大便已经到肛门，却拉不出来，一掐这个穴就出来了，有点儿像开塞露的感觉。

（2）治牙痛最管用的穴——合谷穴

合谷穴是被历代医家推崇的一个大穴，可以说是万能之穴，什么病都治。也正因为如此，大家一般不知道它具体能治什么病，所以基本上很少有人会使用它。

合谷穴治牙痛是最管用的，而且是交叉治。如果您右侧牙痛，就揉左边的合谷穴；左侧牙痛，就揉右边的合谷穴。

揉的时候，最好再加一个牙痛点，那效果就太神奇了。通常80%的牙痛都会在一两分钟之内止住。

怎么寻找这个牙痛点呢？**当您牙痛的时候，去捏贴近面颊的耳垂部分，绝对会有一个地方很敏感，这就是牙痛点。**

如果把合谷穴和牙痛点同时按捏，会马上止痛。当然这需要别人来帮您按合谷穴，您自己按耳垂。

（3）长在手臂上的本草——第二掌骨

合谷穴虽然是祛病的万能之穴，但是功效不确定，所以我们索性改揉第二掌骨全息穴。"第二掌骨"在哪儿呢？我们看，手背上的食指下面有一条骨头，它上边全是穴位，密密麻麻挨着，这就是第二掌骨全息穴。

"全息"就是身上的信息都在第二掌骨这里汇集齐了。这跟耳朵、足底等处有好多反射区是一个道理。

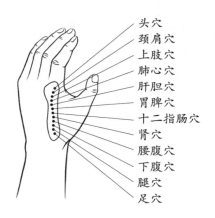

头穴
颈肩穴
上肢穴
肺心穴
肝胆穴
胃脾穴
十二指肠穴
肾穴
腰腹穴
下腹穴
腿穴
足穴

　　无论身上哪儿有病，都能在第二掌骨全息穴勘查出来。

　　比如您肠胃不好、经常肠胃痛，可以在第二掌骨的正中间找个痛点（肠胃点），揉揉就会缓解。当然，还可以把第二掌骨分成 12 份，该揉哪儿就揉哪儿，腰痛就靠下边点揉，腿痛就靠更下边点揉，依此，头痛、脖子痛、肩膀痛以及头部和心脏的问题都可以在第二掌骨上找痛点去解决。

　　这是一块神奇的人体药田，身体上的很多毛病都可以在这里一并得到解决。而且，第二掌骨全息穴揉起来非常方便，坐那儿就揉了。揉的时候，最好点按它，点按最痛的点，把痛点揉到不痛，效果就出来了。

（4）改善头部、眼部供血，明目，治疗眼睛酸涩、眼睛胀痛，按揉阳溪穴

　　"阳"是太阳，"溪"是溪水。顾名思义，阳溪穴是补阳气、提精神的。就是说要把阳气像溪水一样灌注到全身尤其是头面上去。

　　它不仅能够改善头部供血，更能改善眼部供血。因此揉阳溪可以明目，治疗眼睛酸涩、眼睛胀痛。

般若般若处处开
——品味小臂上的大肠经大药

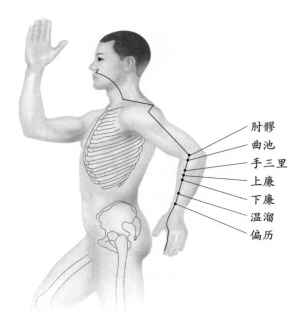

肘髎
曲池
手三里
上廉
下廉
温溜
偏历

手阳明大肠经穴

（1）治面部神经麻痹、卒中、前列腺和泌尿系统感染，揉偏历穴

两虎口相交，中指在手臂上所点处就是偏历穴。

它有两大功能，其一是治疗和预防面部神经麻痹和预防卒中。所以要想记住偏历穴，就要先想到人脸偏了，想到它能治疗面部神经麻痹。

第二大功能是利尿消肿。有前列腺炎、泌尿系统感染的朋友，一定要坚持揉这个穴，要拨动着揉，揉时会发现有好多硬的乱筋在里面，把它们揉松揉散就好了。

（2）祛除寒邪：在温溜穴刮痧

"温"是温暖，"溜"是水暂时停在这里了。

水为什么会停在这里？是体内有风寒，寒凝血滞造成了血流缓慢。温溜穴就是驱寒的，可以把停滞的寒流驱赶出去。

所以经常手凉、手心爱流冷汗的人一定要多揉温溜穴。还有一个更好的方法就是刮痧，从肘臂往下刮，一刮过温溜穴，手就热乎乎的了。

而且，通常只要多刮小臂上的大肠经，刮完以后就会觉得浑身发热，好像阳气被调动起来，有一股暖流在体内缓缓流动，特别舒服。

（3）清肠、治便秘，揉上廉穴、下廉穴

"廉"是廉洁，就是要让血液保持清洁。这两个穴位一个在上，一个在下，所以称为上廉穴、下廉穴。这两个穴位是清肠毒的，所以能治便秘。如果手三里、上廉、下廉一起揉，效果最好。

（4）治头面肿、上身肿、腰膝痛、肠胃功能不好、过敏性鼻炎、身体虚弱，常揉手三里穴

手三里主要治肿痛，对头面肿、上身肿疗效最佳。不论是眼睛、鼻子，还是口腔，只要是头面肿，都是手三里的治疗范围。

手三里可以治疗腰膝痛。尤其是慢性腰肌劳损，经常揉揉手三里就会好转。

需要注意的是，膝关节有问题，不要经常揉膝关节的痛点，而要揉胳膊肘；胳膊肘痛，要揉膝盖附近的痛点；脚踝有问题，要揉手腕子。

比如风湿的人早晨起来有晨僵，手指僵硬

扫一扫，即可观看
手三里穴视频。

了，您千万别揉手指头，越揉它越大、越变形，这是因为本身就缺血，您一揉它，好血没过来，里面的组织液过来了，结果就肿大增生了。这时要使劲多揉脚趾。上述疗法就叫反射疗法。

急性腰痛也一样，痛就证明这块儿有瘀血，您去按揉等于是按摩伤口，虽然这个伤口是在里边，但会把旁边本来没损伤的血管给弄破，伤痛就会更厉害。虽然按摩使血液循环加快，感觉腰部热乎乎的，有点儿舒服，但随后会更严重。所以您不能这么揉，要揉与它相对应的经络。

手三里穴为什么可以治疗膝盖痛呢？道理就是反射疗法。大家都知道"肚腹三里留"这句话，这个"三里"既包括手三里穴，也包括足三里穴。

手三里穴的功效非常巨大，但却经常被大家所忽视。

肠胃功能不好，揉手三里穴同样管用。尤其是胃寒的人，揉手三里穴的效果比足三里更好。因为大肠经是多气多血之经，是可以补充气血给肠胃的，而胃寒就是胃中缺血，新鲜血液流不过去。血总是热的，如果让血很充沛地流过去，就不会胃寒了。

手三里穴还可以治疗过敏性鼻炎。

手三里穴是一个强壮穴，和足三里穴一样，平时多揉，可以增强免疫力。

（5）降血压、祛痘痘、治皮肤病、明目，点揉曲池穴

把胳膊弯曲，肘横纹这条细缝靠近肘尖的部位就是曲池穴。

曲池穴的功效非常多。对于老年人来讲，首先要记住的是它有降血压的功劳；而对于年轻人来讲，它是祛除脸上痘痘的好药。

曲池穴还是治疗各种皮肤病的一个要穴。

曲池穴还有明目的功效。

其实，大肠经上的这些穴位都是相通的，比如说降完血压，眼睛自然就明亮了。它是可以推演的，有好多穴位的功能必须自己去触类

旁通，要是写出来的话，能写一大堆。但如果会推演，就能发觉：改善一个穴位的功能，人体很多相应的症状都会得到改善。比如曲池穴能治疗皮肤病，它的办法就是增进血液循环，把血液毒素排出去，因此我们说曲池穴还是一个排毒穴。而减肥就需要排毒，因此同时它还有减肥的功效。

（6）治肘部劳损、网球肘，揉肘髎穴

肘髎穴，在曲池穴上 1 寸，斜向外侧一点。是治疗肘上疾病的，如肘部劳损、网球肘等。

揉时要找到痛点，多揉一揉，是护肘之穴。

❧ 曲径通幽，自性自度
——品味肘部以上的大肠经大药

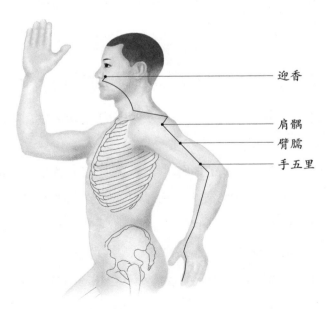

迎香

肩髃

臂臑

手五里

手阳明大肠经穴

（1）治肩膀沉重、肩周炎、颈淋巴结核，按揉手五里穴

曲肘，曲池穴直上 3 寸。手五里穴正好在骨头上，通经活络的效果非常强。它尤其能治肩膀上的毛病，比如肩膀沉重、肩周炎。有的人患颈淋巴结核，脖子上长东西、脖子粗，手五里穴全管。它是专门给肩膀、颈部和头部供血的一个很好的穴位。

（2）治白内障、视神经萎缩、眼睛酸胀、痛痒、迎风流泪，敲打臂臑穴

臂臑穴在肩膀三角肌下缘。这个穴对眼睛特别有好处，能防治白内障。

视神经萎缩是个很严重的病，现在也没有找到好的治疗对策。然而臂臑穴有辅助疗效，能让视力不至于进一步减退。

平常多揉揉臂臑穴，对于眼睛酸胀、酸痛、痒痒、迎风流泪，都有很不错的作用。如果有时候觉得它不是特别敏感，可以敲一敲、打一打它，几下就会变得敏感了。

（3）预防感冒、改善头部供血、预防卒中，揉肩髃穴

肩髃穴，在三角肌上部中央，两臂向外侧平举，肩峰前面的凹陷就是。是一个预防感冒的要穴。

另外，很多人年轻的时候，老爱光着膀子睡觉，岁数一大，就得肩周炎了，什么原因呢？就是寒气顺着肩髃穴进到肩膀里去了，在那里一点一点堆积下来。所以，平常一定要多搓搓或者点揉肩髃穴，以增强它的防风寒功能。

有的人肩膀发硬，躺下觉得枕头不合适，睡眠不好，这时也多揉揉肩髃穴，很快就能有效果。

肩髃穴还可以改善头部的供血，也是预防卒中的一个要穴。

（4）防治鼻炎，揉迎香穴

"迎香"意为欢迎香味进来。如果鼻子堵了，闻不见香味，一揉迎香穴，香味就进来了。

它能治疗鼻炎，无论是慢性鼻炎还是过敏性鼻炎都有效。迎香穴在鼻子旁边，揉的时候，最好把手指搓热，然后抚摸鼻翼，之后再点迎香穴，就会事半功倍，这时您会感觉迎香穴太能通气了。请记住：如果不激活里边的通路，直接揉迎香穴，很可能不起效。

但有些朋友觉得这样做效果还是不太明显，那我再告诉大家一个调理鼻炎效果更明显的方法——敲撞鼻翼，即用手背从印堂开始往下轻轻地颤动撞揉鼻梁。

撞揉就是除了撞以外，还得揉。这种方法趴着做最好。

我曾经讲过一个地板上的锻炼四法，其中叩首法里边有一个撞揉，是专门调治鼻炎的，效果非常显著。用这个方法撞揉完以后，再搓一下鼻翼，点揉迎香穴，您马上会觉得神清气爽，鼻窍全通了。每天只要坚持揉两三分钟即可。

第十章

心经，
专治心理疾病

俗话说："药能医假病，酒不解真愁"，真正的病根在心，岂是药力所能及？但药能减轻病痛，正如酒可令人昏眠，在我们尚未"明心见性"之前，还将是我们的伙伴。而按摩心经，就是最好的药，就是最纯的酒。心经上的穴位，每天捏的时间不用长，每次3分钟，一天捏它2～3次，心里边便会觉得很轻松、很清爽。

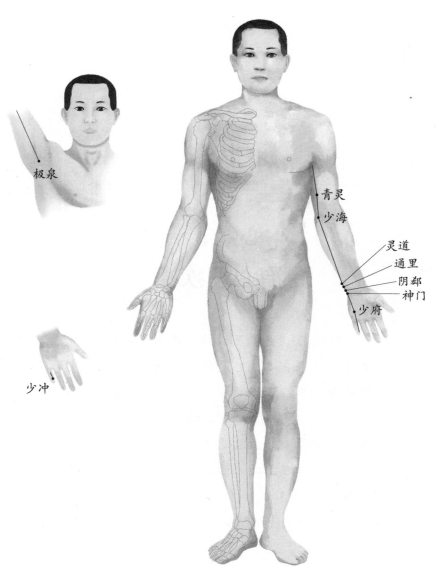

极泉

青灵
少海

灵道
通里
阴郄
神门
少府

少冲

手少阴心经穴

手少阴心经预防和主治的疾病

心血管病：冠心病、心绞痛、心动过缓、心动过速、心肌缺血、心慌。
神经及精神疾病：失眠健忘、神经衰弱、精神分裂、癫痫、神经官能症。
其他：经脉所过的肌肉痛、肋间神经痛。

1 福由心经生

中医讲"心主神明，魂魄意志，皆为其统"。有人说，脑才是思维的中枢，心不过是个"血泵"，与情志有什么关系呢？

其实，一个人心脏跳动的缓急强弱，也就是心脏自身的节奏韵律，完全可以控制人的心理变化。改变了心脏跳动的节律，也就改变了人的心理状态。

曾有报道说，有个性格温和的人，移植了心脏以后性格完全改变，变成了一个性情暴躁的人。美国医学家阿拉特拉斯博士也曾说："心脏实际上是一种具有思维能力的智慧脏器。"

心脏到底有没有思维、情志、意念等精神方面的功能？自古以来，科学家们一直争论不已，我们可以暂且不去管它。对于我们普通人来说，"有效就是硬道理"。当我们运用古人"心主神明"的思想，在自己的手少阴心经上尝试按摩一番之后，便会真切地体会到，这条经对调节我们的情志有巨大的作用。

《黄帝内经》说："心者，五脏六腑之大主也，悲哀忧愁则心动，心动则五脏六腑皆摇。"摇就是跟着受到波及，受到影响。《黄帝内经》还说："主明则下安，以此养生则寿；主不明则十二官危，使道闭塞而不通，形乃大伤。"就是说心情平和，一切才能安定下来，才能长寿；如果心思混乱，其他的五脏及身体外形都要跟着受损伤。比如某人精神上受到了打击，伤了心，他整个人的神态都会和以前大不一样。

如果心神混乱，还要想身体健康，那根本是不可能的。

也许您会问了，养心又谈何容易？《黄帝内经》上说了一句话："恬淡虚无，真气从之，精神内守，病安从来？"恬淡虚无就是静下来，很淡然，对一些事情没有那么高的奢求，只有这样，您的真气、正气才能跟随着您，如此，病哪里能产生呢？

　　现在这个社会，每个人各方面的压力都很大，要想达到恬淡虚无这个程度，基本上不太可能。对于常人来讲，这个要求太高了，所以，《黄帝内经》上又进一步地告诉我们如何去养心。

　　它说了三句话，"美其食，任其服，乐其俗"，这就是养心的办法。

　　什么叫"美其食"？就是我今天不管吃的是山珍海味还是粗茶淡饭，都津津有味。这就叫美其食，不因为食物的好坏而产生心理上的变化。

　　第二句叫"任其服"。

　　比如我今天穿了一件名牌西服，站在那里感觉气宇轩昂，明天我从早市上买了一件粗布衣服，干净利落，穿在身上仍然不自惭形秽，这就是任其服。穿什么样的衣服都感觉到有自信。第三句叫"乐其俗"，这个是最难做到的。

　　比如，我上午跟说话很文雅的人在一起很投脾气，很高兴。可是下午碰见某些人很粗俗，说话也没什么礼貌，我打心眼里不想跟他们交流。但我的工作任务和生活环境让我必须跟他们天天去交流，这怎么办？我也能跟他们和于光而同于尘，在一起也能成为朋友，这就叫乐其俗。

　　美其食好做到，吃的东西不同也不会产生多大的情绪干扰；任其服也可以，好一点、次一点都没有关系；但乐其俗最难做到，因为人总是按照自己的生活阅历和标准去要求别人，这就会产生冲突，如果这种冲突经常发生，就会出现心理上的疾病。所以我们一定要把心情调顺，乐其俗才行。

　　还有"以恬愉为务，以自得为功"，也就是说，以让"身心保持愉快"为生活的第一要务，以"让精神感到满足"为事业的最大成功。如果您能按此心法来养心，何愁万病不祛，清福不来？

　　俗话说："药能医假病，酒不解真愁"，真正的病根在心，岂是药力所能及？但药能减轻病痛，正如酒可令人昏眠，在我们尚未"明心见性"之前，还将是我们的伙伴。

而按摩心经，就是最好的药，就是最纯的酒。

沿着心经的走向，可以找到以下要穴：

极泉穴在腋窝中，点按可使心率正常，又治劳损性肩周炎；

少海穴在肘纹内，拨动可治耳鸣手颤及精神障碍；

神门穴在掌纹边，点掐可促进消化，帮助睡眠，预防阿尔茨海默症；

少府穴在感情线，可泻热止痒，清心除烦，通利小便。

此外还有4种常用调心的中成药——柏子养心丸、天王补心丹、牛黄清心丸和人参生脉饮，大家可以根据自己的体质和症状，参选而用。以下顺口溜也可以助您一臂之力：

心慌气短食不下，可服柏子养心丸。

口燥盗汗大便干，快用天王补心丹。

夜晚难眠心烦热，牛黄清心神自安。

常服人参生脉饮，气阴同补功效全。

2 养命安神，百病祛根——心经大药房

现在，大家通常认为疾病分外因和内因，中医也是这么认为的。而且通过"疾病"两个字，就给大家解释清楚了。比如疾病的"疾"是病字旁里边有一个"矢"，"矢"的意思就是射的箭，箭是从外面来侵害您的东西，是外来之病邪。

"病"呢？内有一"丙"。"丙"为火之意。心在五行属火。"百病从心生"或含有此意。

所以疾病有两个原因，一是从外来的，一个是从心生的。

手少阴心经专门主管从心生的病。

中医讲"心主神明"，像魂魄、意志、喜怒忧思悲恐惊等各种情绪，都是由心所主的。

心经的起点在腋窝下的极泉穴，终点在小指的少冲穴。穴位都是两边对称的，左右两边各有 9 个。但对于手少阴心经来说，按揉左边的效果比右边好。

简单地说，**心经的功能第一可以治疗心脏原发的疾病；第二可以治疗情志方面的疾病**，比如精神错乱、癫痫病、抑郁症等；还有人手掌心老是发热，手掌出汗，心经也可以调治。

心无挂碍，无有恐怖
——品味小臂以上的心经大药

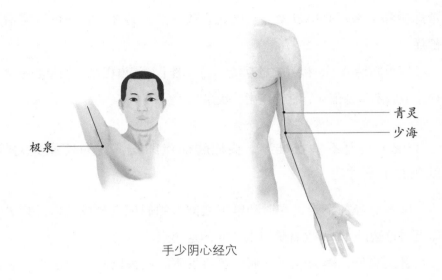

手少阴心经穴

（1）治抑郁、心里紧张、经常咽干、烦渴、心火比较旺、淋巴结核、上肢不遂、心律不齐，给心脏供血，弹拨极泉穴

极是高处的意思，泉是泉水，这是说心脏往全身源源不断地供血是以这个穴位为起点的，它就像人体的一个泉眼一样。

此穴在胳肢窝中间，就是小时候让您痒痒、逗您笑的那个穴。而人到了中老年，再挠这个胳肢窝就不容易痒痒了。因为心血不足，这块已经不传导了，神经也就慢慢地萎缩了。

当我们用大拇指拨动极泉的时候，能感觉到里边有好几根筋。一拨，有时候手指头就麻了，麻感往上蹿。让它经常保持麻，这条经络就通了。所以没事儿我们要经常拨动它，拨到手发麻、胳膊发麻。

我们平常心里紧张、嘴发干、烦渴、老想喝水、心火比较旺时，或者身上长了淋巴结核、上肢不遂，尤其是得了脑血栓后遗症、胳膊抬不起来的时候，这个极泉穴就能发挥作用了。

也就是说，极泉可以调整心血管的功能。如果您心率过快，它能帮您缓和下来；心率过慢，它能让它快一点。另外，它还可以防治抑郁症。

简单归纳一下，极泉穴的功能就是"咽干烦渴淋巴结，调整心率脑血栓，上肢不举抑郁症，腋窝正中找极泉"。

（2）肩臂不举衣难穿，头痛胁痛点即安，青为疼痛灵为验，就在肘上三寸边

顺着心经往下走，在肘和腋下之间，咱们把它分成三份，青灵穴靠近肘这边的1/3，也就是肘上3寸的这个点。

青是痛证，因为人一疼痛脸色会发青，而去医院，中医大夫会让您吐舌头，一看，舌头发青，有瘀血，这是痛证，而且身体有疼痛的地方还会发青；灵的意思是很有效果。所以青灵穴治痛证非常好。

中医说，"诸般痛痒皆属于心"，如果您说痒得、痛得忍受不了，其实不是那个点忍受不了，是您的心脏受不了。

青灵穴能治疗头痛、肋痛等痛证，而这些痛证通常都是着急、上火、气郁引起的，青灵穴治这种类型的痛证效果最好。

用四句话来总结，就是"肩臂不举衣难穿，头痛胁痛点即安，青为疼痛灵为验，就在肘上三寸边"。

（3）降火补肾、夜里比较热燥、出汗、心脏疼痛、手臂麻、手颤、手痉挛、失眠、两肋痛、牙龈老肿痛、心烦上火、耳朵老响、起急，按揉少海穴

少海穴在肘横纹边儿上这个点上，它的主要功能是滋阴降火。

因为心经属火，而这个穴是合穴，属水，肾也属水，所以少海穴起一个水火相济的作用。火太旺的人，揉这个穴可以降火，同时又滋阴补肾。

扫一扫，即可观看少海穴视频。

有一种病叫心肾不交，就是夜里比较燥热、烦躁、爱出汗、睡不着觉，这时一定要多揉这个少海。

少海主治的病非常多，有心脏疼痛、手臂麻、手颤（包括帕金森病的那种手颤），还有手痉挛，平常都要多揉少海；另外像失眠、两肋痛、牙龈肿痛，也是心火过旺造成的，如果再配合着合谷穴一块儿揉，效果更好。

少海穴更是一个治疗耳鸣的要穴，就是老爱心烦上火、耳朵响、起急的那种耳鸣，少海治疗效果最好。

只要转境界，是人同如来
——品味小臂和手掌上的心经大药

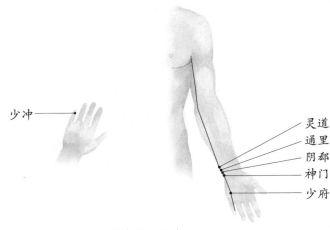

少冲

灵道
通里
阴郄
神门
少府

手少阴心经穴

（1）心里老恐惧、爱悲伤、忧虑、癫痫、癔症，还有精神分裂、抑郁症或者房颤、早搏、心动过速、心脏瓣膜疾病，多揉左边的灵道穴

道指道路，灵是神灵，灵道就是通向神灵的道路。古人认为，**心是主神灵和情志的，这个道能够通到心里面去，所以叫灵道。顾名思义，灵道穴主治神志方面的疾患。**

每个人的手掌下面都有一条纹，灵道穴就在这个纹下面 1.5 寸的位置。摸这块儿有一根筋，它就在筋外侧一点儿，揉的时候要贴着这根筋往里掐着揉。

灵道穴除了有宁心安神的作用以外，还有一个重要的功效就是止抽。比如癫痫发作时抽搐的人，平常多揉揉它，就可以防治。

还有心里老是恐惧，七上八下的，或者老爱悲伤、忧虑，又或者有心因性、心源性的咳喘，这时一定要多揉这个灵道穴。

灵道穴还有化痰开窍的功效。有人患心脏病了，尤其是瓣膜方面的心脏疾病，比如早搏、心动过速、房颤，都会经常有痰和喘的感觉，多揉灵道穴，就有化痰涎、舒心气、定咳喘的功效。

灵道这个穴位还有即时缓解心脏病的效果，前不久有一位 70 多岁的大妈说，她上次房颤后去医院，因为诊室有人要排队，她就在外边等。突然想起这个灵道穴了，赶紧揉，揉了一会儿，心里便特别平和。

对于心脏疾患，咱们最好还是防患于未然。像有房颤、早搏、心动过速、心脏瓣膜疾病问题的朋友，这个穴非常痛，要多揉。

还有就是有心绞痛的人，灵道是一个非常好的防治穴位。别等心绞痛犯了再揉，那阵子就没劲了。另外，左边的灵道穴比右边敏感得多，平常我们要多揉左边。

凡是跟情志有关的病，比如癫痫、癔症，还有精神分裂、抑郁症等，都要多揉这个灵道穴。

（2）治受惊造成的突然失音、神经性腹泻、坐骨神经痛、倦言嗜卧、老爱后悔、四肢沉重、热证脸肿，揉通里穴

通里穴在腕横纹上 1 寸处，紧挨着灵道，下面还有阴郄穴和神门穴。因为它们挨得近，所以咱们揉的时候，没必要非得找这个通里。

有时候您揉旁边的灵道更敏感，那您就多揉灵道；而揉阴郄时特别敏感，就多揉阴郄。这几个穴位就像兄弟姐妹一样，虽然各自有侧重，但总的功用都是调节人的情志和心脏本源疾病的。

通里穴有一个最大的功效。人受到惊吓了，或者是突然生气了，造成失音，这时赶紧掐这个通里，就能安心和舒解。

通里穴又是心经的络穴，和小肠相络，所以它也能够调节小肠方面的疾患，像神经性腹泻，多揉揉通里就能管用。

通里穴还可以治坐骨神经痛，不过揉时要找对侧穴位来揉，比如右侧坐骨神经痛，就揉左侧的通里穴，左侧痛就揉右侧的通里穴。

通里穴还能治疗倦言嗜卧（就是懒得说话，整天想睡觉，整天都睡不醒，没精打采）。《伤寒论》说："少阴病，但欲寐也。"少阴病就是指心经和肾经这两条经上的病，它们通常表现为心气不足，倦言嗜卧。

如果您老爱后悔，古人叫后悔为懊，索性每天多揉揉通里。它专治这个老爱后悔的病。

通里穴还治怔忡，就是心里老不安稳，好像干了什么亏心事儿，觉得老有人要抓自己似的。这也是心气不足、心血不足造成的，这时，您赶紧揉通里。

另外，如果整天老觉得四肢跟灌了铅似的，也可能是心脏的气血不足，不能供应到四肢，所以四肢感觉沉重。还有就是热证，像脸肿、腮腺炎，揉这个通里也特别管用。

（3）治急性病发作、盗汗、恐惧、忧虑、悲伤，受惊，揉阴郄穴

郄有孔隙的意思，和所有的郄穴一样，治急性病发作效果最好。

阴郄在腕横纹上 0.5 寸。主要治疗盗汗，就是夜里睡着的时候不知不觉出了好多汗，醒了就不出汗了。中医管这种情况叫骨蒸，骨头就跟用锅蒸了似的，里面老特别的热。阴郄穴专门治这种骨蒸盗汗。

阴郄穴也是调治惊恐的。心里有恐惧，有忧虑，有悲伤，受惊了，多揉揉这穴就会好。

（4）调治冠心病、心绞痛、高血压、心源性的哮喘、失眠、受惊后失眠（就是受到惊吓以后，老想睡觉，恐惧了）、癫痫、腕关节炎、饥不欲食、头痛眩晕、血压高，掐按神门穴

神门穴也是安神定志的。

它就在腕横纹线上的骨头下边，通常咱们要把指甲剪平了，使劲掐才能找到这个穴位。

中医有一个说法，叫"治脏者治其俞"。神门穴就是一个俞穴，它可以治疗心脏本身的疾病。中医还说"五脏有疾当取十二原"，就是五脏有病要取十二正经的原穴来治。神门穴就是一个原穴，因此这个穴位的功用很强。

神门穴多用于治疗心神失养或者心火亢胜、痰蒙心窍所引起的恐惧、失眠、健忘，即主治心脏、脑神经方面的疾患和消化系统方面的疾患。

消化系统方面的疾患，就是心里想吃东西，可是一吃就堵在那儿，这叫"饥不欲食"。因为胃里边的血气少，没有动力。而神门穴是一个原穴，它属土，土又是属于脾的；心经属火，火生土。所以多按神门

穴，让心脏给脾脏多供应一些血液，就能帮助消化了。

神门穴治疗关节炎尤其是腕关节炎效果非常明显。而手腕老痛的人，通常痛点是在小肠经的养老穴与神门穴邻近的位置。心与小肠相表里，通过按摩神门穴，就给小肠经补血了。

神门穴也是止抽搐的一个要穴，家里有癫痫病人，平常要多揉揉这个穴位，再加上前面说的灵道、通里、阴郄3个要穴，没事儿就多揉揉这块，可以调节咱们的情志。

（5）治疗先天心脏不好、头颈痛，还有脑部充血所引起的眼睛红赤、眼睛痛、鼻黏膜充血，以及手脚老爱热，睡觉的时候总蹬被子，心痛、心悸、惊恐，小便不利，尿失禁，梅核气（像老有痰似的堵在嗓子这块），揉少府穴

在我们的掌心上有一横纹，通常，我们把这条横纹叫作感情线。少府正好在感情线上。找的时候，咱们握拳，小指所点处就是少府穴。心脏有问题的话，这块会很敏感。

少府，少是指手少阴心经，府是心脏。有原发性心脏病，就是先天心脏不好的人，平常一定要多揉少府。

如果您心里特别烦躁，到晚上不想睡觉，就赶紧掐掐少府，清心除烦，相当于吃了牛黄清心丸。

头颈痛，还有脑部充血所引起眼睛红赤、眼睛痛、鼻黏膜充血，都可以用少府来调治。

有的人手脚老爱热、睡觉的时候蹬被子、心痛、心悸、惊恐、小便不利、尿失禁，这样的人也一定要多揉揉少府。

少府穴还能治梅核气。

（6）治心火大、特别爱烦躁、老想喝点儿凉的东西，用大拇指往下捋少冲穴

少冲是心经上的最后一个穴位。在小指指甲内侧旁 1 毫米的地方，主要是祛心火的。当您特别心烦、急躁、老想喝点儿凉水的时候，只要用大拇指从这块往下推推捋捋，就能把心火祛除。

另外，有一种心气虚寒的人，本身没那么大火气，经常胃寒怕冷，就别推这个穴了，本来您体内火就不足，您再给推光了，那怎么行呢。

心经上的穴位，每天捏的时间不用长，每次 3 分钟，一天捏它 2 ~ 3 次，心里边便会觉得很轻松、很清爽。

对于长期在电脑前工作的人，尤其是女士来说，可以最有效地防治电脑综合征和减少手臂内侧的赘肉（蝴蝶袖）。

第十一章

小肠经，
保护心脏，义不容辞

  《黄帝内经·灵枢·经脉篇》说，小肠经是"主液所生病者"。"液"包括月经、乳汁、白带、精液以及现代医学所称的腺液，如胃液，胰腺、前列腺和滑膜分泌的滑液等，因此凡与"液"有关的疾病，都可以先从小肠经来寻找解决办法。

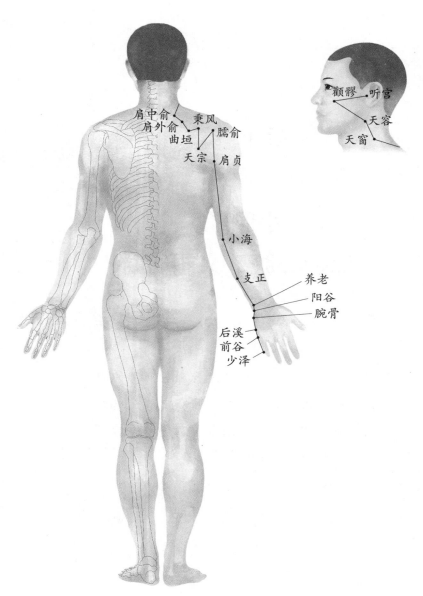

手太阳小肠经穴

手太阳小肠经预防和主治的疾病

五官病：咽痛、眼痛、耳鸣耳聋、中耳炎、腮腺炎、扁桃体炎、角膜炎、头痛。
其他：腰扭伤、肩痛、落枕、失眠、癫痫、经脉所过关节肌肉痛。

1 危难时刻显身手——化生气血的小肠经

《黄帝内经·素问·灵兰秘典论》说："小肠者，受盛之官，化物出焉。""受盛""化物"是指小肠能够将胃输送来的食物，进行加工，分清泌浊，清者化生成气血津液，向全身供应营养，中医叫"运化精微"；浊者通过大肠、膀胱以二便的形式排出，中医叫"排泄糟粕"。

小肠的这种功能决定了小肠经的治疗范围。《黄帝内经·灵枢·经脉篇》说，小肠经是"主液所生病者"。"液"包括月经、乳汁、白带、精液以及现代医学所称的腺液，如胃液，胰腺、前列腺和滑膜分泌的滑液等，因此凡与"液"有关的疾病，都可以先从小肠经来寻找解决办法。

前两天，一女孩小张问我："郑老师，我今天不知为什么，左臂没有一点力气。"小张是个20出头的女孩子，身体一向不错。我捏了一下她的胳膊上的小肠经循行的位置，她就说此处又酸又痛。

我说："你是不是来月经了？"她说："是呀，今天已经是第三天了！"我说："没事，吃点小枣，补补血，就会好了。"

月经来时，气血多供于下焦，给小肠经的供血就略显不足了，所以胳膊就会觉得酸软无力，吃点儿小枣补一补，自然就没事了。

小肠经与体液（月经）的关系，从这个事例可见一斑。另外，小肠经还是调控产妇乳汁分泌的重要经络。

如果产后乳汁不下或量少清稀，通常是小肠经的经络堵塞不通，在培补气血的同时（如吃猪蹄和鲫鱼汤），刺激小肠经的相关穴位也可促进乳汁分泌。

下面就找几个小肠经的常用穴位说一说。

小肠经从小指旁的少泽穴起始，沿着胳膊外侧循肩膀一直向上到头部，直到耳朵旁的听宫穴，左右各19个穴位。其中有7个穴在肩膀上，自己按不到，暂时可忽略不计，您只要记住它们的循经路线就可以了，以后为亲人、朋友刮痧按摩的时候会有用。咱们现在要记住的是那些容易找到又确实有效的穴位。

后溪——治后头痛、颈椎病和神志病

先说后溪穴。它的功能很强大，按摩又极为方便，位置在手掌感情线小指侧尽头处，可握拳取穴。后溪穴为小肠经的"输木穴"，俞主"体重节痛"，因此**此穴可治腰膝痛、肩膀痛、落枕**。又因后溪是八脉交汇穴，通督脉，督脉入脑，所以**又治后头痛、颈椎病和神志病**。

此穴还有个特殊的功效，就是可以治疗麦粒肿，但最好用艾灸的方法，可做成麦粒大的艾柱，用凡士林粘在后溪穴点燃，通常连灸三柱就会有效，病在左取右后溪，病在右取左后溪。灸后一天，麦粒肿通常可自行消退。

养老——献给父母的长寿大穴

再献给我们的父母一个长寿大穴——养老穴。听这个穴名，就可以猜到它的用途。此穴对许多老年病有很好的疗效，可治疗眼花目暗，眼睑下垂，听力减退，肩酸背痛，起坐艰难，脚步沉重，此外还有降血压的功效。此穴在手腕上（小指一侧）。

扫一扫，即可观看养老穴视频。

支正——专治疗扁平疣的穴位

再说一个有神奇功效的穴位——支正（有"支持正气"之意），此穴是专门治疗扁平疣的。

《景岳全书》说："正虚则血气不行，大则为疣，小则为痂疥之类，用灸法常效验。"可选择上面灸后溪的方法，用艾柱每日灸5柱，可连灸一周。

从小肠经找到一个能治疗扁平疣的要穴，这就提醒我们思考，小肠的功能是否会影响疣赘之物的生成。

天窗——最善开窍醒神

俗话说："打开天窗说亮话。"下面就说说天窗穴，这个穴是本人最喜欢的穴位之一。"天"指头部，"窗"指孔窍。

这个穴最善开窍醒神。目窍开则眼明，听窍开则耳聪，鼻窍开则神怡，所以此穴是我每天伏案工作后必按的法宝。

怎么找天窗呢？当我们把头歪向一侧的时候，有根叫胸锁乳突肌的大筋就会出现，天窗穴就在与喉结平行的这条肌肉的后边一点儿。

点按此穴，通常酸胀感能窜到后背，顿时会觉得肩膀有轻松之感，所以**此穴还是预防颈椎病的要穴**。诸位经常守在电脑旁的朋友，若能经常按按此穴，自会获益良多。

小肠经的穴位，我只说了4个，不到整条经的1/4，但或许只有一个对您管用，那您就守好这一个吧，关键的时候，有一个朋友就够了。

2 主治液病，手到病除——小肠经大药房

> 如无闲事挂心头，便是人间好时节
> ——品味手掌上的小肠经大药

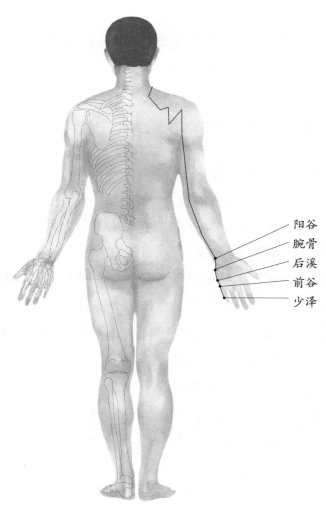

阳谷
腕骨
后溪
前谷
少泽

手太阳小肠经穴

（1）治乳汁不足、小儿打嗝儿、溢奶，捏捋少泽穴

小肠经的第一个穴位是少泽，在小指指甲外侧旁边一点，这个穴位不好揉，只能拿指甲才能掐到。我提供给大家一个方法：拿指尖捏住它，一捋就行了。

当产后乳汁分泌不足的时候，捏少泽穴可以增加乳汁的分泌。

如果孩子老是打嗝儿漾奶，您给他捏捏这个少泽穴，别太使劲，一点点地给他捋捋，孩子就不会发生这种情况了。

（2）治头后部痛、眼睛胀痛、耳鸣、手心发热、手心出汗、腮腺炎等热证以及流黄涕的那种慢性鼻炎、鼻窦炎，揉前谷穴

从少泽穴沿着小肠经往小指根上推，推到有一块骨头处推不动了，卡住的这个点就是前谷穴。

前谷穴可以治疗头痛，尤其对后边头痛的效果很好。比如说您受风了头痛，赶紧去揉揉前谷穴。

前谷穴还能治疗眼睛胀痛、耳鸣、手心发热、手心出汗、腮腺炎等热证以及流黄涕的那种慢性鼻炎、鼻窦炎。

（3）耳疾、各种汗证、咽痛、腰痛、脊椎痛，腰扭伤、坐骨神经痛、爱落枕、癫痫引起的抽搐，多揉后溪穴

从掌根向小指根方向推，卡住的地方就是后溪穴。或者您一攥拳，感情线的小指一侧就有一个纹，纹头的点即是后溪。揉此穴时，一定要把指甲剪平了，使劲掐到这个缝里。

后溪穴是一个八脉交会穴，是四通八达的一个穴位，哪儿的病它都能治。而小肠经是通着耳朵的，所以后溪穴能治耳朵上的病，比如耳鸣、耳聋。

后溪还是调理汗液的大穴，它可以治疗各种汗证，比如盗汗。如果能配上另一个心经的穴位阴郄，那甭管是自汗、盗汗，全治了。

后溪还可以治疗咽痛，就是有火的那种嗓子痛。

因为后溪是八脉交会穴，与督脉（脊椎）相通，所以脊椎上的病它都管。像腰痛、脊椎痛、腰扭伤，都可以揉后溪。

后溪还能治疗坐骨神经痛。

后溪通的地方挺远的，有的人腿窝儿老发紧，睡觉时经常抽筋，睡前一定要多揉揉后溪。

爱落枕的人，平日要常揉后溪。因为小肠经正好顺着后肩膀上行到脖子，所以脖子、肩膀有问题都可以通过揉小肠经来缓解，而后溪就是其中一个很重要的大穴。

这个穴位也可以治癫痫引起的抽搐。

小肠经上的好多穴位都很管用，但用时也要根据每个人身体的不同症状。有的人用这个穴位特别管用，有的人使那个穴位很灵，所以我们要找到适合自己的穴，要在平常的时候多找一找。只要某穴揉完后，身体感觉很舒服，那就把这个穴位当作宝贝，留着，经常用一用。

（4）祛身体湿热，治疗糖尿病、便秘，揉腕骨穴

在我们的掌根下有一条掌横纹，侧面有一根骨头，这根骨头前边的凹陷就是腕骨穴。揉的时候，要贴着骨头揉才有感觉，功效才能出来。

腕骨穴是治疗糖尿病的要穴。因为糖尿病患者的小肠功能是紊乱的，而腕骨穴又是小肠经的一个原穴，所以它可以调整小肠功能，对糖尿病有很好的效果。

腕骨穴又是祛湿的要穴，如果您觉得身体有湿热，有风湿症，揉腕骨穴效果会很好。实际上，腕骨穴是靠通利二便来祛湿的。

腕骨穴还可以治疗便秘。

（5）降血压，治头晕、牙痛、口腔溃疡以及头肿、头胀、三叉神经痛，揉阳谷穴

阳谷穴在腕骨穴后面拇指1横指的尺骨茎突前面的凹陷处，即腕横纹的小指一侧。

阳谷首先是一个降血压的穴位，血压高的朋友每天要多揉一揉。

阳谷还能治头晕、牙痛、口腔溃疡以及头面部的问题，比如头肿、头胀、三叉神经痛。按现在的理论来讲，阳谷是一个增强人体免疫功能的穴位。我们平常用手攥着腕子，把腕子一掐，再扭扭，阳谷就通了，很简单。

心是一片田，不长庄稼就长草
——品味手臂和肩上的小肠经大药

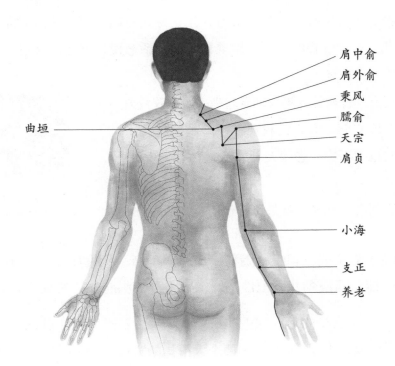

肩中俞
肩外俞
秉风
臑俞
天宗
肩贞

曲垣

小海

支正

养老

手太阳小肠经穴

小肠经上左右各有 19 个穴位，其中有 7 个穴位在肩膀上。有人说，这么多穴位找不准怎么办？我说，只要顺着这条经，哪个穴位我不管，哪块痛点比较明显，您就多揉，这样效果最明显。

而且像后背这块地方，拿个刮痧板顺着小肠经的走向一刮，痧就出来了，经络就通了，而刮不出痧的地方，拔拔罐，也一样能通。

所以不好找的经络穴位，咱们要用一种一劳永逸的方法来对待，不要不好找却非得去找它，结果弄得最后什么效果都没有，等到再用的时候，还是不知道在哪儿，这时间、精力就白白浪费了。

（1）揉养老穴，防治所有的老年病

养老穴是一个对老人特别有好处的穴位。我们把左手手心朝下，平放在胸前，右手食指点在左手腕关节高出的那块骨头上，然后左手往里一翻，右手食指就跑到一条缝里面去了，这个缝就是养老穴。

养老穴对所有的老年病都有作用，像血压高、阿尔茨海默症、头昏眼花、耳聋、腰酸腿痛。用现代医学的话来说，就是能够很好地改善身体的微循环。

还有，有病的老年人翻身起坐一般比较费力，这养老穴也管。有人说我现在眼睛越来越花了，别的穴也找不着。您就天天揉养老穴吧，又方便又有效。

扫一扫，即可观看养老穴视频。

说到底，养老穴就是一个预防衰老的穴位。

（2）治头痛、目眩、癫狂、惊恐、手麻、颈椎压迫症、手不能握物、攥东西没劲儿、记性不好、扁平疣、脂肪瘤，按揉支正穴

"支"是支持的支，"正"是正气的正，"支正"就是支持正气。它在腕背横纹上 5 寸（4 横指加两个大拇指的宽度），不在骨头上，在骨

头下边往内侧一点的骨缝当中。

支正穴可以治疗头痛、目眩、癫狂、惊恐。因为心经与小肠经相表里，所以小肠经上的好多症状跟心经上的症状类似。

支正穴擅治手麻、颈椎压迫症，还有手不能握物、攥东西没劲儿、记性不好老爱忘事儿，这些病都是正气不足造成的。

小肠经的穴位通常都治热证，就是热而心烦之症。

小肠经能治疗扁平疣，因为赘疣跟小肠的吸收功能有关系。而赘疣在中医里叫痰核，就是脾胃运化湿气的功能差，积湿成痰，有火了。调节小肠经有消痰祛火的功效。

有人说我长了一个脂肪瘤，小肠经管用不管用？同样也管用。

但我们一定要记住，按揉穴位治病，一定不要有急功近利的思想。比如说您长了个东西，是 5 年长出来的，但您揉一天就想让它下去，这不太容易。但只要每天坚持揉一揉，慢慢就会有效果了，您一定要持之以恒。

（3）治耳聋、耳鸣、牙龈肿痛、牙龈总流血，多揉小海穴

小海穴在小指侧面这条线上的肘尖儿和少海穴中间。一揉里边有一根筋，还发麻，如果不发麻，拿指节敲一下，整个手就都麻了。这根麻筋是很重要的，一麻到底就证明这条经是通畅的。要是不麻这块经络就堵了。一定要多揉揉，让它麻了才行。

小海是治疗耳聋、耳鸣的要穴，它还可以治疗牙龈肿痛，有时候牙龈总流血，老肿着，就多揉揉小海。

（4）治咳嗽、哮喘、支气管炎、肩周炎，揉肩贞，然后是臑俞、天宗、秉风、曲垣、肩外俞和肩中俞

小海穴以后，胳膊这块就没穴位了，全都跑肩膀后边去了。后

边第一个穴是肩贞，然后是臑俞、天宗、秉风、曲垣、肩外俞和肩中俞。对这几个穴位，咱们一般采取一捋而过的方法，这样，所有的穴位都照顾到了。

但有一个叫天宗的穴位我们一定要记住，这个穴是治疗颈椎病的要穴。当我们有颈椎病时，天宗穴上会很痛。

另外，经常咳嗽，有哮喘、支气管炎的人，在这几个穴位集中的地方会很痛，肌肉会很紧张，我们得经常把它揉一揉，揉松了。因为我们咳嗽、哮喘的时候这块老用力，长期用力这块就非常紧张，形成瘀血，我们必须把它揉散了。

还有，我们后背的小肠经也经常容易堆积很多的瘀血，因为这块儿容易受寒、受伤、多用力和经常保持一个姿势。这时，我们可以找人多按摩这块儿，每天顺着小肠经松一松肩膀。如果能刮一刮痧，把这里边的瘀血刮出去更好。

而刮不出痧还挺痛的地方怎么办？那证明这个瘀血点藏得比较深，我们可以在这条经的穴位上拔罐。把刮痧和拔罐结合起来，再加上揉捏，您边拔边刮再边揉着，这条经络很快就通了。

揉这条经的时候，血液循环会加速，因为心与小肠相表里，刺激小肠经上的这几个穴位就等于让心脏给它及时地供血，所以有时候在这块儿揉得过多，有的人会觉得心慌。不过心慌没关系，就多揉揉手心的劳宫穴，赶紧把血给它补进去。还可以试一下人参生脉饮，也是补心血的。

小肠经中间有一个断点在大臂这块儿，因为大臂到肩膀这块儿没有穴位，直接从小海就到肩贞了，中间这一段都没有穴位，咱们怎么来把它接通呢？攥揉这块儿。

有时候我们肩膀痛，但我们够不到肩膀，没法揉，您就揉这块儿，同样能把肩膀痛的问题解决了。最好同时把心经、小肠经都揉了。因为心经、小肠经是相表里的，心经把血液源源不断地供给小肠经。小肠经气血一充足，肩膀的气血也供应充足了，我们的肩膀就不会感觉到疲劳和酸痛。

🌀 防病唯求心淡然，神清可让体自安
　　——品味头颈部的小肠经大药

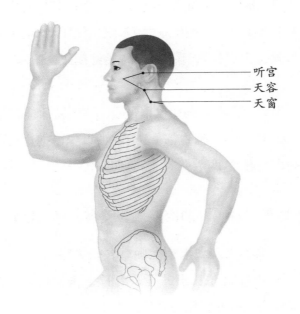

听宫
天容
天窗

手太阳小肠经穴

（1）双向调节血压、明目聪耳，揉天窗穴

俗话说，打开天窗说亮话，天窗穴其实就有这个含义在里面，也就是说它有明目通耳的功效。

天窗在脖子这块儿，有人怕摸，一摸就容易咳嗽，这样的人就别揉

这个穴了，捋捋这块儿就行了。其实平常多搓搓脖子，就有降血压的功效。每天捋它20下，就可以调血压了，低血压的人可以升高，高血压的人可以降低。

天窗穴首先是明目的，然后是聪耳的，所以揉这个穴的时候，我们最好把眼睛闭上，揉20下左右，然后再揉另外一边脖子上的天窗穴，最后缓缓地把眼睛睁开，就会觉得眼睛很亮。

为什么要闭眼呢？就跟吃药得有药引子一样，明目也得有药引子。

比如在明目的时候，一定要闭上眼睛；在聪耳的时候，一定要把耳朵闭上。耳朵怎么闭上？双手抱头，用掌跟压住耳背，将耳朵堵严，用掌根隔着耳背按揉，力道揉进耳孔。揉时始终闭眼，眼耳相通，揉耳朵，聪耳明目。

您揉完天窗以后，得有药引子引过去，这天窗才能打亮。因为这块儿早堵上了，天窗开不了，窗户都生锈了。所以您得把这窗户先摇摇，摇开了，然后再揉天窗，这两边就通上了。

（2）治耳聋、耳鸣、消梅核气、美容，揉天容穴

天容是一个美容大穴。天指大脑，容是美容的意思，揉此穴可以给头部供血。它正好就在女士的耳坠奔拉下来的位置，离耳朵很近。这块儿一般很酸痛，酸的感觉跟其他地方不一样。

天容穴是治耳聋、耳鸣的要穴。

另外，爱生气之人的容貌是最容易受到损害的。这样的人通常会觉得嗓子这儿老有一个痰似的，像一个梅核那么大，咽也咽不下去，吐也吐不出来，这是生气后气郁造成的。天容穴正好给您把气消了。当您心情愉快，自然就美容了。

（3）治耳鸣、耳聋、止牙痛，按揉听宫穴

找听宫这个穴位的时候，我们要先找着耳屏，听宫就在耳屏前边一点儿。最好的方法是一张嘴，找耳屏前凹进去的地方就是了。

听宫这个穴对耳朵特别有好处，它是治疗耳鸣、耳聋的首选要穴，而且还能止牙痛。

请记住：揉小肠经上的穴位时不敏感，就不用揉了，只揉敏感的那个穴。哪种方法对您有用，用起舒服，就用哪种。比如说刮痧，轻轻一刮很舒服，您就用刮痧法。刮不出痧来就别强刮，那样心脏受不了，人就会恶心，先晕了。

第十二章

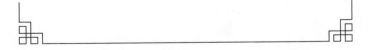

心包经，
"包"治心脑血管疾病

心包经可以通治上、中、下三焦的病症，真是所谓"包"治百病！一个人如果心脑血管有问题，那他的心包经肯定堵塞了。这时，他一定要在心包经这块"田"上好好耕耘，才能有效预防心脑血管疾病。

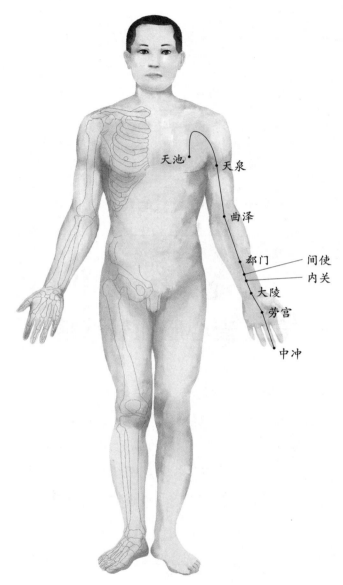

天池　天泉　曲泽　郄门　间使　内关　大陵　劳宫　中冲

手厥阴心包经穴

手厥阴心包经预防和主治的疾病

心血管系统：心慌、心动过缓、心动过速、心绞痛、心肌缺血、胸闷。
其他：恶心、呕吐、抑郁症、中暑、休克、小儿惊风、胃酸胃胀、经脉所过的关节肌肉痛。

1 为心脑血管保驾护航——心包经

心包经曾被我说成是用来救命的，且在多篇文章中屡次强调这条经的重要性，但仍然觉得言不尽意，许多神奇的功效正急待开发，探宝行动看来要更加深入，要掘地八尺才行。要想再深入地学习经络，就要先学会观察经络的走向。经络的走向包括两个方面：一个是标有穴位的主经，还有一个是在经络图上找不到的"暗行之路"。如《黄帝内经·灵枢·经脉》上说心包经的走向"起于胸中，出属心包，下膈，历络三焦（三焦是指整个腹腔）"。

如果我们仅从图中看，心包经是不经过膈肌、上腹、中腹、下腹部的，所以"下膈，历络三焦"就是心包经的暗行之路。虽然这条"暗道"上没有穴位，但是既然经络循行过此，按"经脉所过，主治所病"的原则，可以看出心包经可以通治上、中、下三焦的病症，真是所谓"包"治百病！

心包经在经络图上显示为从胸走手，起于乳头外1寸的天池穴，止于中指指甲旁的中冲穴，左右各9个穴位。

《灵枢》上说心包经主治"手心发热，心跳不安，胸闷心烦，喜笑不休，臂肘屈伸不利"。现在临床上多用于治疗与心脏、心血管有关的疾患。

下面就选几个心包经的常用穴，和大家稍微细致地探讨一下。

曲泽——善治冠心病、高血压等

此穴在肘横纹上。曲，这里代表肝的意思；泽，是滋润的意思。所以这个穴有滋养肝的功效。

为什么说"曲"是指肝的意思呢？《尚书·洪范》曰："木曰曲直"，

肝在五行中属木，曲直是"曲中有直"，也就是"刚柔相济"，说明了肝木的正常属性应该是"坚中有韧"的，就像肝所主的"筋"那样。

此穴是手厥阴心包经的合穴，最善治痉挛性肌肉收缩、手足抽搐以及心胸烦热、头昏脑涨等"肝风内动"之症，即现代医学所称的冠心病、高血压等。

郄门——专治急性病

此穴在腕横纹上 5 寸。"郄"的意思是指"深的孔穴"。郄门是心包经的"郄穴"。郄穴在经络中具有特殊功效，专门用于治疗急性病。

每条经都有一个郄穴，如胃经的郄穴叫"梁丘"，膀胱经的郄穴叫"金门"。当突发胃痛时可揉梁丘，若急性腰痛就点金门。

当心绞痛时点揉郄门穴也可即时缓解症状。

不过这些穴位最好平日就多揉，不要非等到急性发作时再去找，恐怕那时就是想揉也没有力气了。

郄门穴穴位较深，自己按摩时可用右手拇指用力按住此穴，同时左手腕做顺时针旋转。这时此穴就会有较为明显的感觉（不要等到发病时才想起去按摩，那时您定是心有余而力不足了，还是平日就揉一揉，防患于未然吧）。

内关——治心、胸、肺、胃等疾患的要穴

此穴在腕横纹上 2 寸。历来医家都把内关穴当成是个万能穴，为治疗心、胸、肺、胃等疾患的要穴。《百症赋》上说"建里（任脉穴位，肚脐上 3 寸），内关，扫尽胸中之苦闷"。

据我的经验，此穴镇静安神的效果不错，可用于心慌失眠．还有止

呕的作用，可用于晕车，对于慢性胃肠炎也有显著疗效，但需与脾经的公孙穴合用，效果才好。内关穴还能治疗膝关节痛，但需与"跪膝法"合用，疗效始佳。

大陵——健脾要穴

大陵，意为"大土山"，是说此穴生土最多。五行中的土指脾脏。此穴为心包经的输土穴，心包属火，自然是"火生土"了。

由此可见，大陵为健脾要穴。

大陵穴善治口臭。口臭源于心包经积热日久，灼伤血络，或由脾虚湿浊上泛所致。大陵穴最能泻火祛湿。火生土则火自少，脾土多则湿自消。一穴二用，自身能量转化，最是自然之道。

很多报道说大陵穴治疗足跟痛效果不错，您不妨一试，但个人觉得点揉手掌根部与足跟相对应部位的痛点效果更佳（可在手掌根部仔细点揉探查一下），左脚跟痛就点揉左手掌根，右脚跟痛则点揉右手掌根。

劳宫——"劳累了以后去宫殿休息"

心包经的劳宫穴，我曾解释为"劳累了以后去宫殿休息"，以强调这个穴最补心血。

有网友说，揉劳宫穴居然治好了他多年的便秘，真是意外的收获。

通常在刮痧前让患者自行准备中药生脉饮，以防止有些人"晕刮"，往往是心脏功能较弱的人会有这种情况。如果刮痧时突感心慌、恶心，可以掐按劳宫穴，没多久又会精神抖擞。

劳宫穴的功效还远远不止这些。**参加面试或者是在其他重要的场合，**

我们有时会紧张得手心出汗、心跳过速，这时您不妨按按劳宫穴（左手效果更好）。转瞬间，您就会找回从容镇定的感觉。

扫一扫，即可观看劳宫穴视频。

在学习穴位时，大家不要被书上的说明所限制。穴位岂止是这点儿能量，它就像我们的孩子，您真不知道它还有什么超常的能力没被您发现。如果您先入为主，觉得它也就这样了，没什么大的出息了，那您的"宝贝孩子"就真要被埋没了。

我们要相信自己的潜能，也要相信大自然总会给我们机会，让我们喜出望外，但如果您没有一颗充满激情与感恩的心，那就永远都将一无所见。

2 心包经，专门化痰，预防高血脂

说到痰，中医涵盖得比较广泛，比如说"痰蒙心窍"。为什么痰会把心窍蒙住？

中医的"痰"大概分为三种：

第一种是气郁生的痰，所谓"气郁则生痰"。

气郁生的痰在身体上最容易表现出的就是脂肪瘤、囊肿，中医叫痰核。脂肪瘤看似是个有形的东西，其实它是气郁的结果。还有，像扁平疣这类东西，也跟气郁有关。

第二种是脾虚生的痰，所谓"脾虚则生痰"。

这种痰就是经常人们一咳嗽就吐的痰。它其实不是来源于肺上，而是生自于脾。脾是生痰之源，肺为储痰之器。有的人常吃咳嗽药，但是痰总是化不掉，原因就在于肺不是生痰之源。所以，要想根除痰，就必须健脾祛湿。

第三种是血痰，所谓"血滞则生痰"。

"痰蒙心窍"就是指的血痰，也就是现在常说的高血脂。血流缓慢，停滞住了，然后堆积下来，就形成了高血脂。

这三种痰是不一样的，但中医都称作痰。而且这三种痰之间还可以互相转化。

心包经就是化痰的，化血脂之痰，是专门预防高血脂的一条经络。如果血脂高，心血管就会堵塞，就会患心脑血管疾病，甚至会得心梗。大家要知道这个原理。

3 救人性命，胜造七级浮屠——心包经大药房

　　心包经是可以用来救命的，它跟生命息息相关。很多问题看似很严重，但在早期的时候，如果及时预防是很容易解决的，并不是很难。尤其是心包经非常好找，也非常好按摩。只要您每天抽出几分钟时间揉一揉、敲一敲、按一按，心梗这种危险就可以及时避免。尤其是35岁以上的男士，工作压力很大，责任很重，一定要特别注意保护好自己的心包经。

　　心包经循着胳膊的中线而行，也就是中指对应的这条线，笔直的一条，是从乳房旁到中指间的一个走向。

应无所住而生其心
——品味小臂以上的心包经大药

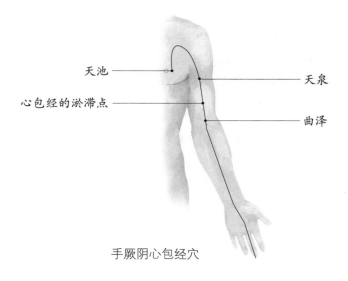

手厥阴心包经穴

（1）治乳腺增生、乳腺炎等乳腺系统疾病和淋巴结核，按揉天池穴

天池穴在乳头旁1寸处。男士一找就能找到；女士先找腋下3寸处，对着乳房旁边的位置即是。

天池穴非常重要，它跟肝经、胆经等许多经相通。当人体气郁的时候，郁结的闷气、火气就会从肝、胆两经夺路而上，窜到心包经上来。

肝经和心包经其实是一条经，都属于厥阴经，在腿上为肝经，在胳膊上就是心包经。如果肝经有瘀血，心包经就阻塞不通了。所以心包经有阻塞，都跟肝经瘀滞有关。天池穴就是心包经和肝经交接的点，非常重要。

天池穴这个点最容易瘀滞。现在好多人有乳腺增生、乳腺炎等乳腺系统疾病，都是首先在这里有瘀滞。因为"百病由气生"，所以，把侵入到心包经上的浊气消掉也就消灭了百病。

我建议女士们平时一定要坚持每天用掌根转着揉它，顺着它捋，可以很好地防治乳腺增生。

天池穴还能治一种中医叫"瘰疬"的病，因为它是心包经、肝经的连接点，肝里的浊气在这里行不通，就会形成血瘀痰结。所以，**打通天池穴，实为防治淋巴结核的治本之法。**

（2）治胸闷气短、咳嗽化痰多，多揉天泉穴

天泉穴是心包经上的第二个穴位。胳膊上有一块肌肉叫肱二头肌，天泉穴正好在肱二头肌的正上面2寸处。

有好多人长期感到胸闷气短，到医院一查说是心脏供血不足，这时每天就要坚持揉天泉穴。

天泉穴专门治疗那种声音很重浊、觉得是从胸里面憋出来的胸闷咳嗽。

总之，天泉穴不仅有给心脏补血之效，还具备理气化痰通经络之功。

（3）治经常胸闷、早期心梗、心绞痛，按心包经的阻滞点

"心包经的阻滞点"是心包经上特别重要的一个穴位，但经络穴位图上面没有，这个名字是我给它起的。它在天泉穴下面靠近曲泽穴 1/3 的位置，如果把天泉穴和曲泽穴之间分成 3 份，它在下 1/3 处。

这个阻滞点有什么用呢？如果您经常晚上胸闷，有点儿早期的心梗或心绞痛、冠心病，按这个阻滞点就会非常痛。这时，一定要把这个阻滞点揉开揉散，要经常揉。让心包经保持通畅，您就根本不用担心得什么心梗。

选心包经时，我们通常选择左臂，因为左边离心脏近。另外，每个人的阻滞点略有差别，有人稍微往上 1 厘米，有人稍微往下 1 厘米。还有的人甚至整条经都很痛，那就要多揉，不需要特别使劲。揉两天以后，有瘀滞的地方会揉出一个大青包。这是堵在里面的瘀血被揉出来了。

还有一种人，医院诊断结果都确定了是心脏有问题，但是他哪儿都不痛，这说明气血堵得很严重。这时，每天一定要从天池穴赶紧推，一直推到阻滞点，每天坚持，当有反应的时候，就证明病情缓解了。怕就怕里面很堵而没有感觉，那问题就很严重了。

我们平时一定要经常用手检查这块位置，及早发现问题并进行推揉。如果觉得这块轻轻一碰就非常痛，您可以用另一种方法，就是拿刮痧板轻轻刮。堵得厉害的人，不用使劲，一刮就会出痧。如果您使劲刮都不出痧，就说明不能刮痧。

（4）治长期堵闷、急性胃痛、急性胃肠炎，按揉曲泽穴

曲泽是心包经的合穴，合至内府，能很好地调节心包经的整个脏器。心脏有损伤，它也能帮助修复。

如果一揉曲泽穴就很痛，那就证明心包经相对来讲还比较通畅。有很多人揉到曲泽穴已经不痛了，但阻滞点还比较痛，说明都在阻滞点这块儿阻着呢！这时候一定要把阻滞点打通，打通以后曲泽穴就开始通了。

心脏供血不足，也叫心血虚，通常有两种情况。一种是肝气郁结，造成气血堵在半路上，过不来，这叫因瘀而虚；还有一种就是心脏本身功能虚弱。曲泽穴对这两种情况都适用。

曲泽穴还可以治疗急性胃痛和急性肠胃炎，一揉就会见效。

❧ 若要了时当下了
——品味肘部以下的心包经大药

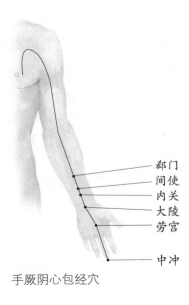

郄门
间使
内关
大陵
劳宫
中冲

手厥阴心包经穴

（1）治急性乳腺炎、急性心绞痛，按揉郄门穴

郄门穴比较深，在腕横纹上5寸处，一般人通常揉不到这个穴。您可以在用右手拇指点揉左侧穴位的同时顺时针转左手腕，一转这个穴位就揉出来了。

郄门穴是心包经的郄穴。因为郄穴都是治急性病的，而心包经又通着乳腺、乳房旁边，所以郄门穴能治疗急性乳腺炎。

当急性心绞痛发作时，除了吃药，要赶紧去揉左手的郄门穴。如果您有冠心病，也应该坚持每天按揉。

有人问："我拿手拍打行不行？"当然，拍也是一种方法。大家都知道刮痧，其实拍打就是"拍痧"，揪打就是"揪痧"。只要出痧，哪种方法都无所谓。

我一个朋友的亲戚，有20年心律不齐的问题，心里经常发慌。他每天就是点揉心包经，但他说根本找不准这个穴位，就是"瞎点"。他对我说："离穴不离经嘛，只要在中间我就点，痛点还挺多的。揉着揉着，别的地方都不痛了，就小臂这块儿有一个痛点。"

后来，他找了一个火罐自己拔上了，没多长时间，就出来了非常黑紫的血印，拔了一次以后，心律不齐的问题就一直没犯。

我通过这个事例很受启发，事实上，很多病的病根就是因为瘀血淤住了，才会造成不通，您把结点找到，把症结去掉就行了，这才是最关键的。

像我这位朋友的亲戚，他就是每天很随意地敲，然后找到最痛的点一拔火罐，问题就解决了，就这么简单。

（2）治阿尔茨海默症、失眠、健忘、神志不清，按揉间使穴

"使"是使臣的意思，"间使"是用一个通道传递的意思。

心脏在中医里叫作君主之官，它有好多使臣，就是包括间使穴在内的经络穴位，间使穴就是正好能通心窍的一个使臣。如果间使穴跟心脏不相通了，就会产生阿尔茨海默症、失眠、健忘、整天混混沌沌、糊里糊涂、卒中、神志不清的症状，甚至患阿尔茨海默症。中医称此病叫痰迷心窍，就是痰把心窍堵住了。

间使穴能通心窍、化痰通瘀。过去老年人预防脑梗死、卒中，有时候吃一点牛黄清心丸，间使穴就有类似的作用，可以醒神开窍、化痰熄风。

（3）凡是跟脏腑有关的病，都可以通过内关穴来解决

内关穴的功效非常强大，凡是跟脏腑有关的病，都可以通过内关穴来解决。它常用的功效有十几个：治心源性哮喘，治打嗝，治胃痛，治呕吐，治恶心，治胁痛（肋骨痛），双向调节血压（高血压降低，低血压升高），治冠心病、心绞痛、心律不齐（这3种病其实是一个，只不过表现出不同的症状），治失眠，治抑郁症，治偏头痛，治药物过敏（主要是肠胃不舒服的过敏），治痛经，治胸口痛，治晕车。

总体来说，内关穴的功效就是心、胃、胸全管。但内关穴不是一个补穴，只是通的效果比较好，有阻滞、觉得不舒服堵了的时候，可以揉内关穴。如果您比较虚弱，没精打采，就别揉内关穴，因为它是用您的气血来通的，要通就要耗费气血。

（4）治失眠、消化不良、急性胃痛、足跟痛，按揉大陵穴

大陵穴治疗失眠效果最佳，还可治吃完饭后不消化。因为大陵穴是心包经的原穴，穴性属土，所以有健脾功效。

如果您脾虚，它就可以从心包经、从心脏接点儿血过来，帮助运

化，有点儿相当于胃动力药——多潘立酮。此穴还可以治疗急性胃痛以及足跟疼痛。

（5）治上楼气喘、中暑、晕车、口臭，按揉劳宫穴

劳宫穴在手的正中心，是真正能养气血的大补穴，当您感到虚弱的时候，通常都想吃点儿好的或者补点儿营养品，揉劳宫穴当时就能补上。

爬楼梯、爬山时半截喘上了，这不是哮喘，一般是心脏供血不足，是虚喘，这时揉1分钟劳宫穴就能见效。**劳宫穴可以治疗口臭。**实际上很

扫一扫，即可观看劳宫穴视频。

多人口臭不是肠胃和牙龈的原因，而是心血管的问题，它的气味是腥味，表明里面有瘀血。这种情况一定要多揉劳宫穴。劳宫穴是心包经上的火穴，就是老给您生着火，给您补足能量。中暑、晕车时，赶紧揉劳宫穴就会有效果。

（6）开窍醒神、祛热清火，推中冲穴

中冲穴在中指指尖上，是专门用来开窍醒神的。它属于井穴，通常到医院针灸科看热病的时候，医生都会在此处点刺放血，祛热清火。当您心烦有火，或者家里小孩儿心里有火了，就从中指的指根往指尖上推，这是祛心火的。如果您心急火燎地坐不住时，马上推这里，一会儿就能安静下来。

第十三章

三焦经，
主治内分泌失调

三焦经就像是一场婚礼的司仪、一台晚会的导演、一个协会的秘书长、一个工程的总指挥。它使得各个脏腑间能够相互合作、步调一致，同心同德地为身体服务。

对于它的具体形状，从古至今就争论不休，现代有的医家把它等同于淋巴系统、内分泌系统以及组织间隙、微循环等，但都不能涵盖三焦的实际功用。咱们也没必要把三焦硬与西医解剖意义下的器官进行类比。按中医经典《黄帝内经》的解释，三焦是调动运化人体元气的器官。这时它更像是一个财务总管，负责合理地分配使用全身的气血和能量。

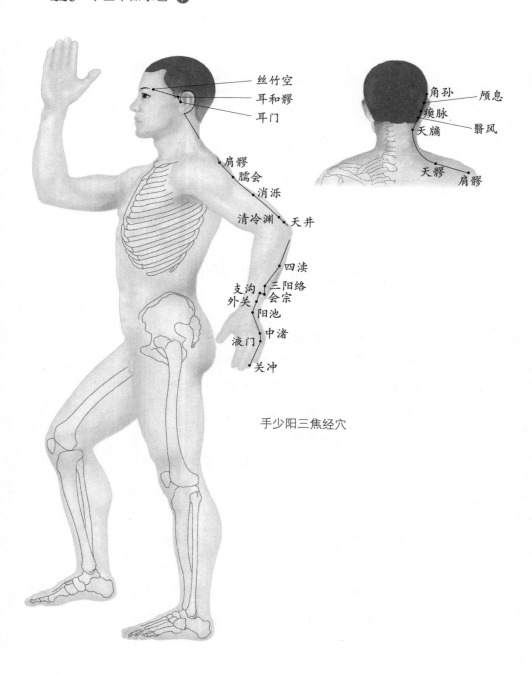

丝竹空
耳和髎
耳门

角孙　颅息
瘈脉
天牖　翳风

肩髎
臑会
消泺
清冷渊　天井
四渎
三阳络
支沟　会宗
外关　阳池
中渚
液门
关冲

天髎　肩髎

手少阳三焦经穴

手少阳三焦经预防和主治的疾病

五官病：耳鸣耳聋、腮腺炎、偏头痛、面神经炎、面肌痉挛。
其他：肋间神经痛、便秘、感冒、卒中后遗症、肘关节屈伸不利、经脉所过的关节和肌肉软组织病。

1 人体健康的总指挥——三焦经

我们通常说"五脏六腑"，那六腑是什么？没有学过一点儿中医知识的人是说不清楚的，通常只能说全五腑——胃、大肠、小肠、膀胱、胆。还有一腑，就是三焦。

我们的五腑都像一个容器，且时满时空，就像我们的胃肠，被食物填满又排空，周而复始。三焦就是装载全部脏腑的大容器，也是整个体腔的通道。

古人将三焦分为三部分——上焦、中焦、下焦。上焦心肺，中焦脾胃、肝胆，下焦肾、膀胱、大小肠。

三焦有什么功能呢？它就像是一场婚礼的司仪、一台晚会的导演、一个协会的秘书长、一个工程的总指挥。它使得各个脏腑间能够相互合作、步调一致，同心同德地为身体服务。

对于它的具体形状，从古至今就争论不休，现代有的医家把它等同于淋巴系统、内分泌系统以及组织间隙、微循环等，但都不能涵盖三焦的实际功用。咱们也没必要把三焦硬与西医解剖意义下的器官进行类比。

按中医经典《黄帝内经》的解释，三焦是调动运化人体元气的器官。这时它更像是一个财务总管，负责合理地分配使用全身的气血和能量。"三焦者，总领五脏、六腑、荣卫、经络、内外左右上下之气也，三焦通，则内外左右上下皆通也，其于周身灌体，和内调外、荣左养右、导上宣下，莫大于此者……三焦之气和则内外和，逆则内外逆。"

上边这段文字是汉代华佗所著《中藏经》中的一段话，此书文字古奥，但对三焦的这段阐述倒是通俗易懂。先不说此语是不是真的出自华佗之口，但三焦在五脏六腑当中的重要地位，由此可见一斑。

简而言之，三焦有两大主要功用：

一是通调水道。《黄帝内经·灵枢》说："三焦病者，腹气满，小腹尤坚，不得小便，窘急，溢则水，留即为胀。"

二是运化水谷。正如明代医家吴勉学在《医学发明》中所说："水谷往来，皆待此以通达。""焦"通"燋"，乃引火之物，以火才可腐熟食物，古人遣词命名皆有深意。

三焦的功能如此强大，理应在治疗上屡建奇功，但实际远非如此，因为大多数医者对三焦概念、功用弄不清，很少有人去探究它的真正奥妙，只是停留在对传统注释的一知半解上。机理不明，自然也就无法应用，以致有人根本想不起用三焦经来治疗脏腑病这条思路。

这也难怪，古人在三焦治疗上就没留下很丰富的例证供我们参考，就是简单的阐述都难得一见。明代医家孙一奎有几句话或许是其经验之谈：**"上焦主纳而不出，其治在膻中；中焦主腐熟水谷，其治在脐旁；下焦分清泌浊，其治在脐下。"**

古人说话都是如此简约，按现代人的思维好像跟没说一样，其实古人只是给我们打开一扇窗，外面的风景还是要我们自己去看的。有心者可以借此通达深入，而更多的人还是指望别人——指点给他——青山在远处，白云在上边，还有流水、小桥——否则即使再开两扇窗，也是一无所见。

学习经络可深可浅，虽不能登堂入室去探宝，咱们顺藤摸瓜去摘些果子却也是举手之劳。请注意观察一下您出现症状的位置，看它是发生在哪条经络循行的路线上，您只要刺激这条经络上的相关穴位，那么症状都会有些改善的。

还说三焦经吧，它的终止点叫丝竹空，正好在我们长鱼尾纹的地方，而且很多女士这个地方最易长斑，所以刺激三焦经是可以防止长斑和减少鱼尾纹的。这条经绕着耳朵转了大半圈，所以耳朵的疾患可以说是通治了，耳聋、耳鸣、耳痛都可通过刺激本经穴位得到缓解。

　　这条经从脖子侧后方下行至肩膀小肠经的前面，所以和小肠经合治肩膀痛。还能治疗颈部淋巴结炎、甲状腺肿等发生在颈部的疾病。

　　由于顺肩膀而下行到臂后侧，所以又可治疗肩周炎，再下行通过肘臂、腕，那么网球肘、腱鞘炎也都是三焦经的适应证。

　　此外，三焦经还有一些您意想不到的功效呢！例如掐中渚穴可以治小腿抽筋，支沟穴可以治胁痛岔气，液门穴可以治口干咽痛。

2 当您焦虑的时候，不妨揉揉自己的三焦经

《黄帝内经·灵枢》上说三焦经"主气所生病者"，这种"气"类似于现代医学所讲的内分泌的功能。

去医院看病，很多症状查不出病因，往往会被诊断为"内分泌失调"。但很多时候，也很难确定是哪个内分泌系统出现了问题，这时大夫常常会给您谷维素或维生素 B_{12} 这些比较安全平和的药物，但治疗作用实在有限。

当您焦虑不安、不知所措的时候，不妨揉揉自己的三焦经，求医不如求己，效果通常会让您喜出望外。三焦经从手走头，起于无名指指甲角的关冲穴，止于眉毛外端的丝竹空，左右各 23 个穴。

三焦经属火，看来此经"火气"不小。三焦经与胆经是同名经，二者都是少阳经，上下相通，所以肝胆郁结的"火气"也常常会由三焦经而出，于是三焦经便成了身体的"出气筒"。

三焦经直通头面，所以此经的症状多表现在头部和面部，如头痛、耳鸣、耳聋、咽肿、喉痛、眼睛红赤、面部肿痛。

三焦经的症状多与情志有关，且多发于脾气暴躁之人，打通此经，可以疏泄"火气"，因此可以说三焦经是"暴脾气"人群的保护神。及早打通此经，还可预防更年期综合征的困扰。

此经穴位多在腕、臂、肘、肩，"经脉所过，主治所及"，所以对风湿性关节炎也有特效。下面咱们就挑选几个自己容易操作的穴位试一试。

☁ 液门——最善治津液亏少之症

液门，津液之门，在无名指、小指缝间。

此穴最善治津液亏少之症，如口干舌燥，眼涩无泪。"荥主身热"，液门还能解头面烘热、头痛目赤、齿龈肿痛、暴怒引发的耳聋诸症。此穴还善治手臂红肿、烦躁不眠、眼皮沉重难睁、大腿酸痛疲劳诸症。

☁ 中渚——主治"体重节痛"

此穴在手背侧，四五掌骨间。输主"体重节痛"，木气通于肝，肝主筋，所以此穴最能舒筋止痛，腰膝痛、肩膀痛、臂肘痛、手腕痛、坐骨神经痛，都是中渚穴的适应证。此穴还可治偏头痛、牙痛、耳痛、胃脘痛、急性扁桃体炎。

此外，四肢麻木、腿脚抽筋、脸抽眼跳等肝风内动之症，都可掐按中渚来调治。

☁ 外关——功效众多，防止衰老的要穴

此穴非常好找，在腕背横纹上 2 寸。外关是与外界相通的门户。胸中郁结之气可由此排出，外感风寒或风热可由此消散。

此穴络心包经，因此可以引心包经血液以通经活络，可治落枕、肩周炎、感冒、中耳炎、疟腮、结膜炎。

此穴更善调情志病，与胆经阳陵泉同用，有逍遥丸之效。与胆经丘墟穴配伍，有小柴胡汤之功。

此穴还能舒肝利胆，散郁解忧，可治月经不调、心烦头痛、厌食口苦、胸胁胀满、五心烦热、失眠急躁之症。

若脚踝扭伤，用力点按外关穴，可即时缓解症状。

平日多揉外关穴，还可以防治太阳穴附近长黄褐斑和鱼尾纹，以及青少年的假性近视。外关穴功效众多，且又是防止衰老的要穴，不可小视。

支沟——与外关穴功用类似，特效是治疗"岔气"

此穴在外关上 1 寸。它与外关穴的功用较为类似，也可舒肝解郁，化解风寒，但同时还善治急性头痛、急性腰扭伤、胆囊炎、胆石症、小儿抽动症。

扫一扫，即可观看支沟穴视频。

古书皆言其善治便秘，但其最为特效是治疗肋间神经痛，俗称"岔气"。当岔气时，用拇指重力点按支沟穴，即时见效。

其实这条经络的功效远不止这些，朋友们自己去慢慢探寻和体验吧。

经络穴位，就是我们与身体交流的通道，想要真正认识自己，不必去远方寻求开悟，因为答案就在我们自己身上。

3 女人的美容经、排气筒——三焦经

俗话说："男人爱美，女人爱俊。"美丽会增加一个人的魅力，也是众多青年男女的执着追求。但是您可知道，女人身上就有一条有助于美容的经络，它的名字叫三焦经。

人如果心里有闷气，血液就会被闷气所污染。血液一被污染，就会流动缓慢，形成瘀血，人的脸色就会变得黯淡，像蒙有一层灰尘，严重的还会起斑。

三焦经经过肘尖附近，最后通到无名指，身体的两边都有。

它离肝比较近，而气又是从肝上生起的，所以，要想疏气解瘀，我们就应选三焦经来调节。

如果一个人经常生气，尤其是患有更年期综合征，那她的三焦经从肘尖往下便会堵住，但主要是堵在肘尖这一块，轻轻一碰就很痛。年轻人相对来说痛点会少一些。

怎么调节呢？从肘尖开始，用大拇指开始点，先找痛点多的地方，痛点越多说明堵得越深，痛点越少则可能是刚堵。把痛点揉散了，一个人的好多不适症状就没了，就这么简单。揉着揉着，您甚至会感觉郁结之气、委屈之气也逐渐消失了。

此外，三焦经的减肥效果很不错。现在，很多女士特别关心减肥，这些人就不妨每天好好关注一下三焦经。

在中医的分类法里，三焦经是专门管内分泌失调的，而脸上长斑、脸色差、皮肤黯淡、长痘痘等现象都是内分泌失调的结果。一个人之所以内分泌失调，就是因为气血供应不畅，体内有瘀血排不出去。

三焦经就是人体的出气筒，它上通到头，下连乳腺，像乳腺增生、乳房胀痛等很多妇科疾病都跟它的瘀滞、郁结有直接关系。气在里面出不来，到处乱撞就形成了病，而当您把气散去，病也就没了。所以，您如果有什么气长期憋在心里发不出来，那就去打通三焦经吧。

调理三焦经时，您不要管上面有多少个穴位，叫什么名字，这些并不重要。您只要每天用手敲一敲，哪个地方痛就敲哪里，这些就是您所要寻找的穴位。而且，敲打穴位没有什么底线，您怎么敲都行。如果您还想在上面刮痧，那您就怎么顺手怎么来，不过最好是从上往下，因为这样比较好刮。拔罐也一样，都顺着力道来就没问题，也不会产生什么副作用。

有的人压抑得太久了，一敲经络就心里难受，直想哭，一哭，堵的地方也就松散开了。所以，有什么症状都没关系，让体内淤积的气发出来就好了。

从这个角度来讲，经常哭的人也可以说是一个养生专家，因为他懂得把毒素及时释放出去。

中医讲"肝开窍于目"，肝是和眼睛相通的，它里面有排泄物了，就通过眼泪排出来。所以，想要把肝里面的郁结之气——肝毒排出来，流泪是最好的释放方式。

我们学习经络，不要只关注这个穴治咳嗽、那个穴管头痛什么的，而要在身体没病的时候就去关注它，千万不要临时抱佛脚。试想一下，当您心脏病发作的时候，您再去按揉那些跟心脏病有关的穴位，还会有用吗？恐怕那个时候，您连穴位都找不着，即使找着了也没劲按了。

具体到三焦经，您只要知道它是人体的排气筒、美容经，生气的时候多揉按它就行了。

4 让我们的内分泌永不失调——三焦经大药房

按照《黄帝内经》所说，三焦经是主一身之气的。百病从气生，从另一个角度来说，三焦经就是一个出气筒，当人之邪气从三焦经上泄走后，人就不会生病了，怕就怕这个出气筒堵住，问题就全来了。

这个三焦经，我要给它翻译过来，否则大家不好理解。

"三焦"到底是什么东西？中医把它当作六腑之一，"腑"就是容器腔。胃是一个容器腔，肠也是一个腔，三焦就是把五脏六腑都包括在里面的大腔。

因此，三焦经是人体上一个最大的腑，主一身之气，说白了就是调气的一个大通道。 现在西医所说的内分泌系统就相当于三焦经。

有人经常说自己内分泌失调，但到底哪里失调，去医院查不出来，自己更说不清楚，吃药也不管用。这个时候，如果能调节一下三焦经就会有效果。

像更年期综合征，就是由长期的气郁不疏造成的。心里有郁结之气，三焦经这个出气筒又堵住了，气发不出去，就会产生各种症状。

还有好多慢性病，也说不出到底哪里有问题，长期不愈的症状很多，这时好好调一下三焦经，气调顺了，身体就能正常地运行了。

三焦经就这么简单，但也非常重要，为什么呢？生活在这个压力颇大的社会当中，每个人每天都可能要生好多气，那就得及时消掉才行。有好多女士有痛经、月经不调、闭经的毛病，都跟气郁有关，用三焦经来调最好。三焦经是从无名指外侧1毫米处的关冲穴开始，顺着手背、胳膊背部上到头，顺着耳朵转大半圈，到眉毛旁边的丝竹空穴。

器量宽宏万物容——品味手上的三焦经大药

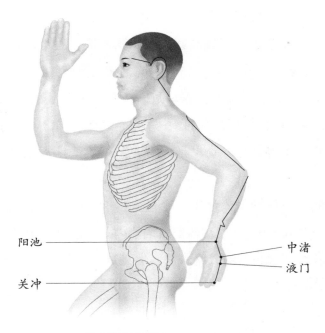

阳池

关冲

中渚

液门

手少阳三焦经穴

（1）治心里堵得慌、晕车、咽喉痛、急性咽喉炎，揉关冲穴

关冲穴是三焦经上的第一个穴位。这个穴特别小，要拿指甲掐或用指节硌才能有效果。它是三焦经这个出气筒放气的地方。心里堵闷，就应多揉揉关冲穴，把心中的气给放出去。尤其是心烦意乱但又说不出是哪儿难受的时候，更应该揉揉关冲穴，把里面的气散走。

其实，人体里有好多难受的地方，最主要的是常爱淤集浊气的肠胃。所以咱们一直强调要经常推腹，推完腹后打几个嗝、放几个屁，气血马上就通畅了。气血一通，病就不可能待在身体里了。

关冲穴可以治疗晕车。晕车的时候揉关冲穴，通常很管用。晕车是因为肚子里有浊气上来，但只要打几个嗝，晕车马上就好。这就是浊气堵在那儿让您恶心的原因。关冲穴是排气口，刺激它就能帮助把浊气散一散，虽然散得不是特别多，但散一点儿就会舒服一点儿。接着您再揉揉劳宫穴，晕车就差不多好了。

关冲穴还能治疗咽喉痛、急性咽喉炎。这类病跟气郁有很大关系。生了好多气，气散不出去就会发炎。关冲穴既然能排气，就能去火，因为气有余就是火，当然这个气指的是浊气。

（2）治眼干、嘴干、咽喉痛、嗓子干、身体发热、疲劳，揉液门穴

液门穴在无名指与小指缝间，顶着无名指的骨头，推压时比较痛。"液门"，顾名思义就是液体之门。

液门穴的功效非常多：第一，它可以治人体的干燥症，比如眼睛老干涩、嘴老干、咽唾沫都没有，这时揉液门穴就能把液体之门打开。第二，它可以解除热性感冒的症状，像咽喉肿痛、嗓子干想喝水、身体老发热，揉液门穴都很管用。这跟它所在的这条三焦经的性质有关，三焦经是排气的，人气多了会上火，风寒再一来就压抑住，火散不出去，就会在里面产生炎症，液门穴就是散火的。第三，它是一个帮助我们恢复体力的穴位，比如您劳累了，白天眼皮老爱沉，腿也酸，浑身感到没劲儿，这时候您揉揉液门穴，精神马上就好了。

（3）治眼疾、急性扁桃体炎、咽喉痛、耳痛、中耳炎、上火引起的突发性耳聋、耳鸣等耳鼻喉症状，肩膀痛、腰后面脊椎痛、膝盖痛、肩周炎、头痛、牙痛、胃痛等痛症，治手指蜷曲不能伸开，揉中渚穴

中渚穴在液门下1寸处。按这个穴时一定要把指甲剪平。如果找

不准没关系，您就把骨缝这一溜都揉了，哪个地方最痛，就把哪个地方当成中渚穴。

揉中渚穴有个技巧：先掐进去，然后挫着揉，让它发麻，一麻就通了。此穴可以治眼疾，如眼睛痛、胀、酸涩和急性结膜炎。

急性扁桃体炎、咽喉痛、耳痛、中耳炎、着急上火引起的突发性耳聋、耳里轰轰响的耳鸣等症状，揉中渚穴也会特别管用，因为它是祛火的。

中渚穴是治疗诸多痛证的要穴。痛证的含义非常广，比如肩膀痛、腰后面脊椎痛、膝盖痛、肩周炎、头痛、耳痛、牙痛、胃痛，这些痛症中渚穴统统都管。

有的人手老是攥着、不能伸开，有点儿像脑血栓的后遗症，这就要经常掐中渚穴，一掐手就张开了。除了掐这个穴位，还要掐十指指缝。这几个缝叫八邪，就是有邪气进去了，所以手才攥住张不开。

（4）激发身体阳气，揉阳池穴

阳池穴是三焦经上的要穴。"阳池"就是蓄积人体阳气的池子。一揉阳池穴，身上的阳气就被激发出来，体内的阳气也会运转起来。

有时候人体的阳气运转不起来，那是因为肚子里有浊气，浊气妨碍阳气的运转。有人说想让气血流通加快，那您得先把浊气排掉才行。"浊气不去，新血不生"，记住这句话。排浊气就要多推腹，或者多揉中脘穴。其实推腹时就把中脘穴顺便也推了，而且还推了肚子上的其他穴位。有的人肚子那里老虚寒，您就拿艾条灸，每天灸中脘穴，同时揉阳池穴，这样身体里的浊气才能散，正气才能进去，气血才能运化起来。

另外，如果觉得还有精力，就再去灸气海穴，这样人体的上下气就全通畅了。当您吃东西不消化，那么在吃饭之前您可以先揪揪阳池穴，吃饭马上就香了。这个方法大家一定要记住，先揉阳池穴激活阳气，然后灸中脘穴，推腹，把浊气排出去。

量大自然增福祉
——品味手臂以上的三焦经大药

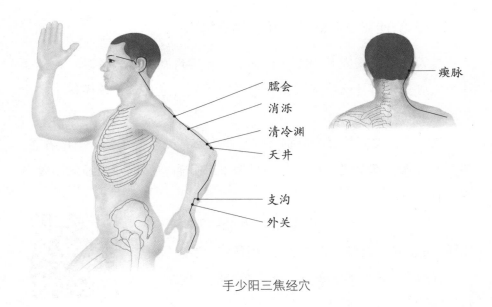

臑会
消泺
清冷渊
天井

支沟
外关

瘈脉

手少阳三焦经穴

（1）打通胆经，缓解坐骨神经痛、腰痛、肋骨痛、肩膀痛、头痛、落枕，揉外关穴

外关穴在腕横纹上2寸处。凡是病症堵塞在经络上不通，像腿上的胆经不通、坐骨神经痛、腰痛、肋骨痛、肩膀痛等循经走的病，都可以揉外关穴，它的作用就像一个总闸一样。

外关穴是治疗偏头痛的要穴。经常有偏头痛的人，您会发觉痛点基本上都在耳朵上面一点儿，而且这块儿的筋全拧在一起了。

这时，您先拿大拇指找到痛点，然后边揉边推，先把里面的筋给推开，再赶紧揉外关穴，头痛马上就能缓解。

揉这个穴位时一定要跟三焦经结合在一起，必须让经先通了，穴才能通，就像灯泡要亮，必须整根电线都有电才行。

电线没电，无论如何灯泡也不会亮。

另外，外关穴还能治落枕。

（2）治便秘、肋间神经痛，揉支沟穴

古人认为支沟穴是治疗便秘的要穴，但现在很多人反馈，说光揉这个穴好像没有什么明显效果，这说明不先打通经络，单用一个穴位效果是不大的。

支沟穴治肋间神经痛特别有效。比如您某处岔气了，上下窜着痛，揉支沟穴偏上部分马上就好。如果偏下部分痛，那就归胆经的阳陵泉管，而支沟穴不管。

实际上，三焦经在腿上叫胆经，在胳膊上叫三焦经，它们是一条经，都管岔气，但各管一半。

有的人一敲胆经头就胀，这是胆经的浊气跑到三焦经上来了，所以还得把三焦经给揉开，才不会有不良反应。

扫一扫，即可观看支沟穴视频。

（3）治淋巴结核，揉天井穴

在肘尖上 1 寸处有个窝，就是天井穴。

此穴是治疗淋巴结核的首选要穴。

淋巴结核就是中医所说的瘰疬，即脖子、腋窝上长出的好多疙疙瘩瘩的东西，中医管这个叫气结血瘀，就是里面有瘀血、浊气，搅在一起了。

此病跟爱生气有很大关系，如果您是一个爱生气的人，赶紧就找天井穴解决吧！

（4）治上火而头痛、头胀、发热、心里烦躁，揉清冷渊穴

清冷渊穴在肘尖上2寸处，又叫清冷泉。古人起名字绝对不会瞎起的，为什么叫这个名字呢？顾名思义，这个穴位是祛火的。

当您心里着急上火，有气出不去，嗓子也痛、牙也痛、眼睛也痛，眼红目赤的时候，一揉清冷渊火气马上就会降下去，等于是让您跳到"清冷渊"（清冷泉）里面洗澡去了，火肯定就没了。

尤其是您头痛、头胀热、心里烦躁时，揉外关穴不管用，揉清冷渊穴和天井穴，效果立竿见影。

（5）祛湿化痰，揉消泺穴

消泺穴在肘窝往上5寸处。"泺"是浅水的意思，把浅水消掉，人体的湿就去掉了。气郁则生湿、生痰，消泺穴就是祛湿化痰的要穴。

当您生气时，气滞了，血不流动了，体内就会有好多湿气产生，形成水肿，所以刚有一点儿水时一定要赶紧把它消掉，别让它产生湿气，否则祸害无穷。

（6）治肩膀痛，揉臑会穴

臑会穴是专门治肩膀痛的要穴。臑指上臂，此穴在三角肌后缘。

（7）治耳聋、耳鸣、肩颈痛、落枕，揉天牖穴

天牖穴在紧挨耳后斜下方1寸处。当您把头往边上一侧，脖子上就会凸起一条大筋，该穴就在大筋的边缘。

天牖穴是治耳聋、耳鸣的要穴，还治肩颈痛、落枕，因为这个穴位正好管脖子和肩膀。

对于肩膀痛，如果是小肠经这块儿痛，揉三焦经肯定没用；如果是三焦经这块儿痛，在臑会穴、消泺穴、清冷渊穴、天井穴一揉一捋，痛证会马上缓解。

（8）治耳聋、耳鸣、牙痛、头晕、偏头痛，揉翳风穴

翳风穴在耳垂遮住的凹陷处。除了管耳聋、耳鸣（因为此穴离耳朵最近）以外，牙痛、头晕、偏头痛它也管。

（9）负责头部供血、预防脑血管疾病，揉瘛脉穴

瘛脉穴在翳风穴的上边，是专给脑供血的。当大脑供血充足了，人的神智就会清楚，当然就不会得脑血管病了。

第十四章

任督二脉，生命小周天

有好多朋友都看过武侠小说，里面总是说，如果把小周天打通了，身体就百毒不侵了。其实在中医看来，打通小周天不过就是让任脉和督脉畅通而已。

如果我们嫌打通任脉比较麻烦，那就把它简化成推腹法和壁虎爬行法就行了，又省事，还一劳永逸。

那怎么打通督脉呢？其实很简单，方法很多。捏脊法、刮痧法、拔罐法、敲臀法（如果膀胱经不通，敲臀就会很痛）都可以用，还可用掌根从颈椎一直揉到尾骨，肉太厚的话也可用肘来揉。

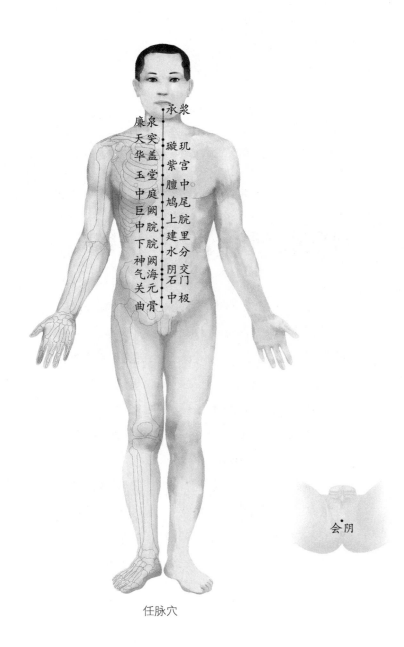

任脉穴

任脉预防和主治的疾病

泌尿生殖系统：前列腺炎、阳痿、早泄、盆腔炎、附件炎、白带病。
消化系统：胃病、消化不良、胃溃疡。
其他：失眠、胸闷气短、腰痛。

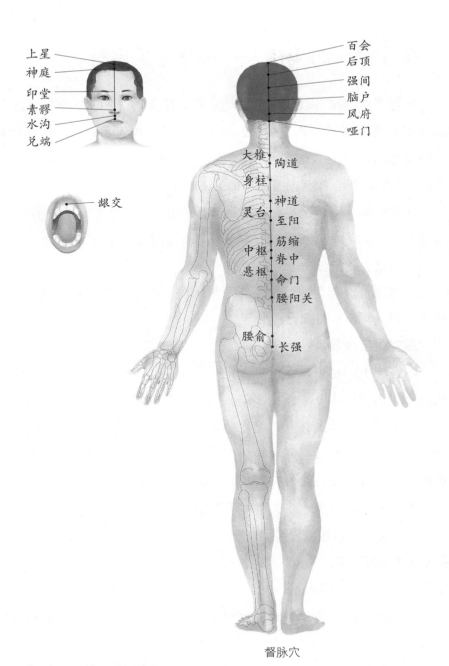

督脉穴

督脉预防和主治的疾病

脊柱病：腰肌劳损、腰椎间盘突出、强直性脊柱炎、颈椎病。

其他：小儿消化不良、头痛、发烧、卒中、脱肛、失眠多梦、记忆力减退、退行性关节炎、胆囊炎。

1 强壮脾胃的大法——向壁虎学爬行

有好多朋友都看过武侠小说，里面总是说，如果把小周天打通了，身体就百毒不侵了。其实在中医看来，打通小周天不过就是让任脉和督脉畅通而已。

任脉在哪里？在我们身体正面的一条中线上。

这里告诉大家一个绝招，是调节任脉的。有人不愿意做推的动作，说这个没什么意思，太单调，枯燥。那咱们来点儿有意思的动作，这个动作叫壁虎爬行。

虽然叫壁虎爬行，可是不能照猫画虎。如果您爬的时候肌肉胳膊使劲，腿也使劲，那就爬错了。

那应该怎么做呢？

趴在床上，也可以在地板上铺一个垫子，趴在地板上，这个时候我们不用想别的事儿，就把眼睛一闭，把脸贴在床上，非常放松，胳膊一直都不动，是腰在动，是用腰来带动胳膊；千万别爬，一爬就用肌肉的力量了，而且，肌肉自始至终要完全放松，完全靠身体来回自己扭动，想象自己就是一只壁虎，就像壁虎一样扭动身体。记住一定不要用胳膊，不用腿，肌肉也不用使劲。

有人觉得站着做也管用，也锻炼身体，但跟趴着做是两码事。趴着练是为了锻炼脏腑，因为一趴着，您一扭动，肚子自己就按摩上了，都不用您亲自去按摩。您这么一扭动，腰椎也在扭动，腰椎就调节了；肩膀也放松了；而且膝盖往起一抬，连膝盖也活动了，整个全身上下都是和谐共振的感觉。

练壁虎爬行有什么好处呢？咱们先举一个例子，有一个西安的朋友告诉我说，听完您讲座以后，我回家后就在床上做这个动作，一个星期后我发现我 20 年的慢性胃炎好了，到现在也没再犯过。他说现在我每天都做 60 个壁虎爬行。

他是一个厂长，所以他号召厂里的所有员工都练这个，认为对身体特别有好处。

以上只是一个例子，其实我的初衷是说壁虎爬行是调节任脉的，改善更年期综合征是最好的。

任脉为阴脉之海，主管人体的阴液不足，而人到了更年期，阴液不足了，有时候忽热忽冷，心里比较烦躁，尤其是晚上心里烦躁睡不着觉，老有火似的，这个时候赶紧趴在床上做做壁虎爬行，做完了心里就清凉了，就好像吃了一个牛黄清心丸似的。而且这么一扭动，腰椎、肠胃、胸这块都按摩了，肩膀也自然地扭动，颈椎也锻炼了。

壁虎爬行法对于小孩尤其好。当孩子脾胃不好、老吃不下东西、面黄肌瘦时，您给他按摩，他可能嫌痛不让您做，而当您说咱俩一块做壁虎爬行的游戏吧，这他就愿意，他觉得有意思，而且您再夸他两句："唉呦！做得真好，比我好多了。"这孩子就可能天天自己要求做了。这么做一些日子后，孩子的脾胃功能就好了。而且小孩正处在生长状态，练壁虎爬行法还可以增加他的协调能力，帮他长个儿。

扫一扫，即可观看壁虎爬行法视频。

总之，如果我们嫌打通任脉比较麻烦，除了做"壁虎爬行"外，只要记住三大要点就够了：

第一，拿艾灸灸肚脐眼（神阙），这个有大补的作用；

第二，在中脘和下面气海附近拔罐，可以起到调理五脏六腑，调神安心的功效；

第三，经常推腹、揉膻中穴就可以打通任脉，可以让我们精神和身体一天比一天好。

调理任脉用推腹法时还有三个原则大家也要记住：

第一，量力而行。这块儿您一推揉特别痛，您就慢点儿揉，不要一上来就很生硬地做，不要抱着一下就要推开的思想。

第二，循序渐进。今天用点儿劲，明天再加一点劲就行了，逐渐地加大力度。

第三个更重要，持之以恒。您别弄两天就停了，那什么作用都没有。持之以恒，每天做一点，也就是每天咱们要健康一点点，比昨天好一点就行，您别每天差一点，那就麻烦了。

2 打通任脉，万毒不侵——任脉大药房

壁立千仞，无欲则刚
——品味胸部和头部的任脉大药

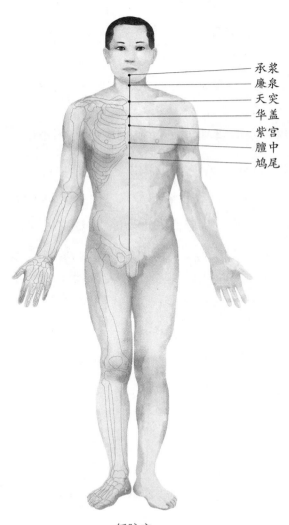

承浆
廉泉
天突
华盖
紫宫
膻中
鸠尾

任脉穴

（1）驱散心中闷气，揉鸠尾穴

鸠一看就是小鸟，什么鸟？布谷鸟，鸠尾就是布谷鸟的尾巴，它挺大的。胸部这块正好有一个骨头叫剑突，就跟布谷鸟的尾巴似的，而旁边的两肋，就像张开的布谷鸟翅膀，所以这个穴位是一个形似布谷鸟尾巴的地方。

古人起这个名字就是为了让您记住，而咱们在看穴位的时候，不但要想到穴性，还要知道穴的含义是什么，这样才能让它更好地服务于我们。

鸠尾穴，是专门驱散我们心中闷气的。

（2）调节心血管功能，抒发胸中抑郁和不顺之气，揉膻中穴

《黄帝内经》说，膻中，喜乐出焉，就是喜悦的心情是从膻中这块迸发出来的。膻中穴是心包经的募穴，所以它对人体的心血管有很好的调节作用，有心血管疾患的人每天都要多揉膻中穴。

膻中在两乳头正中间。男士比较好找，女士因为不好确定，所以要找两乳之间有痛点的地方。此穴是人体的大穴，过去的说法叫中丹田，气都在这汇集，是气之会穴。

好多人曾经都有过这么一个感觉，就是心里不舒服时就爱捂着胸口这块，比如说您一想愁事了，这个时候用中指点按一下膻中穴，心里就会舒服很多。没事的时候就揉它，慢慢人就会变得坚强起来。膻中是一个调节情志的要穴。

有人说我想哭，但又哭不出来，心里挺难受的，那您就揉这儿，一想愁苦的事儿就哭了。哭了后对于身体来讲非常有好处，叫一哭解千愁。因为毒素顺着眼泪排出去了，心中的郁结之气也散了很多。

扫一扫，即可观看膻中穴视频。

还有，如果您生气了，气不顺了，时不时有喘不上气来的情况，还有咳嗽、哮喘、打嗝儿打不出来，赶紧多揉膻中。

（3）紫宫养护心脏，华盖调节肺脏，天突主管咽喉

紫宫跟心脏更有关系，心的颜色为赤红，所以这块是心脏的一个宫殿，它对调治、养护心脏非常好。

盖是伞的意思，华丽的伞指的就是咱们的肺，两块肺在那儿，像一把华丽的伞一样。这个穴是调节肺的，凡是咳嗽、气喘等跟肺有关的毛病，您就每天多揉揉华盖。

天突主治气阻，就是觉得喉咙这块老有一个东西咽不下去，吐也吐不出来，中医称为梅核气，就是生气造成的。一照片子，什么东西都没有，但就觉得这块老有痰似的。这时，揉天突能很好地缓解。

另外，揉天突对于防治慢性咽炎、咳嗽、气喘都有帮助。

以上这些穴位，咱们平常的时候可以拿掌根多揉揉，掌根比较有力量。

另外，揉这几个穴的时候，会很容易打嗝儿，这就证明咱们的气经常堵在这儿没出去。从天突开始揉，揉到鸠尾，就能起到一个开胸顺气的作用。

能够开胸顺气了，心脏血液就能够供应上来了。

如果气堵着，心脏的血液老上不来，就会引起头晕、脑部缺血。

另外，颈椎的问题也跟心脏供血不足有关，血上不到颈椎这块，颈椎就容易老化，就容易形成瘀血。经常揉这块胸骨部分就可以缓解、治疗颈椎病。

大家记住，不论是第几节颈椎有问题，您都可以在胸骨这块找到相应的痛点，您把前面的痛点揉散了，后边颈椎痛就缓解了，它俩是相通的。

（4）治喉咙、口腔的毛病，揉廉泉穴

天突再往上走就是廉泉，此穴主治喉咙和口腔的毛病。

（5）治流口水或口干、六神无主，揉承浆穴

很多人，特别是老年人有一个问题，就是口特别干，整天口老干，没唾液，可是睡觉的时候又流口水。

流口水是什么原因呢？就是脾虚了；没唾液是什么原因呢？阴血不足了，而一个承浆就能把这两个问题都给解决掉。当您一揉承浆，唾液自然就分泌出来了，就好像琼浆玉液出来一样。

而且，揉承浆还能镇静，本来心里有点儿恐惧、焦虑、六神无主、没着没落的感觉，而一揉承浆，唾液一分泌出来，好像就给您补充上能量了，这个时候您咽咽唾沫，马上会安静下来。

所以我们恐惧的时候，都愿意咽唾沫。但您没唾沫可咽的时候，就赶紧揉揉承浆，一揉承浆唾液就分泌出来了，这个时候您再咽唾沫，心神就安定了。

海纳百川，有容乃大
——品味胸部以下的任脉大药

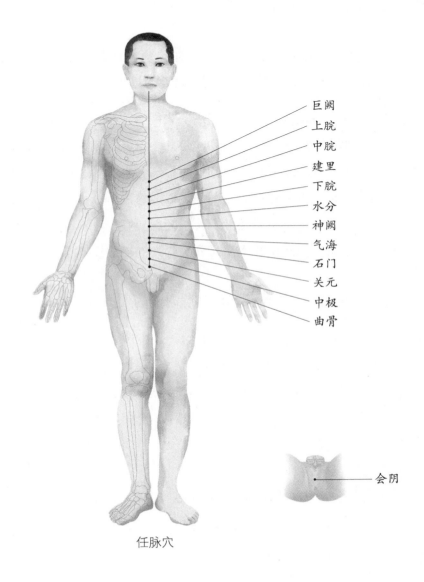

巨阙
上脘
中脘
建里
下脘
水分
神阙
气海
石门
关元
中极
曲骨

会阴

任脉穴

　　大家说我讲这些穴位时都是一带而过，没有仔细讲解，为什么？

因为我即使给您说出来二三十个功能，您不过就是用手点按。有的朋友肚子特别大还点按不了，没感觉，只在皮上点按，点着点着就没信心了，这样的话，我说得再好您也觉得没用。所以您也甭管它治什么，咱们就用推腹这一招，就能把经络全给推了。

（1）治男性前列腺毛病，生殖系统、泌尿系统疾患以及脱肛、痔疮、妇科疾患防肠胃疾病，揉会阴穴

会阴穴是任脉的起点，它在前后阴之间。

此穴主管男女生殖系统方面的疾患。像男性前列腺方面的问题，生殖系统、泌尿系统疾患以及脱肛、痔疮，还有女性的月经不调、炎症等妇科疾患都可以通过刺激会阴穴得以改善。

另外，会阴穴对防治肠胃疾病效果也非常显著。

任脉上还有一个穴位叫阴交，和会阴穴的功效差不多。

（2）揉曲骨穴，专治男性前列腺方面的疾患

我们看耻骨的形状，它是两个圆合在一起的弯曲骨头，所以叫曲骨。

曲骨对男性前列腺方面的毛病效果特别显著。

有前列腺问题的朋友，在整个曲骨附近也就是耻骨的位置上，一定有很多的痛点、结节，只要把这些结节给揉散了，把痛点揉没了，前列腺的问题就解决了。

（3）中极穴，调理泌尿系统问题

中极穴是治疗肾炎和尿路感染的要穴，适合用艾灸法。此穴也能治疗男性前列腺方面的疾患。

（4）强健身体，艾灸关元穴

元是元气，关元就是把元气关在里面了。

古人一直认为，关元穴是强身壮体的第一大穴，一般采用艾灸的方法。所以我们在秋冬交替的时候，就要把艾条准备好。古人为了长寿通常要灸3个月，每天灸，或者隔一天灸一次，能大补元气。

有人问我，夏天的时候艾灸关元穴好不好？夏天整个气候是比较炎热的，人体毛孔都张开了，气是往外发散的，因为这个时候需要往外发散。如果此时艾灸，就等于和体内的能量相对立，不会有什么好的效果。

当然，体质特别虚寒、经常胃寒或者是来例假的时候经常腹痛的人，在夏天可以艾灸，但对于保健强身来讲，最好在冬天到来之际开始灸，能够很好地增强体质。

（5）避孕、消腹胀、调理月经，按石门穴

石门也是三焦经的募穴，它主一身之气。如果您气不顺，尤其觉得小腹老胀，可以经常点按石门消消胀。它也能很好地调理月经。

（6）治腹泻、体质虚寒，点按或艾灸气海穴

气海穴是调理一身之气的，它是小肠经的募穴。如果您小肠功能不好，老是腹泻，可以经常点按或者艾灸气海穴，对于体质虚寒的朋友来说，效果很不错。

（7）强壮脾胃和体质，艾灸神阙穴

神阙穴也就是肚脐眼。医家历来禁止在此处扎针。有的小孩子爱抠肚脐眼，一定不要让他们抠，这块特别容易感染。

我们可以经常艾灸神阙，对于身体虚寒，肠胃功能弱的人来说，效果非常好。还有，神阙穴离石门比较远，如果想要孩子的话，别在关元附近艾灸，索性艾灸神阙就行了。

扫一扫，即可观看神阙穴视频。

艾灸神阙穴有几种方法。您可以平躺着，用艾条直接灸肚脐眼，以增强人的先天之力，也就是免疫力。有过敏性鼻炎的，艾灸神阙有很好的防治效果。

还可以隔姜灸。就是削一块姜，扎几个窟窿眼，上面用艾条的细末捻成黄豆大的一团，点着就行。

隔姜灸是温里通气的，有人肚子里特别胀，大便老下不来，这样的人只要不是热性体质，属于虚寒无力的，都可以用此法。

也可以把葱、盐炒热了，分别包在两个布袋里，交替温热神阙。盐有温里的作用，葱能通窍，这两个交替一弄，肚子就舒服了，一会儿就会放屁，便意也来了。

古人经常说要强壮我们的丹田，丹田就是肚脐眼附近，有人说丹田是肚脐眼下3寸，有人说肚脐眼下3寸指的是肚脐眼里边，丹田在深层。咱们也别管丹田在哪儿，反正您灸肚脐眼附近就能强壮先天之本。

您平时还可以拿肚子撞撞墙、撞撞树或家里比较平一点的门垛子，或者经常用手拍打拍打它。撞的时候要放松，由轻到重，慢慢地撞，可以振动里面的脏腑，增强脏腑的功能。不要绷着劲，一绷劲就产生紧张感了，那样撞的就是外面的皮，不会有效果。

（8）分清泌浊、利尿消肿，消除慢性炎症，揉水分穴

水分在肚脐眼上1寸，也就是一大拇指的宽度。

古人说水分穴就是水道在这里分开了，清的东西变成血液重新循环，浊的东西变成尿排出来，这块是一个分界点。

腿上经常有水肿的朋友，或者是有糖尿病的人，就是水分这块不利了，好坏东西一块都排出去了。

我们的身体里常会有一些炎症，就是因为体内湿气比较重，里面滋生细菌了。水分就是祛湿的，而且，如果您点按水分时非常痛，那肯定就是体内有慢性炎症。这时，您可以顺着经络来找痛点，看到底是哪块炎症没有解决。当然，**揉水分本身也可以消除慢性炎症，还有利尿消肿的功效。**

（9）处理肠胃疾病，找下脘、建里、中脘和上脘

下脘穴主管小肠方面的问题，比如说肠痉挛、小肠神经功能紊乱、腹泻、便秘。

建里穴是强壮十二指肠的穴位。

中脘在肚脐上4寸。它还是胃的募穴，特别善于调理胃。像经常胃痛、胃酸、胃胀的人，在中脘这块肯定有阻塞，用手一点会很痛，或者有胀的感觉。这时，用艾灸的方法效果比较好。

有的人肚子里老不舒服，不管是吃完饭以后还是没吃饭，整天肚胀，就是有气，打嗝儿也出不来，放屁也没有，心里很烦躁；还有人晚上睡不着觉，总做噩梦。这个时候，要在中脘和肚脐眼下边1寸半的气海穴上分别拔一个罐，上下这么一拔，气就理顺了。胃里面一舒服，晚上睡觉就安稳了。

有人说："这种方法比较麻烦，我晚上就喝点儿牛奶帮助睡眠吧！"我说："牛奶这个东西有人喝完后很舒服，容易安眠；但有人喝完了反而胃部胀气，老想打嗝儿，安不了眠，这样的人就别拿牛奶来安眠了。"

中脘不仅能调解肠胃功能，还有安神镇静的功效，您看小孩一害怕了，咱们就给他揉揉肚子，摸摸脑袋，说别害怕，肚子揉的这块就是中脘。上脘也治胃方面的疾病。

（10）调节心脏，治疗胃下垂，按揉或艾灸巨阙穴

巨是大的意思，又是重要的意思；阙就是门户，要道关口，很重要的地方，"一夫当关，万夫莫开"中的"关"也是阙。而什么是人体最重要的地方呢？是心脏。巨阙是心脏的募穴，对于心脏功能的调节非常有好处。

巨阙可以治疗胃下垂，经常按揉或者用灸法效果都很好。

胃下垂的原因就是心脏供血不足了，根源在于心脏虚弱，给胃的供血少了，当胃缺少血液支持后，就会下垂。所以，要想根治胃下垂，就得增强心脏的功能，光增强胃功能没用。只有心脏的气血足了，胃自然就会提上来。胃下垂才能真正得到根治。

3 防治众多疑难杂症的万能功法——打通督脉和膀胱经

强壮身体，为什么要从膀胱经和督脉入手呢？因为，这两条经脉可以调动人体肾脏的功能。有人会问，你曾经说过，补益脾胃是改善体质的关键和前提，现在怎么又来强调肾的功能了？难道肾脏的强壮比脾胃更为重要吗？

我来告诉大家，脾胃是后天之本，肾是先天之本，"后天"的功能是靠外来的培补来使身体强壮，"先天"则是自然的赐予，是与生俱来的自然潜能。我们可以通过后天的调养来改善体质，但却无法使之变得强大，若想达到天人合一，从自然中汲取源源不断的能量，就一定要打开通往宇宙的先天之门，这就是肾脏的强壮。

古时练功修道的一个重要步骤就是"还精补脑"，而这个"精"指的就是肾精，所以要想身体有一个质的升华，而不是停留在"温饱"状态，健壮肾脏就是必修课程，甚至可以说是终极目标。

古人说："肾脏有补而无泻。"意思是说肾脏总会显得亏欠，而不会过于强壮的。打坐时男子意守"丹田"，女子意守"命门"，无非是要增强人体的"元气"。

何为元气？就是先天之气。先天之气在哪里呢？就储存在两肾之中，但肾的先天之气，在成年时，已经完成了一般人的生长需要，也就不继续"喷薄"而出，人也就开始"物壮则老"了。

为什么说年轻时是"人找病"，而年老时是"病找人"呢？就是因为"元气"的盈亏造成的。

肾脏补起来并不是很容易，原因是五脏六腑如果只维持一般情况的"温饱"，即使没有充沛的"元气"供应，也仍然可以达到自身的满足，身体也就不必费力非要激发肾脏先天的功能了，没有需求就没有创造。

　　膀胱经是人体最大的排毒通道，也是身体抵御外界风寒的重要屏障。若这条经络通畅，外寒难以侵入，内毒及时排出，身体何患之有？所以我们一定要打通膀胱经。所谓"打通"，就是让更多的气血流入这条经络。

　　谁给膀胱经供给能量呢？主要是靠肾，肾与膀胱相表里，膀胱经只是个通道，本身无动力运行，需肾气的支持才能完成御寒、排毒的功能，因此您加强了膀胱经的需求，也就激发了肾脏的供应潜能。

　　同理，督脉亦是如此。

　　督脉是诸阳之会，人体阳气借此宣发，是元气的通道。为什么我们总要说"挺直你的脊梁"？就是因为那里最展现人的精气神，所以，打通督脉，可以祛除许多疾病，国外医界专门有整脊医学的分支，治疗效果极为显著，其实就是调整督脉。增强督脉的气血供应，就能激发肾脏的先天之气。

　　那怎么打通膀胱经和督脉呢？其实很简单，方法很多。捏脊法、刮痧法、拔罐法、敲臀法（如果膀胱经不通，敲臀就会很痛）都可以用，还可用掌根从颈椎一直揉到尾骨，肉太厚的话也可用肘来揉。

　　要注意，膀胱经在腿上的部分也很重要，同样可以刮痧、拔罐、点揉、敲打，甚至用手大把攥，只要能充分刺激它就行。还可两腿绷直，俯腰两手摸地，向后仰身弯腰以及仰卧起坐，还有许多瑜伽上的动作，只要能刺激腰椎以及大腿后侧的膀胱经，那就全可采用。

4 人体太阳升起的地方——督脉大药房

紫气东来，万象更新
——品味背部的督脉大药

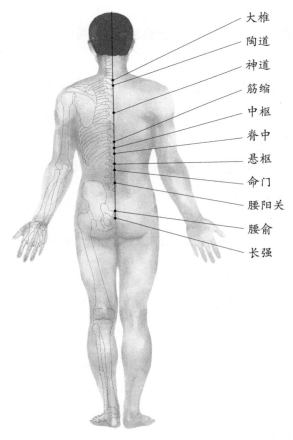

大椎
陶道
神道
筋缩
中枢
脊中
悬枢
命门
腰阳关
腰俞
长强

督脉穴

（1）防治脱肛、痔疮，大补腰肾，搓长强穴

长强是督脉的第一个穴位，它在臀部的尾骨尖上。这个穴是治疗

脱肛、痔疮的要穴。古人通常用一种方法，不仅能防治脱肛、痔疮，还能大补腰肾。这方法就是把手搓热了，然后用热手再搓这个长强，顺着腰椎尾骨这块往下搓，每天搓 100 回。

（2）治腰痛，在腰俞穴拔罐

俞是通道、通路的意思，而腰俞就跟腰通着。如果您时不时腰痛，尤其是腰椎这块儿有问题，那您就要经常多搓搓腰俞，也可以在这儿拔罐。

有人腰痛时有要折了似的感觉，那最好在腰俞到腰阳关这段拔罐，拔 10 分钟后再活动活动，做做下蹲，觉得腰部发热，腰有劲了，说明气血已到腰这儿来了。

您只要记住：凡是酸，就是气血没过来，缺血了，您赶紧拔罐把气血聚在这里来，血一来就不酸了。

（3）补肾强腰、治腰痛和男性前列腺方面疾患及妇科病，在腰阳关拔罐

腰阳关也是一个专门治疗腰痛的要穴。因为督脉是人体诸阳经之总脉，如果人阳气不足就会表现出整天没精打采、容易困倦、虚寒怕冷等症状。所以要振奋督脉，使用腰阳关的效果是非常不错的。

作为强壮体质，我们平常要在腰俞到腰阳关这一块拔罐，拔完罐以后，经常走动走动，或者练跪膝功的时候，也拔上罐走动走动，之后您会就觉得腰这块非常有劲。另外这个方法还对男性前列腺方面的疾患及妇科病有很大帮助。

（4）改变"先天之本"的第一步，在命门穴上艾灸或拔罐

命门，一听这个词就很关键。咱们说肾是先天之本，而命门就是通往先天之本——肾的门户，是人体补肾的大穴。我自己就经常在这里艾灸或者拔罐。

我曾经去过少林寺，它的门口立着一个小铜人。通常，大家都爱用手掌去摸摸它的肚脐眼，结果肚脐眼那块都被人摸白了，但后边的命门很多人却没有注意。

小铜人命门的旁边，有好多三角状的东西，大家都不知道那是什么，其实，那画的是华佗夹脊。什么叫华佗夹脊？就是人体中间这根脊柱旁边1厘米处与脊柱平行的两条线，夹住中间的脊椎骨了。

怎样使用华佗夹脊法来补肾？有一个很简单的方法，就是挤压命门。如何挤压命门呢？从哪里开始？

咱们看看命门旁边是什么吧，是肾俞，我们从肾俞这块往命门挤压就可以达到补肾的功效。有人说我找不准命门，没关系，命门上下都归命门所主。其实您拔罐也不一定拔准那个穴位，但这一罐下去两个穴位都进去了，所以找命门时没必要强求那么准，只要在这个大概位置往中间推，就可达到补肾的效果。

当您每天用手在命门穴搓两三分钟后，您会觉得腰越来越有劲，而腰一旦有劲儿，人的整个精神状态都不一样了。

（5）调节三焦，按揉悬枢穴；补益脾胃，揉脊中穴

从命门往上的穴位叫悬枢、脊中。

有人说，你怎么不讲了，只念一下名字就过去了，其实这些穴位咱们不用管那么多，因为古代医家写的也都是他自己的经验，他能写出一百种效用来，但对于咱们来讲，说得越多越迷糊。所以您只要知

道督脉能够振发阳气、通到肾，而肾有什么功效，这些穴位就有什么功效这个原则就够了。

再给大家介绍一个快速激发穴位功能的方法。您看命门旁边就是跟肾有关系的肾俞，所以命门跟肾有关系；而悬枢旁边是什么？三焦俞，所以悬枢跟三焦有关系。依此类推，再往上有一个脊中，旁边是脾俞，所以您脾胃不好，点脊中会比较痛。而当您把脊中这块痛点给揉散了，脾胃的功能就会大大增强。它们是相对应的，是一条线上同气相求的兄弟。

（6）治胆系统毛病：务必多揉中枢穴

中枢穴旁边通着胆，跟胆关系紧密。而胆经为半表半里之经，连通着内外，像一个枢纽一样，所以中枢穴就起着枢纽和连接内外的功效。当您有胆方面的问题时，请一定要多点揉中枢穴。

（7）治腰椎间盘突出、小儿抽动症、癫痫，点揉筋缩穴

凡是腰椎间盘突出的人，筋缩这个点都非常痛。

而腰椎间盘突出跟肝肾有很大关系。肾主人体中间这根脊骨，肝主两边的筋，两边筋有一根筋长，有一根筋短，椎间盘就突出来了。

通常咱们治疗腰椎间盘突出时，用手法给它按进去，但过两天又突出来了，总是治不好，这就是两边筋不一样长了，是短的这根筋把椎间盘拽出来了。

为什么这根筋会短？因为里面有瘀血，瘀血会造成肌肉僵硬收缩。其实，用刮痧的方法把瘀血散掉，这根筋就能恢复弹性，跟对侧筋一样长了，椎间盘自己就会自动归位，就像一个弹簧拉伸后，不用给它推进去，也能归位。

您要强行给它推进去，这条筋还短着，很快又会被拉出来。

另外，跪膝法是调节肝肾的，对腰椎间盘突出也有很大帮助。

筋缩的旁边是肝俞，也跟肝有关系，而肝主筋，这个穴叫筋缩，是说筋缩在一起了，证明肝出现了问题。

还有什么病跟筋缩有关系呢？抽动症。有的孩子老动脖子，挤眉毛；还有人癫痫病一犯就抽，这时都要好好点揉筋缩穴。

（8）缓解心脏供血不足、心绞痛等心脏不适，多揉神道穴

神道穴旁边是心俞穴，所以神道是通往心脏的，而心脏有问题的人平时一定要多点揉心俞。

当心脏供血不足时，容易发生心绞痛，这时点揉神道肯定非常痛。所以我们平常就要多揉，把痛点揉散了就好了。

（9）按揉陶道穴，让人快乐高兴

陶是高兴的意思，乐陶陶嘛！陶道穴是一个能让人快乐、高兴的穴位。

古人讲："能者劳，智者忧，无能者无所求，乐陶陶。"能力出众的人操劳一生，智慧超群的人整天忧心忡忡，只有能力、智力看似都平平的人才是真正高明的人，什么事儿不干，还能丰衣足食，能不高明吗？《黄帝内经》也说过类似这样的话，我觉得这不失为我们日常生活的一种指导。

《黄帝内经》说人生是"以恬愉为务，以自得为功"。我们每天的生活其实就是在追求两个字：一个是恬，恬就是心里安静，踏实；一个是愉，愉快。

恬愉是我每天要完成的任务。凡是跟恬愉有关的事情，我就做；跟恬愉无关的，我就尽量不做。以自得为功，什么是成功的标志？我自己

满意自己，我做完这事，心里很高兴，觉得自己成功了，而不是别人说我真成功。别人说您成功，您真棒，但您自己不高兴，没用。只有自己感觉心满意足，才是真正的成功。

所以，咱们通过陶道穴，要想到人生的很多追求，而**通过按揉一个穴位，就可以达到精神的愉悦，这难道不是一种很好的追求吗？**

（10）祛除热毒、抵御风邪，在大椎穴刮痧或拔罐

大椎穴是针灸的要穴，但凡人发热、发烧了，针针大椎，或者在大椎放点儿血，拿刮痧板刮大椎，出点儿痧，烧就退了，所以大椎有泄热的功效。

还有，风寒很容易从大椎这块进去，我们平常要多用手搓搓大椎，可以免受风邪之害。

勿以善小而不为
——品味头部和面部的督脉大药

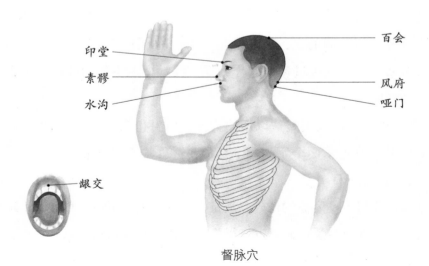

督脉穴

（1）治聋哑，刺激哑门穴

古人为什么给它起名叫哑门？就是告诉您在这块扎针的时候得小心点儿，揉没事儿，手揉不到这么深，但扎针的时候得小心，弄不好就变成哑巴了。但同时，此穴又能治疗聋哑。

哑门穴的作用是双向的，是一把双刃剑。扎针咱们不便操作，也不会拿它去治疗哑巴，我们只要知道这个穴位的意思就行了。

（2）抵御风邪，擦揉风府穴

风府就是风的一个房子，风爱在其中堆积下来。我们感冒、头痛、头晕，都是因为风邪从风府这块进来了。平常要多擦揉风府，把这块擦热了，就可以很好地抵御风邪之害。

（3）治头胀痛、胃下垂、脱肛，针刺或按揉百会穴

百会就是脑袋正中间这块。有的人经常头胀痛，通常到针灸科，拿梅花针敲两下，出点儿血，当时头目就清爽了，感觉很舒服。

百会穴有开窍醒神的功效，而且还可以提升人体的阳气，如果有人胃下垂、脱肛，那平常一定要多揉揉百会穴。

（4）治晕车、胃痛、恶心、过敏性鼻炎，多揉印堂穴

印堂是经外奇穴，它不属于督脉，但是它压在督脉上。并且，印堂治过敏性鼻炎效果很好，当您爱晕车，经常胃痛、恶心时，多揉揉印堂会马上改善。

（5）治鼻炎，揉素髎穴

素是开始的意思，古人认为胎儿在母亲肚子里是先长鼻子，鼻子

先成形；而髎是骨头、骨节间缝隙的意思，所以先成形的鼻头骨就叫素髎，这个穴位主治鼻炎。

（6）治中暑，掐水沟穴

水沟就是人中。当人中暑、突然昏迷了就赶紧点人中，使劲掐。因为这个穴位是从古至今的有名急救大穴。

（7）藏在嘴里的穴位——龈交穴

龈交是督脉上的最后一个穴位。把嘴唇翻起来，它就在牙龈上。这个穴位不好按摩，咱们了解一下就行了。

第十五章

只要打通经络，
生命万事大吉

真正的强者是善借自然之力的人。人体真正的能量来源于意念，它的潜力无限。方法可以从身体上找，从精神上找，但用跪着——蹲着——坐着，同样可以达到目的，且谁都能做。别人可以给你提供方法，但必须你自己来去实践。一切都得靠你自己来完成。有了方法，您还等待观望，不起而行之，一以贯之，那这辈子，您还在等谁来救您呢？

1 真正的强者是善借自然之力的人

在 2008 年奥运会全美马拉松选拔赛中，年仅 28 岁的美国著名长跑运动员谢伊突然倒地猝死。这位冠军的父亲乔尔是一位田径教练，他透露说，谢伊在 14 岁时被医生查出心肺功能偏弱，于是他便开始训练儿子从事田径运动，以增强心肺功能。

"我万万没想到，原本能够帮助他健康成长的模式，却将他引入了死亡。"这位伤心的父亲如是说。父亲本想去比赛现场为儿子助威，在临出门前却收到了儿子死亡的噩耗。

这个悲剧令无数人为之叹息：谢伊正值多么美好的青春年华，而乔尔——这个对儿子倾注无限关爱的父亲，又是多么希望儿子能够平安健康地走完生命之旅啊！可世事难料，人生无常。而我们，除了报以一声叹息外，还能不能有一些警醒，总结出一些防患于未然的对策呢？

答案是肯定的。

有一个问题值得大家思考：如果我们的脏腑先天虚弱的话，那我们该如何使它强壮起来呢？是去锻炼它，让它增加工作强度；还是让它休息，减少它的工作压力呢？大家先不必急于寻找答案，先看看孔子面对这个问题是怎么处理的：

有一次，孔子在白天四处巡视，看看弟子们都在做什么。看到子路在骑马，子贡在舞剑，颜回在弹琴，孔子很欣慰：弟子们没有死读书，懂得劳逸结合。可当他来到弟子宰予窗前的时候，看到宰予在打着呼噜睡大觉。其他弟子怕孔子生气，想把宰予叫醒，孔子连连摆手说："朽木不可雕也。"意即宰予先天体质虚弱，让他多休息吧，不要太强求他做事，否则身体会吃不消的，毕竟健康才是最重要的。

《道德经》上说："天之道，损有余而补不足。"大自然中无所不有，有免费的阳光，有充足的氧气，到处都孕育着巨大的能量，等待我们去获取。

我们每个人生来禀赋各异：有人健壮强悍，有人羸弱多病；有人聪明灵巧，有人愚钝笨拙。先天虽然已定，但是后天还可自行陶铸，甚至脱胎换骨，打造出全新的自我。但是要顺天而行，随时培补先天之不足才可成功。否则，光凭毅力和勇气，强与自然较量抗争，终将樯倾楫摧，香消玉殒。

有人说："我就不信，我就要与自然抗争，让暴风雨来得更猛烈些吧！"比如，有的人是虚寒体质，总是手脚冰凉，但他坚持冬练三九，只穿一身单衣，屹立于寒风之中，每天还要用冷水洗澡，用顽强的意志与严寒斗争。这不免让人想起与风车决战的堂吉诃德。

要知道，大自然是我们的朋友，不是我们的敌人，我们没有必要去战胜它。有人说："我不是想战胜大自然，只是想战胜自我，让自己无所畏惧，勇往直前，成为真正的强者。"

我先为您的勇气鼓掌，再给您泼一盆冷水。因为，真正的强者是善借自然之力的人。荀子说得好："登高而招，臂非加长也，而见者远；顺风而呼，声非加疾也，而闻者彰。"

有一位香港朋友，她女儿20岁，已经有1年没来月经了，她让我帮忙找找原因。这个女孩面色暗黄，毫无光泽，但目光刚硬闪亮。一摸她的脉象，浮大有力，看她的舌象，暗红青紫，显然是过度使用体力而损伤了脏腑和经脉。

她父母自豪地说，女儿从小体弱多病，但经过多年的锻炼，现在已经是当地有名的铁人三项选手了。

我用商量的口吻对女孩说："能不能先放弃一段时间的训练，好好休养一下身体？"

这个女孩说："那怎么行，我还要拿冠军呢！我相信，没有我战胜不了的困难！"女孩的话铿锵有力，让我为之震撼。

我说："那好吧，那就多揉一揉脾经的公孙穴和心包经的内关穴。还有，每天喝一碗山药薏米粥。"

2 跪着、蹲着、坐着——最好的运动

什么是最好的运动，就是用最短的时间，最简单的方法，最少的消耗，来换回最大的体能。

学武功都希望找到武功秘籍，什么是武功秘籍呢？就是找到身体的潜能，然后发挥到极致。

一般人的体质都相差不多，你锻炼别人也锻炼，怎么就能比别人强呢？况且有些人天生就是泰森，就是施瓦辛格，强壮无比，你怎么锻炼，好像也无法超过他。

我们很多人并不想当大力士，不想与人较量，不想当武林豪杰，只想成为健康的人，但是方法是一样的，都是要找到身体真正的能量库。

人体真正的能量来源于意念，意，心底的声音。念，专注的精神。意从心而发，念靠肾来定。心为火烛，肾为火药，二者合一，叫作水火既济（心为火，肾为水）。就是人从内心发出的一道激光。它能有多大的力量呢，说不清楚，因为它的潜力无限。

但这道强光需要激发，需要拨云见日，水落石出。方法从身体上找，从精神上找。拨云见日，就是要把闲杂念虑拨开，露出本来的想法。此为护心镜。佛家双手合十于胸前即为此意。水落石出，就是把身体上的三浊排出，引气血入关元。此为固元丹。道家的意守丹田，就是此法。但此二法都是博士的证书，不是入学的测验。一上来，就用这两法修炼，恐怕连校门都进不去。

但是用跪着——蹲着——坐着，同样可以达到目的。且谁都能做，只需每天念二字真言："坚持"。跪着可以直身而跪，也可下压臀部。可以原地，也可行进。蹲着，就是小时候拿树枝在地上写字时那种姿势就妥。如果能脚后跟不离地，向前蹲着走几分钟当然最好。

坐着，盘腿坐很好，盘不上也没关系。今天可以换一种坐法。在床上，坐在枕头或坐垫上，然后不用手支撑，只要臀部离开坐垫就行，每天做三分钟，用不了几天，你会感觉体力大增，然后渐渐将坐垫去掉。

这三种锻炼方法的好处。留着您自己总结吧。因为好处太多，太明显，您一做便知。

跪着，用力点在腿，腰，腹三部分。蹲着，用力点在腰、腹。坐着往起站，用力点全集中在腹。锻炼各有侧重，但效果是，不使力却自然发力。发的是丹田之力。这是动力之源。

别人可以给你提供方法，但必须你自己来去实践。把别人家的猫抱到自己家里来拿耗子，会怎样呢？你抱着它，它就想挣脱，你一放下它，它马上就跑回自己家去了，根本不会管你家的老鼠。这就是说，一切都得靠你自己来完成。猫是能拿老鼠，但是要你家的猫才会拿你家的老鼠。

有人说，我跪不了，膝盖疼。我说，那您就蹲着。她说：我蹲不下，腰腿疼，我说，那您就坐着，她说，我坐着站不起来，怎么办。然后问我：你还有没有更好的方法。我说，那就推腹吧，她说：我手上没劲，推不动。

我不知道，她到底想说什么。但我对她说：总要开始做才行。推腹手没劲，推着推着，手就有劲了。蹲着蹲不下，那就找个小板凳先练坐着。跪着跪不了，您就靠在床边，一脚站在地板上，一脚跪在床上不就行了吗？

有了方法，您还等待观望，不起而行之，一以贯之，那这辈子，您还在等谁来救您呢？

后记：寻找改变命运的能量

养生是一生的大事。古代先贤为我们发现了经络的宝藏，这是上天莫大的恩赐。借助经络，我们可以探索身体的奥秘，寻找改变命运的能量。经络养生之路，平坦宽阔，效显力宏。只要相信，只要接受，只要坚持，只要行动，信受奉行，就可以养出健康的人生，养出自主的生命。

图书在版编目（CIP）数据

求医不如求己 / 中里巴人著 .
-- 南昌：江西科学技术出版社，2017.1（2024.5 重印）
ISBN 978-7-5390-5688-3

Ⅰ . ①求… Ⅱ . ①中… Ⅲ . ①保健 – 基本知识 Ⅳ .
① R161

中国版本图书馆 CIP 数据核字 (2016) 第 084958 号

国际互联网（Internet）地址 : http://www.jxkjcbs.com
选题序号 : KX2016005

监制 / 黄利　万夏
项目策划 / 设计制作 / 紫图图书 ZITO®
责任编辑 / 魏栋伟
特约编辑 / 邵颖娅　马松
营销支持 / 曹莉丽

求医不如求己

中里巴人 / 著

出版发行	江西科学技术出版社	
社　　址	南昌市蓼洲街 2 号附 1 号　　邮编 330009	
	电话:（0791）86623491　　86639342（传真）	
印　　刷	艺堂印刷（天津）有限公司	
经　　销	各地新华书店	
开　　本	710 毫米 ×1000 毫米　1/16	
印　　张	29	
印　　数	157001-162000 册	
字　　数	287 千字	
版　　次	2017 年 1 月第 1 版 2024 年 5 月第 19 次印刷	
书　　号	ISBN 978-7-5390-5688-3	
定　　价	110.00 元（全二册）	

赣版权登字 -03-2016-207　　　版权所有　侵权必究
（赣科版图书凡属印装错误，可向承印厂调换）